现代麻醉方法与麻醉要点

赫 赤 主编

中国纺织出版社有限公司

图书在版编目（CIP）数据

现代麻醉方法与麻醉要点 / 赫赤主编. -- 北京：
中国纺织出版社有限公司, 2023.4
ISBN 978-7-5229-0427-6

Ⅰ.①现… Ⅱ.①赫… Ⅲ.①麻醉学 Ⅳ.①R614

中国国家版本馆CIP数据核字（2023）第048882号

责任编辑：傅保娣　　　责任校对：高　涵　　　责任印制：王艳丽

中国纺织出版社有限公司出版发行
地址：北京市朝阳区百子湾东里A407号楼　邮政编码：100124
销售电话：010—67004422　传真：010—87155801
http://www.c-textilep.com
中国纺织出版社天猫旗舰店
官方微博 http://weibo.com/2119887771
三河市宏盛印务有限公司印刷　各地新华书店经销
2023年4月第1版第1次印刷
开本：787×1092　1/16　印张：12
字数：280千字　定价：88.00元

编　委　会

前　言

麻醉是施行手术或进行诊断性检查时，为保障患者安全，创造良好的手术条件而采取的消除疼痛的方法，也用于控制疼痛。如今医学科技高速发展，麻醉学在临床麻醉、急救复苏、重症监测和疼痛治疗等方面均发生了较大的变化，麻醉医师必须不断学习新知识、掌握新技术，才能满足临床需要。

《现代麻醉方法与麻醉要点》首先介绍了术前准备与麻醉选择、麻醉风险和麻醉意外防治等内容，然后详细介绍了临床常用麻醉技术及临床各科常见手术的麻醉方法等内容。全书内容丰富，条理清晰，按照理论和实践相结合的原则，突出各种麻醉技术的实施。本书覆盖麻醉学的多个领域，相互联系而不重复，各自独立而无遗漏，全面深入而讲究实用，适合麻醉医师、全科医师、临床研究生及其他相关人员使用。

本书在编写过程中参阅了大量相关专业的文献，由于编者较多，加之写作时间和篇幅有限，难免有纰漏和不足之处，恳请广大读者批评指正，提出宝贵建议和意见，以便再版时修正。

编　者

2022 年 11 月

目　录

第一章

术前准备与麻醉选择

第一节　麻醉前的一般准备

　　麻醉前准备是根据患者的病情和手术部位及方式有目的地进行各方面准备工作，以期提高患者的麻醉耐受力、安全性和舒适性，保证手术顺利进行，减少术后并发症，使术后恢复更迅速。美国麻醉医师协会（ASA）对于麻醉前根据患者体质状况和对手术危险性进行分类，将患者分成6级。对 ASA Ⅰ 级患者，做好常规准备即可；对 ASA Ⅱ 级患者，应维护全身情况及重要生命器官的功能，在最大程度上增强患者对麻醉的耐受力；对 ASA Ⅲ～Ⅴ 级患者，除了做好一般准备之外，还必须根据个体情况做好特殊准备；ASA Ⅵ 级，已宣布脑死亡患者。

一、精神状态准备

　　大多数患者在手术前存在不同程度的思想顾虑，如恐惧、紧张、焦虑等心理波动。但过度的精神紧张、情绪激动或彻夜失眠，会导致中枢神经系统活动过度，扰乱机体内部平衡，造成某些并发疾病恶化，如高血压患者可因血压剧烈升高而诱发心脑血管意外，严重影响患者对麻醉和手术的耐受力。为此，术前必须设法解除患者的思想顾虑和焦虑情绪，从关怀、安慰、解释和鼓励着手，酌情采取恰当的方式阐明手术目的、麻醉方式、手术体位，以及麻醉或手术中可能出现的不适等情况，用亲切的语言、良好的沟通技巧向患者做具体介绍，针对患者存在的顾虑和疑问进行交谈和说明，以减少其恐惧，解除焦虑，取得患者信任，争取充分合作。对过度紧张而不能自控的患者，术前数日起即可开始服用适量神经安定类药，晚间给安眠药，手术日晨麻醉前再给适量镇静催眠药。

二、营养状况改善

　　营养不良导致机体蛋白质和某些维生素缺乏，可明显降低麻醉和手术耐受力。蛋白质不足常伴有低血容量或贫血，对失血和休克的耐受能力降低。低蛋白血症常伴发组织水肿，降低组织抗感染能力，影响创口愈合。维生素缺乏可致营养代谢异常，术中容易出现循环功能或凝血功能异常，术后抗感染能力低下，易出现肺部感染并发症。对营养不良患者，手术前如果有较充裕的时间且能口服者，应尽可能经口补充营养；如果时间不充裕或患者不能或不愿经口饮食，应采用肠外营养，贫血患者可适当输血，低蛋白、维生素缺乏者除输血外，可给予血浆、氨基酸、白蛋白、维生素等制剂进行纠正，使营养状况得以改善，增加机体抵抗力和对手术的耐受力，减少术后感染及其他并发症，促进伤口愈合及患者早日康复。

三、术后适应性训练

有关术后饮食、体位、大小便、切口疼痛或其他不适，以及可能需要较长时间输液、吸氧、胃肠减压、胸腔引流、导尿及各种引流等情况，术前可酌情将其临床意义向患者讲明，让患者有充分的思想准备，以取得患者的配合。如果术前患者心理准备不充分、术后躯体不适、对预后缺乏信心，容易产生焦虑，加重术后疼痛等不适。可在完善的术后镇痛前提下，从稳定情绪入手，提供有针对性的、有效的心理疏导。多数患者不习惯在床上大小便，术前需进行锻炼。术后深呼吸、咳嗽、咳痰的重要性必须向患者讲解清楚，使患者从主观上认识这一问题的重要性，克服恐惧心理，积极配合治疗，并训练正确执行的方法。疼痛是导致患者术后不敢用力咳嗽的一个主要原因，因此镇痛治疗十分重要。

四、胃肠道准备

择期手术中，除浅表小手术采用局部浸润麻醉外，其他不论采用何种麻醉方式，均需常规排空胃，目的在于防止术中或术后反流、呕吐，避免误吸、肺部感染或窒息等意外。胃排空时间正常人为 4～6 小时。情绪激动、恐惧、焦虑或疼痛不适等可致胃排空显著减慢。有关禁饮、禁食的重要意义必须向患者本人或患者家属交代清楚，以取得合作。糖尿病患者在禁食期间须注意有无低血糖发生，如出现心悸、出汗、全身无力等症状时，要及时补充葡萄糖和定时监测血糖。

五、膀胱的准备

患者送入手术室前嘱其排空膀胱，以防止术中尿床和术后尿潴留；对盆腔或疝手术，排空膀胱有利于手术野显露和预防膀胱损伤。危重患者或复杂大手术，均需于麻醉诱导后留置导尿管，以利观察尿量。

六、口腔卫生准备

生理条件下，口腔内寄存着多种细菌，麻醉气管内插管时，上呼吸道的细菌容易被带入下呼吸道，在术后抵抗力低下的情况下，可能引起肺部感染并发症。为此，患者住院后即应嘱患者早晚刷牙、饭后漱口；对患有松动龋齿或牙周炎症者，需经口腔科诊治。进手术室前应将活动义齿摘下，以防麻醉时脱落，甚或误吸入气管或嵌顿于食管。

七、输液、输血准备

对中等以上手术，术前应向患者及家属说明输血的目的及可能发生的输血不良反应、自体输血和异体输血的优缺点、可能经血液传播的疾病，征得患者及家属的同意并签订输血同意书。对于不能行自体输血者，检查患者的血型，做好交叉配血试验，并为手术准备好足够的红细胞和其他血制品。凡有水、电解质或酸碱失衡者，术前均应常规输液，尽可能进行纠正，减少或避免术中心血管并发症的发生。

八、治疗药物的检查

病情复杂的患者，术前常已接受一系列药物治疗，麻醉前除要求全面检查药物治疗的效果外，还应重点考虑某些药物与麻醉药物之间可能存在的相互作用，因为有些药物容易导致麻醉中的不良反应。为此，对某些药物要确定是否继续使用、调整剂量再用或停止使用。例如，洋地黄、胰岛素、糖皮质激素和抗癫痫药，一般需要继续使用至术前，但应核对剂量，重新调整。对 1 个月以前曾较长时间应用糖皮质激素而术前已经停服者，手术中亦有可能发生急性肾上腺皮质功能不全危象，因此术前必须恢复使用外源性糖皮质激素，直至术后数日。正在施行抗凝治疗的患者，手术前应停止使用，并需设法拮抗其残余抗凝作用，以免术中出现难以控制的出血。患者长期服用某些中枢神经抑制药，如巴比妥类、阿片类、单胺氧化酶抑制药、三环类抗抑郁药等，均可影响对麻醉药的耐受性，或于麻醉中易诱发呼吸和循环严重并发症，故均应于术前停止使用。因 β 受体阻滞剂可减少围手术期心脏并发症，长期应用者，应持续用至手术当日。神经安定类药（如氯丙嗪）、某些抗高血压药（如利血平）等，可能导致麻醉中出现低血压，甚至心肌收缩无力，故术前均应考虑是继续使用、调整剂量使用或暂停使用。如因急诊手术不能按要求停用某些治疗药物，则施行麻醉以及术中相关处理时要非常谨慎。

九、手术前晚复查

手术前晚应对全部准备工作进行复查。如临时发现患者感冒、发热、妇女月经来潮等情况时，除非急症，手术应推迟进行。手术前晚睡前宜酌情给患者服用镇静催眠药，以保证其有充足的睡眠。

（赫　赤）

第二节　麻醉诱导前即刻期的准备

麻醉诱导前即刻期一般是指诱导前 10 ~ 15 分钟这段时间，是麻醉全过程中极重要的环节。在此期间要做好全面的准备工作，包括复习麻醉方案、手术方案及麻醉器械等的准备情况。应完成的项目见表 1-1，对急症或门诊手术患者尤其重要。

表 1-1　麻醉前即刻期应考虑的项目

项目	具体内容
患者方面	健康情况，精神状态，特殊病情，患者主诉及要求
麻醉方面	麻醉实施方案，静脉输液途径，中心静脉压监测途径等
麻醉器械	氧源，N_2O 源，麻醉机，监护仪，气管内插管用具，一般器械用具
药品	麻醉药，辅助药，肌肉松弛药，急救药
手术方面	手术方案，手术部位与切口，手术需时，手术对麻醉的特殊要求，手术体位，预防手术体位损伤的措施，术后止痛要求等
术中处理	预计可能的意外并发症，应急措施与处理方案，手术安危估计

一、患者方面

麻醉诱导前即刻期对患者应考虑两方面的问题：①此刻患者还存在哪些特殊问题？②还需要做好哪些安全措施？

（一）常规工作

麻醉医师于诱导前接触患者时，需问候致意，表现关心体贴，听取主诉和具体要求，使患者感到安全、有依靠，对麻醉和手术充满信心。诱导前患者的焦虑程度各异，对接受手术的心情也不同，应进行有针对性的处理。对紧张不能自控的患者，可经静脉补注少量镇静药。对患者的义齿、助听器、人造眼球、隐形眼镜片、首饰、手表、戒指等均应摘下保管，并记录在麻醉记录单上。明确有无义齿或松动牙，做好记录。复习最近一次病程记录或麻醉科门诊记录，包括：①体温、脉率；②术前用药的种类、剂量、用药时间及效果；③最后一次进食、进饮的时间、饮食内容和数量；④已静脉输入的液体种类、数量；⑤最近一次实验室检查结果；⑥麻醉及特殊物品、药品使用协议书的签署意见；⑦患者提出的特殊要求，如拒用库存血、要求术后刀口不痛等；⑧如为门诊手术，落实手术后离院计划。

（二）保证术中静脉输注通畅

需注意：①备妥口径合适的静脉穿刺针或深静脉穿刺针；②按手术部位选定穿刺径路，如腹腔、盆腔手术应取上肢径路输注；③估计手术出血量，决定是否同时开放上肢及下肢静脉，或选定中心静脉置管并测定中心静脉压或行桡动脉穿刺测定动脉压或心功能。

二、器械方面

麻醉诱导前对已备妥的器械、用具和药品等，再做一次全面检查与核对，重点项目如下。

（一）氧源与 N_2O 源

检查氧、N_2O 筒与麻醉机氧、N_2O 进气口的连接是否正确无误。检查气源压力是否达到使用要求。

（1）如为中心供氧，氧压表必须始终恒定在 3.5 kg/cm^2；开启氧源阀后，氧浓度分析仪应显示 100%。符合上述标准方可采用。如果压力不足或压力不稳定，或气流不畅者，不宜贸然使用，应改用压缩氧筒源。

（2）压缩氧筒满筒时压力应为 150 kg/cm^2，在标准大气压和室温情况下其容量约为 625 L。

（3）如为中心供 N_2O，气压表必须始终恒定在 52 kg/cm^2，不足此值时，表示供气即将中断，不能再用，应换用压缩 N_2O 筒源。

（4）压缩 N_2O 筒满筒时压力应为 52 kg/cm^2，含 N_2O 量约为 215 L，在使用中，其筒压应保持不变，如果开始下降，表示筒内 N_2O 实际含量已接近耗竭，当压力降到 25 kg/cm^2 时，提示筒内 N_2O 气量已只剩 100 L，若继续以每分钟 3 L 输出，仅能供气 30 分钟，此时必须更换新筒。

（5）空气源是调节氧浓度的必需气体，压力表必须始终恒定在 3.5 kg/cm^2。

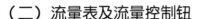

（二）流量表及流量控制钮

流量表及其控制钮是麻醉机的关键部件之一，必须严格检查后再使用：①开启控制钮后，浮子的升降应灵活、恒定，表示流量表及控制钮的工作基本正常；②控制钮为易损部件，若出现浮子升降过度灵敏，且呈飘忽不能恒定状态，提示流量表的输出口已磨损，或针栓阀损坏，出现输出口关闭不全现象，应更换后再使用。

（三）快速充气阀

压力为 45~55 psi（1 psi = 6.895 kPa）的纯氧从高压系统直接进入共同气体出口，其氧流量可高达 40~60 L/min。在堵住呼吸螺纹管的三叉接口的状态下，按动快速充气阀，如果贮气囊能迅速膨胀，表明快速充气能输出高流量氧，其功能良好，否则应更换。

（四）麻醉机的密闭程度与漏气

1. 压缩气筒与流量表之间的漏气检验

先关闭流量控制钮，再开启氧气筒阀，随即关闭，观察气筒压力表指针，如果指针保持原位不动，表示无漏气；如果指针几分钟内即降到零位，提示气筒与流量表之间存在明显的漏气，应检修好后再用。同法检验 N_2O 筒与 N_2O 流量表之间的漏气情况。

2. 麻醉机本身的漏气检验

接上述（三）步后，再启流量表，使浮子上升，待贮气囊胀大后，在挤压气囊时保持不瘪，同时流量表浮子呈轻度压低，提示机器本身无漏气；如挤压时贮气囊随即被压瘪，同时流量表浮子位保持原状无变化，说明机器本身存在明显的漏气，需检修好后再用。检验麻醉机漏气的另一种方法是：先关闭逸气活瓣，并堵住呼吸管三叉接口，按快速充气阀直至气道压力表值升到 30~40 cmH_2O 后停止充气，观察压力表指针，如保持原位不动，提示机器无漏气；反之，如果指针逐渐下移，提示机器有漏气，此时再快启流量控制钮使指针保持在上述压力值不变，这时的流量表所示的氧流量读数即为机器每分钟的漏气量数。

（五）吸气与呼气导向活瓣

接上述（三）步，间断轻压贮气囊，同时观察两个活瓣的活动，正常时应呈一闭一启相反的动作。

（六）氧浓度分析仪

在麻醉机不通入氧的情况下，分析仪应显示 21%（大气氧浓度）；通入氧后应示 30%~100%。如果不符合上述数值，提示探头失效或干电池耗竭，需更换。

（七）呼吸器的检查与参数预置

开启电源，预置潮气量在 8~10 mL/kg、呼吸频率每分钟 10~14 次、吸呼比 1：1.5，然后开启氧源，观察折叠囊的运行情况，同时选定报警限值，证实运行无误后方可使用。

需要注意的是，上述检查步骤通常用于既往较旧型号麻醉机的一般经验性检测。随着医学科技的迅猛发展，现代麻醉工作站已取代了传统意义上的功能简单的麻醉机。现代麻醉工作站使用前的检测方法需遵循不同型号和品牌的生产厂家推荐的开机检查程序、各医疗机构自身制定的操作流程和规范进行。

（八）麻醉机、呼吸器及监测仪的电源

检查线路、电压及接地装置。

（九）CO$_2$ 吸收装置

观察碱石灰的颜色，了解其消耗程度，一般在碱石灰 3/4 变色时即作更换，以免造成 CO$_2$ 潴留。

（十）其他器械用具

包括喉镜、气管导管、吸引装置、湿化装置、通气道、困难气道设备、神经刺激器、快速输液装置、血液加温装置等的检查。

（十一）监测仪

各种监测仪应在平时做好全面检查和校验，于麻醉诱导前即刻期再快速检查一次，确定其功能完好无损后再使用。

三、手术方面

麻醉医师与手术医师之间要始终保持配合默契、意见统一，除共同对患者进行核对并签字外，还要做到患者安全、麻醉满意和工作高效率。在麻醉诱导前即刻期，必须重点明确手术部位、切口、体位；手术者对麻醉的临时特殊要求、对术中意外并发症的处理意见以及对术后镇痛的要求等。特别在手术体位的问题上，要与术者取得一致的意见。根据手术操作需要，将患者安置在各种手术体位，见表1-2。在麻醉状态下改变患者的体位，可因重力作用导致呼吸和循环等生理功能的相应改变，同时对脏器血流产生不同的影响；又因改变体位促使身体的负重点和支点发生变化，软组织承受压力和拉力的部位和强度亦随之改变，由此可能导致神经、血管、韧带和肌肉等软组织损伤。对于正常人，这些变化的程度均轻微，通过机体自身调节，一般均能自动纠正或适应；但在麻醉状态下，患者全部或部分知觉丧失，肌肉松弛无力，保护性反射作用大部消失或减弱，患者基本上已失去自我调节能力。因此，改变体位所产生的各种生理功能变化可转为突出，若不加以注意和及时调整，最终可导致缺氧、CO$_2$ 潴留、低血压、心动过速以及神经损伤或麻痹等并发症，轻者增加患者痛苦，延迟康复；重者可致呼吸循环衰竭，甚至残疾或死亡。因此，手术体位对于麻醉患者至关重要，麻醉医师对其潜在的危害性要有充分认识，具备鉴别能力，做到正确安置手术体位，防止发生各种并发症或后遗症。对手术拟采用的特殊体位，麻醉医师应尽力配合，但要求以不引起呼吸、循环等功能的过分干扰，神经、血管、关节、眼球等过分牵拉和压迫为前提。

表1-2 手术常用体位及其名称

体位	名称
仰卧位	水平位，截石位，过屈截石位，胆囊垫升起位，头低斜坡位
头低屈膝位（屈氏体位）	头高斜坡位，甲状腺手术位
俯卧位	水平位，屈髋位，骨盆垫高位
侧卧位	右侧卧位，左侧卧位，右肾垫高位，左肾垫高位
坐直位	

（赫 赤）

第三节 麻醉前用药

一、麻醉前用药的目的

（1）抑制皮质、皮质下或大脑边缘系统，产生意识松懈、情绪稳定和遗忘效果。由此也可显著减少麻醉药用量和（或）提高机体对局部麻醉药的耐受性。

（2）提高痛阈，阻断痛刺激向中枢传导，减弱痛反应和加强镇痛，弥补某些麻醉方法本身镇痛不全的不足。

（3）减少随意肌活动，减少耗氧量，降低基础代谢率，使麻醉药用量减少，麻醉药不良反应减少，麻醉过程平稳。

（4）减轻自主神经应激性，减弱副交感反射兴奋性，减少儿茶酚胺释放，拮抗组胺，减少腺体分泌活动，保证呼吸道通畅、循环系统功能稳定。

二、用药途径

（1）成人给术前药的最常用途径是肌内注射，其起效时间不一致，并有可能发生坐骨神经损伤或药物吸收不全等并发症。据调查，95%的妇女和85%的男子药物被注射在脂肪组织而不是在肌肉内。成人较通用的用药途径是经口服和静脉注射用药，对肌内注射用药法今已较少采用。小儿惧怕任何针头，也是他们通常不愿意住院的最常见原因。当今对小儿测试体温都采用经直肠途径，由此可见经直肠应用术前药是合理的，但有些小儿仍会感觉出药物对直肠的刺激干扰。

（2）在小儿经鼻途径应用术前药已证实是有效的，不需要小儿合作。应用咪达唑仑类药滴鼻的起效时间比口服者快，如果在小儿口服用药失败时，经鼻滴药是最好的用药途径。

三、可能诱发的问题

1. 呼吸循环过度抑制

下列患者比较容易发生：①年龄过小和过大（小于1岁或超过80岁）；②意识水平低下；③颅内高压；④缺氧；⑤呼吸道阻塞；⑥呼吸动力减退；⑦慢性阻塞性肺疾病；⑧心脏瓣膜病；⑨心力衰竭。

2. 用药过量

（1）术前药通过静脉注射用药，有时起效较慢，如果再继以一定剂量，就有过量危险。

（2）口服用药一般无药物高峰期，用于短小手术的诱导，有时可出现术后苏醒时间延长，麻醉诱导后用胃管将胃内残余药液吸出可减轻这种现象。

3. 拒绝麻醉问题

（1）如果术前不给患者使用任何麻醉前用药，患者可能在手术前最后1分钟拒绝手术。

（2）有时在应用某些术前药特别是氟哌利多后，也可能发生患者拒绝麻醉的情况，因氟哌利多可引起严重的烦躁不安。

四、麻醉前用药的效果评定

理想的麻醉前用药效果是：麻醉前用药发挥最高药理效应（安静、欲睡状态）的时刻，恰好是送患者进入手术室的时间。因此，要求在患者进入手术室后，对麻醉前用药的具体效果进行常规客观评定，其标准见表1-3，以1、2、3级为理想的用药效果。

表1-3　麻醉前用药的效果评定标准

分级	进入手术室后的状态
−2	恐惧，精神紧张，哭闹
−1	不安，忧虑
0	神态如常
1	安静
2	欲睡
3	入睡，但呼之能应，刺激可醒
4	入睡，刺激不醒
5	中枢、呼吸、循环明显抑制

五、麻醉前用药的种类

（一）镇静催眠药

镇静催眠药主要有3类。

1. 乙醇或乙醛衍化物

属基础麻醉药范畴，如水合氯醛等。

2. 巴比妥类药

主要选用长效（6~9小时）的鲁米那钠。睡眠剂量成人为100~200 mg；小儿为2~4 mg/kg，于麻醉前2小时肌内注射。

3. 神经安定类药

主要是使患者处于安静的麻醉状态，多采用氟哌啶和芬太尼配伍。

（二）麻醉性镇痛药

以往常用麻醉性镇痛药肌内注射作为麻醉前用药，今已少用。一般只对疼痛患者需要注射麻醉性镇痛药。疼痛患者（如烧伤、骨折、肠或肢体缺血性坏死等）由转运车移动至手术床之前，静脉注射小剂量芬太尼可迅速产生止痛效应。单纯以镇静为目的时，麻醉性镇痛药的地位今已完全被苯二氮䓬类药替代。

1. 吗啡

（1）吗啡具有提高痛阈、强力抑制代谢和显著改变精神状态等功效。肌内注射15分钟后痛阈提高50%；30分钟后出现情绪稳定、焦虑心理消失、嗜睡；60分钟后基础代谢率显著降低。

（2）剂量：成人0.15~0.20 mg/kg，于麻醉前1.0~1.5小时肌内注射。对于发育正常的小儿，一般2~7岁用1.0~1.5 mg；8~12岁用2~4 mg肌内注射。

（3）禁忌证：①对本药或其他阿片类药物过敏；②孕妇、哺乳期妇女、婴儿；③原因不明的疼痛；④休克尚未控制；⑤中毒性腹泻；⑥炎性肠梗阻；⑦通气不足、呼吸抑制；⑧支气管哮喘；⑨慢性阻塞性肺疾病；⑩肺源性心脏病失代偿；⑪颅内高压或颅脑损伤；

⑫甲状腺功能低下；⑬肾上腺皮质功能不全；⑭前列腺肥大、排尿困难；⑮严重肝功能不全。

（4）下列情况宜禁用或慎用：①老年、虚弱、危重患者，6个月以内的婴儿，极度肥胖者；②发绀、气管分泌物多、支气管哮喘、慢性肺部疾病、肺心病继发心力衰竭、并存呼吸功能不全或呼吸道不全梗阻者；③颅脑手术、颅脑外伤、颅内压增高者；④艾迪生病、重症肌无力、肌强直病、神经肌肉系统疾病、甲状腺功能低下、肾上腺皮质功能不全、糖尿病、肝肾功能不全、急性酒精中毒；⑤孕妇和临产妇、子痫；⑥服用单胺氧化酶抑制剂；⑦需保留自主呼吸的麻醉方法；⑧短时间手术。

2. 可待因

（1）镇痛、镇静和欣快作用：均较吗啡弱（镇痛作用仅为吗啡的1/12～1/7），但镇咳作用特强，呕吐、呼吸抑制不良反应也较轻，最适用于术前伴干咳或脑外伤患者作为麻醉前用药。肌内注射和皮下注射镇痛起效时间为10～30分钟。作用持续时间：镇痛为4小时，镇咳为4～6小时。

（2）常用剂量：15～50 mg口服。8～15 mg仅有微弱镇痛作用，但镇咳作用已很明显；剂量增至60 mg后，镇痛效果不再增强。

（3）禁忌证：①本品可通过胎盘屏障，使用后可致胎儿产生药物依赖，引起新生儿的戒断症状，如过度啼哭、打喷嚏、打呵欠、腹泻、呕吐等，故妊娠期间禁用；分娩期应用本品可引起新生儿呼吸抑制；②对本品过敏者禁用；③痰多黏稠者禁用，以防因抑制咳嗽反射，使大量痰液阻塞呼吸道，继发感染而加重病情；④本品可自乳汁排出，哺乳期妇女应慎用；⑤12岁以下儿童不宜使用；⑥老年患者慎用。

3. 哌替啶

（1）镇痛强度仅为吗啡的1/10，持续时间也较短。

（2）与吗啡的不同点有：①产生镇痛后出现酣睡；②缩瞳作用不明显；③恶心、呕吐、呼吸抑制、镇咳、欣快等不良反应均比吗啡轻；④有类似阿托品样作用，使呼吸道腺体分泌减少，支气管平滑肌松弛；⑤引起血管扩张、血压轻度下降；⑥有抗组胺作用，可解除支气管痉挛。目前已基本替代吗啡作为麻醉前用药。

（3）不良反应：①其代谢产物去甲哌替啶有致惊厥作用，当用药过量或用于老年人，偶尔可出现兴奋、躁动、惊厥、定向力丧失、幻觉、心动过速和呼吸抑制；②与单胺氧化酶抑制剂并用，可能诱发昏迷、惊厥、高血压、高热等不良反应，偶尔出现低血压和呼吸抑制，甚至引起死亡。

（4）肌内注射：剂量1～2 mg/kg，麻醉前30～60分钟注射，15分钟起效，60分钟作用达高峰，持续1.5～2.0小时逐渐减退，再2～4小时后作用消失。静脉注射剂量0.5～1.0 mg/kg，麻醉前10～15分钟注射，5分钟起效，20分钟作用达高峰，持续1.0～1.5小时后逐渐减退，再1～2小时作用消失。

4. 芬太尼

（1）芬太尼主要作用于丘脑下部干扰其对痛刺激的传导，从而产生强力镇痛功效，比吗啡强80～100倍，较哌替啶强350～500倍，且起效迅速。

（2）对大脑皮质抑制较轻，用一般剂量产生镇痛的同时，意识仍正常，此与吗啡和哌替啶不同。但剂量达0.4 mg时也引起意识丧失，但为时短暂，约20分钟。

（3）对呼吸中枢抑制显著，其程度与剂量有密切关系。静脉注射 0.05 ~ 0.08 mg 无呼吸抑制；0.1 ~ 0.2 mg 可引起 30 分钟的呼吸抑制，表现为呼吸频率减慢，潮气量增大，每分通气量仍能维持。肌内注射时较少抑制呼吸。

（4）可能出现呼吸遗忘现象，表现为患者清醒但无自主呼吸，嘱患者呼吸时可出现自主呼吸，但过后仍处于呼吸停止状态。

（5）静脉注射过速时可出现胸腹壁肌肉紧张、僵硬，严重时影响通气量。

（6）对循环系统影响轻微，血压稳定；兴奋迷走中枢，可出现心率减慢、呕吐或出汗征象，用阿托品可防治。

（7）禁忌证与吗啡相同。

（8）最适用于伴剧痛的门诊或急症患者。也可与氟哌利多组成氟芬合剂用作住院手术患者的麻醉前用药。成人肌内注射 0.1 ~ 0.2 mg，7 ~ 8 分钟起效，维持 1.0 ~ 1.5 小时；静脉注射 0.05 ~ 0.10 mg，1 分钟起效，3 ~ 5 分钟达高峰，维持 30 ~ 45 分钟。

（三）神经安定类镇痛药

1. 氯丙嗪

氯丙嗪为强安定类药，主要抑制脑干网状结构系统，产生强力的镇静、催眠作用；与全身麻醉药、催眠药及镇痛药协同增强，并延长药效；对体温、肌肉、交感神经、副交感神经、α肾上腺素能受体、血管运动中枢及利尿等都有多方面作用。适用于低温麻醉和小儿麻醉前用药。禁用于老年、虚弱、动脉硬化、肝功能严重减退、中枢神经系统明显抑制、尿毒症及重症心血管疾病患者；急性失血、脱水致低血容量患者也禁用。成人肌内注射剂量为 25 ~ 50 mg，麻醉前 1 小时作肌内深部注射，15 ~ 30 分钟起效，维持 4 ~ 6 小时，严禁皮下注射。静脉注射剂量为 6.25 ~ 12.50 mg，麻醉前 15 ~ 20 分钟经稀释后缓慢注射，5 ~ 10 分钟起效。禁忌静脉快速注射，否则易并发血压骤降，可用去甲肾上腺素或甲氧胺静脉滴注以提升血压。小儿肌内注射剂量为 1 ~ 2 mg/kg，静注剂量为 0.5 ~ 1.0 mg/kg。

2. 异丙嗪

异丙嗪有显著的镇静、镇吐、抗痉挛、降低体温等作用，与全身麻醉药、镇静催眠药及镇痛药等协同增强，但均较氯丙嗪弱。若单独用药，偶尔可出现烦躁不安的不良反应，此时只需追加小剂量（25 mg）哌替啶静脉注射，即可转为安静入睡。异丙嗪与氯丙嗪合用，作用可更全面，剂量相应各减少 1/2。异丙嗪作为术前药的最大用途是其抗组胺作用显著，故可列入 H_1 抗组胺药。

3. 氟哌利多或氟哌啶醇

（1）氟哌利多或氟哌啶醇均为强安定类药，药理作用与氯丙嗪有相似之处，但较弱。作用特点是产生精神运动性改变，表现为精神安定，对外界漠不关心，懒于活动，但意识仍存在，能对答问话并良好配合。对全身麻醉药、镇静催眠药和镇痛药均协同增强；对心肌无抑制，引起心率稍增快，而血压稳定。用于低血容量、老年体弱或椎管内麻醉患者则仍可出现低血压、中心静脉压和心排血量短暂下降，但程度远比氯丙嗪轻，且易被升压药和加快输液所对抗，对这类病例用药量宜酌减。

（2）主要经肝代谢分解，但对肝功能无影响，适用于肝硬化患者，作用时间则延长，故用药量应减少。对肾功能影响轻微，用于血容量正常患者，肾血流量增加，尿量增多；对低血容量患者则尿量无明显增加。对消化道功能无明显影响，有很强的抗呕吐作用，是其特点之一。对咽喉、气管反射有很强的抑制作用，特别适用于清醒气管插管或黏膜表面麻醉下咽喉部手术的麻醉前用药。

（3）用药量过大（超过 25 mg）时，中枢失平衡，表现为肌痉挛、颤抖、舌僵硬、震颤、上肢抽搐、头后仰或偏斜、吞咽困难及巴宾斯基征阳性，统称为锥体外系综合征。

（4）氟哌利多的作用较氟哌啶醇强，且锥体外系兴奋不良反应较少，故目前多用氟哌利多，成人剂量为 0.1 mg/kg，麻醉前 1~2 小时肌内注射，1 小时后起效；静脉注射剂量为 0.05~0.10 mg/kg，5 分钟起效，持续 6~12 小时。

（四）苯二氮䓬类药

苯二氮䓬类药为抗焦虑药，能有效解除患者的紧张、恐惧和疼痛应激反应，特别对精神高度紧张的患者，抗焦虑效果显著。幼儿使用苯二氮䓬类药，可使之容易接受麻醉面罩诱导法，在诱导前接受有创穿刺置管；对成人可防止因焦虑引起的心肌缺血。

苯二氮䓬类药的主要不良反应是在较大剂量下产生暂时性精神涣散，并可能诱导幻觉；正常认知感及细微操作能力受到干扰。对住院手术患者，手术后若无须立即恢复神经系统功能，也希望对术后期有记忆缺失者，可在术前一晚及手术晨用 1 剂劳拉西泮口服。对门诊手术患者应用咪达唑仑较为适宜，苏醒较快。

1. 地西泮

（1）地西泮为弱安定类药，作用于大脑边缘系统，对情绪反应有选择性抑制，解除恐惧和焦虑心理，从而引导睡眠和遗忘，作用极为良好，同时有抗惊厥和中枢性肌松作用，可减少非去极化肌肉松弛药和琥珀酰胆碱的用药量。对呼吸和心血管系统的作用轻微，即使大剂量，呼吸抑制仍较轻，一般剂量不致延长苏醒。

（2）地西泮用作麻醉前用药，尤其适用于一般情况差、循环功能差、心脏病、休克、精神紧张的患者，与东莨菪碱合用，催眠作用更强。严重神经质患者于住院后即可开始小剂量用药，可降低其情绪反应。

（3）一般常用剂量为 0.1~0.2 mg/kg，口服、肌内注射或静脉注射。静脉注射后 1~2 分钟进入睡眠，维持 20~50 分钟，可按需重复注射 1/2 首次量。

（4）地西泮的清除半衰期较长，为 20~100 小时，临床表现应用地西泮 6~8 小时后仍有一定的睡意加强，镇静作用延长。

2. 咪达唑仑

（1）咪达唑仑的清除半衰期较短（1~4 小时），随年龄增长，咪达唑仑的半衰期可延长为 8 小时。咪达唑仑与地西泮一样，都在肝内几乎被微粒体氧化酶完全分解，与地西泮一样其分解产物仍有活性，但相对较弱。因此，咪达唑仑较适用于门诊患者，取其残余效应可被较早解除的特点。

（2）咪达唑仑的应用早期，美国卫生部曾报道，在手术室外应用咪达唑仑的患者中有 83 例死亡，经分析其原因系用药后未注意患者的通气量所引起。进一步分析发现，38% 的死亡患者系先予应用了阿片类药，而后再用咪达唑仑，提示应用咪达唑仑必须加强氧合与通气的监测，尤其与阿片类药合用时更需要重视。如果患者已用阿片类药，最好混合应用阿片受体拮抗药，将纳布啡 0.2 mg/kg 与咪达唑仑 0.09 mg/kg 混合后注射，经用于口腔科小手术患者证实有效，无呼吸系统并发症。

（3）小儿应用咪达唑仑 0.5 mg/kg 口服作为术前药，有许多优点：①口服 30 分钟后，小儿处于愉快合作的状态，80%小儿可任意离开父母，并同意接受监测装置和麻醉面罩，不再出现恐惧现象，由此使小儿应用麻醉面罩诱导得到革新（以往用肌内注射氯胺酮解决小儿麻醉面罩诱导的问题）；如果将咪达唑仑剂量增至 0.75 mg/kg，91%小儿于麻醉诱导期不再出现哭泣或挣扎；②口服咪达唑仑的作用，从开始至消失约为 1 小时，故一般不致造成苏醒延迟；若将咪达唑仑和阿托品（0.02 mg/kg）混合液伴以樱桃汁或冰水口服，可显著改善小儿的适口性；③口服咪达唑仑给忧虑的父母或 5 岁以下不能离开父母的小儿带来福音；对手术前不能施行心理准备的急诊手术小儿，或没有参加术前班的小儿都十分有效；④口服咪达唑仑可以很好地防止先天性心脏病小儿因哭泣和激动带来的危险性，多数该类小儿的血氧饱和度得到改善；但用于发绀型心脏病患儿，17 例中有 3 例发生血氧饱和度降低超过 10%，提示应用咪达唑仑需要脉搏血氧饱和度监测；⑤会厌或喉乳头状瘤患儿哭泣时可发生气道阻塞，因此，术前药应用咪达唑仑不够恰当，一旦呼吸抑制则无法施行面罩辅助呼吸。

（4）由于小儿咪达唑仑可经鼻用药，很少需要小儿允诺。经鼻滴入咪达唑仑 0.2 mg/kg 的起效比口服用药快。一份报道指出，经鼻注入咪达唑仑后，只有 3% 的 5 岁以下患儿在麻醉诱导期间出现哭泣或挣扎。口服咪达唑仑用药 15 分钟后，可再经鼻用药以加强效果。咪达唑仑很少引起过度兴奋反应，但仍不能完全避免，对离开父母不能合作的患儿，不宜使用咪达唑仑。

3. 劳拉西泮

（1）与地西泮的不同点是：①劳拉西泮的代谢产物无活性，且半衰期较短（约 15 小时），不受年龄大小的影响。地西泮的半衰期与患者的年龄有相关性，粗略估计约为每岁 1 小时。因此，一名 72 岁的老年人用地西泮的半衰期约需 3 天；②劳拉西泮的脂溶性小于地西泮，透过血脑屏障的速度慢于地西泮，但口服地西泮或劳拉西泮的起效时间在 30～60 分钟；③劳拉西泮与组织的亲和力小于地西泮，因此，其作用受组织再分布的清除量影响不如地西泮迅速；④单次剂量劳拉西泮的精神运动性减退可持续 12 小时；⑤劳拉西泮经过葡萄糖苷酸化后经肾排出，葡萄糖醛酸结合排除比氧化（地西泮的排除途径）更迅速，且受年龄与肝功能状态的影响更小。

（2）劳拉西泮 2 mg 口服（相当于地西泮 10 mg 的效能）可产生 4～6 小时的镇静作用；剂量增加至 5 mg 时可增加顺行性遗忘持续达 8 小时。由于 5 mg 剂量可使 40%患者出现判断力模糊达 17 小时，因此多数学者建议其剂量不超过 4 mg。

（3）劳拉西泮的遗忘效果优于地西泮。地西泮 10 mg 口服几乎没有遗忘作用，口服 20 mg 只有 30%的患者产生遗忘作用，而口服劳拉西泮 4 mg 可使 72%的患者产生遗忘。静脉注射劳拉西泮 3 mg 可显著减少记忆，而静脉注射地西泮 10 mg 不会影响记忆。

（4）劳拉西泮可能不适用于门诊患者，但适用于有严密监测的住院大手术及住入 ICU 的患者。劳拉西泮用于危重患者的一大优点是，剂量虽高达 9 mg，仍不会出现心肌抑制和血管平滑肌松弛。成人心脏病患者传统的术前用药为吗啡 0.1 mg/kg 和东莨菪碱肌内注射，与术前口服劳拉西泮 0.06 mg/kg 相比，在抗焦虑和镇静水平方面的效能并无任何不同。

（五）抗胆碱能药

抗胆碱能药对清醒插管患者有干燥呼吸道的作用。小儿口服或静脉注射阿托品或格隆溴胺，可防止因喉刺激、喉痉挛和缺氧引起的心动过缓。婴儿口服阿托品可在氟烷诱导期间维持血流动力学稳定。成年危重病患者，例如肠坏死或主动脉破裂，不能耐受各种麻醉药时，静脉注射东莨菪碱 0.4 mg 较为适宜。如果患者已处于极度交感神经兴奋和心动过速状态，一般仍能耐受东莨菪碱而不致进一步心率加快。如果在应用抗胆碱药后患者出现谵妄（阿托品和东莨菪碱两药都能透过血脑屏障，但格隆溴胺不致发生），应立即用毒扁豆碱治疗，每次 0.6 mg 静脉滴注。

1. 阿托品

（1）常用剂量 0.5 mg，对心脏迷走神经反射的抑制作用并不明显；剂量增至 1.5 ~ 3.0 mg 才能完全阻滞心脏迷走反射。

（2）可引起心率增快。迷走神经亢进型患者麻醉前使用足量阿托品，具有预防和治疗心动过缓和虚脱的功效。原本已心率增快的患者，如甲状腺功能亢进、心脏病或高热等，宜避免使用。

（3）阿托品具有直接兴奋呼吸中枢的作用，可拮抗部分吗啡所致的呼吸抑制作用。

（4）减轻因牵拉腹腔内脏、压迫颈动脉窦或静脉注射羟丁酸钠、芬太尼或琥珀酰胆碱等所致的心动过缓和（或）唾液分泌增多等不良反应。

（5）扩张周围血管，因面部血管扩张可出现潮红、灼热等不良反应，但一般不影响血压。

（6）麻痹虹膜括约肌，使瞳孔散大，但不致引起视力调节障碍；对正常人眼压影响不大，但对闭角型青光眼可致眼压进一步升高。

（7）促使贲门关闭，有助于防止反流。

（8）对喉部肌肉无影响，一般不能预防喉痉挛。

（9）抑制汗腺，兴奋延髓和其他高级中枢神经，引起基础代谢率增高和体温上升，故应避免用于甲状腺功能亢进、高热患者。

（10）可透过胎盘，促使胎儿先出现心动过缓而后心动过速，或单纯心动过缓。

阿托品的使用剂量范围较宽，成人皮下或肌内注射常用量为 0 ~ 0.8 mg 后 5 ~ 20 分钟出现心率增快，45 分钟时呼吸道腺体和唾液腺分泌明显减少，持续 2 ~ 3 小时。静脉注射剂量为皮下剂量的 1/2，1 分钟后出现作用，持续约 30 分钟。小儿对阿托品的耐药性较大，一般可按 0.01 mg/kg 计算，必要时可增至 0.02 mg/kg，但面部潮红较明显。

2. 东莨菪碱

（1）按 1 ：25 比例将东莨菪碱与吗啡并用，效果最佳。因东莨菪碱除具有阿托品样作用外，还有中枢镇静作用，可协同吗啡增强镇静的功效，不引起基础代谢、体温和心率增高，且其拮抗吗啡的呼吸抑制作用较阿托品强。

（2）对腺体分泌的抑制作用比阿托品稍弱。

（3）老年人、小儿或剧痛患者应用后，有可能出现躁动和谵妄等不良反应。

（4）常用剂量为 0.3 ~ 0.6 mg，麻醉前 30 分钟皮下或肌内注射。也可与哌替啶并用，镇静作用增强。

3. 盐酸戊乙奎醚注射液

系新型选择性抗胆碱药，能通过血脑屏障进入脑内。它能阻断乙酰胆碱对脑内毒蕈碱受体（M 受体）和烟碱受体（N 受体）的激动作用，因此，能较好地拮抗有机磷毒物（农药）中毒引起的中枢中毒症状，如惊厥、中枢呼吸循环衰竭和烦躁不安等。同时，在外周也有较强的阻断乙酰胆碱对 M 受体的激动作用，因而能较好地拮抗有机磷毒物中毒引起的毒蕈碱样中毒症状，如支气管平滑肌痉挛和分泌物增多、出汗、流涎、缩瞳和胃肠道平滑肌痉挛或收缩等。它还能增加呼吸频率和呼吸流量，但由于本品对 M_2 受体无明显作用，故对心率无明显影响；同时对外周 N 受体无明显拮抗作用。因此，该药适用于麻醉前给药以抑制唾液腺和气道腺体分泌。

作为麻醉前用药时，于术前半小时给药，成人用量为 0.5 mg。青光眼患者禁用。

（六）抗组胺药

1. 组胺释放对人体有多方面危害性

（1）促使平滑肌痉挛，可致支气管痉挛、肠痉挛和子宫收缩。

（2）引起小动脉和毛细血管扩张，通透性增高，可致血管神经性水肿，表现为皮肤潮红、荨麻疹和低血压，甚至喉头水肿和休克。

（3）引起唾液、胃液、胰液和小肠液等腺体分泌增加，特别易大量分泌高酸度胃液。

（4）引起头痛。

2. 拮抗或阻止组胺释放的药物

拮抗或阻止组胺释放的药物称为抗组胺药，组胺作用于 H_1 和 H_2 两种受体。H_1 受体的主要作用在平滑肌和血管，可被 H_1 受体阻滞剂所阻滞。H_1 受体阻滞剂是当前用于麻醉前的主要药物。H_2 受体主要作用于消化道腺体分泌，可被 H_2 受体阻滞剂所抑制。H_2 受体阻滞剂一般不作为麻醉前用药。

3. H_1 抗组胺药

H_1 抗组胺药用作麻醉前用药，尤其适用于具有各种过敏病史、老年性慢性支气管炎、肺气肿或支气管痉挛等患者，具有预防作用，但无明显的治疗作用，故适宜于预防性用药。

常用的 H_1 抗组胺药主要为异丙嗪和异丁嗪，其基本药理作用主要有：①消除支气管和血管平滑肌痉挛，恢复正常毛细血管通透性；②抑制中枢，产生镇静、解除焦虑、引导睡眠的作用，并降低基础代谢率；③抑制呕吐中枢，产生抗呕吐作用；④协同增强麻醉性镇痛药、巴比妥类药、安定类药和麻醉药的作用，增强三碘季铵酚的肌松作用；⑤抑制唾液腺分泌。

异丙嗪成人常用剂量为 25～50 mg，麻醉前 1.0～1.5 小时肌内注射，或用1/2 量稀释后静脉缓慢注射，忌皮下注射。小儿按 0.5 mg/kg 计算，可制成异丙嗪糖浆，按 0.5 mg/kg 口服，对不合作的小儿可与等量哌替啶并用。

4. 其他

少数人单独应用异丙嗪后可能出现兴奋、烦躁等不良反应，追加少量氯丙嗪和哌替啶即可有效控制。

（七）胃内容物调整药

（1）手术的生理准备包括药物性胃内容物排空和调整，由此可使胃内容物误吸导致死亡的发生率有一定的降低。动物实验显示，胃内容物的量和 pH 是重要的可变性指标。因此，有学者建议以降低胃内容物容量至 0.3 mL/kg 以下和提高胃液 pH 至 2.5 以上为调整目标。微粒性抗酸药对肺脏有害，因此推荐使用非微粒性抗酸药，如枸橼酸钠。使用组胺受体阻滞药可做到胃液酸度降低而又不增加胃内容物容量。胃动力药甲氧氯普胺（胃复安）不仅可排空胃内容物，同时又可增加食管下端括约肌的张力。

（2）对下列患者需要考虑使用预防误吸的药：估计气道异常的病例；急诊手术；外伤；药物中毒或头外伤致不同程度意识抑制者；肠梗阻；颅内压增高（水肿或占位病变）；喉反射损害（延髓麻痹、脑血管意外、多发性硬化症、肌萎缩性侧索硬化症、声带麻痹）；肥胖（或胃纤维化史）；溃疡病史、胃大部切除患者或胃迷走神经切除术患者（胃轻度麻痹）；食管裂孔疝和反流；妊娠；上腹部手术；腹腔肿瘤或腹腔积液；其他原因导致的胃麻痹（糖尿病、肾透析）。有学者建议对所有的门诊手术患者均宜给予某些药物预防。

（3）择期手术健康患者的误吸发生率相对很低，因此没有必要常规给予预防性用药。但对每 1 例手术患者应仔细研究其是否存在胃排空延迟的上述危险因素。

（4）甲氧氯普胺：可促进胃内容物排空，增加食管下端括约肌的张力。

1）甲氧氯普胺对胃肠道的有利作用极为显著。在应用本药前，临床用于促进胃肠道蠕动的主要药物是拟副交感药，如氯贝胆碱，主要用于胃迷走神经切除后的胃无力，其作用只是促进小肠广泛而无规律的蠕动增强，没有将胃内容物往肠道排净的功能；此外，拟副交感药增加胃液分泌，致酸度和容量都增加。因此，氯贝胆碱治疗的常见不良反应是呕吐。

2）甲氧氯普胺是多巴胺拮抗药，其主要作用在于刺激胃肠道规律性蠕动，降低引发蠕动反射的压力阈值，松弛因胃收缩引起的幽门括约肌痉挛，增强十二指肠和空肠蠕动，不引起胃液分泌增加。由此可促进胃内容物排空，同时增强食管下端括约肌张力，减轻胃内容物反流至下咽腔的程度。这些机制都有利于降低误吸危险性。许多常用的麻醉药，如氟哌利多和甲哌氯丙嗪，都降低食管下端括约肌张力，因此可用甲氧氯普胺作为抗呕吐药。

3）口服甲氧氯普胺应提前至术前 90～120 分钟服用，剂量为 0.3 mg/kg，起效时间大多在 20 分钟以内；静脉注射用药的起效时间可缩短至 3 分钟。在紧急情况下，口服甲氧氯普胺在 15 分钟内即可出现胃内容物减少的临床效果。甲氧氯普胺对小儿的胃排空作用更为明显，因此，当小儿外伤后应用甲氧氯普胺，可考虑省略等待 6 小时或 8 小时再开始麻醉的常规。

4）应用甲氧氯普胺后，约有 1% 的患者可出现锥体外系不良反应，包括震颤、斜颈、角弓反张和眼球回转危象，尤其多见于小儿以及化疗患者应用较大剂量甲氧氯普胺预防呕吐的场合；应用苯海拉明可消除甲氧氯普胺的这类不良反应。

5）禁忌证：正在接受其他多巴胺拮抗药、单胺氧化酶抑制药、三环类抗抑郁药或拟交感药治疗的患者禁用甲氧氯普胺。未能诊断出的嗜铬细胞瘤患者，误用甲氧氯普胺可引起高血压危象。

（八）其他药物

1. 可乐定

可乐定为中枢性 α 受体激动药，可有效降低交感神经活性，被推荐用于高血压患者的术前药；也可消除气管插管诱发的心血管不良应激反应；对并发高血压未能控制的急诊手术患者也适用，但由于其存在不可逆性交感反应减退，由此可干扰对潜在血容量丢失及其代偿情况的正确判断。

2. 右美托咪定

右美托咪定为一种新型的 α_2-肾上腺素能受体激动剂，可以产生剂量依赖性的镇静、镇痛、抗焦虑作用，消除半衰期为 2 小时；对 α_2 受体有高选择性，对 α_2 受体和 α_1 受体的亲和力之比为（1 300 ~ 1 620）：1［可乐定为（39 ~ 200）：1］，因此可以避免某些与 α_1 受体激动相关的不良反应。与苯二氮䓬类的传统镇静药不同，右美托咪定产生镇静的主要部位不在大脑皮质，而是通过减少中枢交感传出，起到镇静、抗焦虑和血流动力学稳定的作用。24 小时 ICU 镇静镇痛的使用方法：负荷量 1 μg/kg，输注时间 10 ~ 15 分钟，维持量（0.2 ~ 0.7）μg/（kg·h）。

3. β受体阻滞药

此类药物是防止心肌缺血的有效药物。对高血压患者的术前药中加用单次剂量 β 受体阻滞药，可降低术中心肌缺血的发生率。美国心脏病学会对非心脏手术围手术期心血管评估及护理指南推荐 β 受体阻滞药在下列人群中使用是合理的：①有心血管意外风险或运动试验检查结果异常的心脏并发症高危患者；②有冠状动脉疾病史且行血管手术的患者；③接受中等风险手术或接受血管手术且并发多种危险因素（如糖尿病、心力衰竭、肾病）的高危患者。并且推荐已经服用 β 受体阻滞药的患者在围手术期不间断用药，但不推荐 β 受体阻滞药作为常规用药，特别是对那些用量较大以及手术当天才开始用药的患者。

六、麻醉前用药的选择考虑

（一）呼吸系统疾病

（1）呼吸功能不全、肺活量显著降低、呼吸抑制或呼吸道部分梗阻（如颈部肿瘤压迫气管、支气管哮喘）等病例，应禁用镇静催眠药和麻醉性镇痛药。对呼吸道受压而已出现强迫性体位或"憋醒"史患者，应绝对禁用中枢抑制性药物，因极易导致窒息意外。

（2）呼吸道炎症、痰量多、大量咯血患者，在炎症尚未有效控制、痰血未彻底排出的情况下，慎重使用抗胆碱药，否则易致痰液黏稠、不易排出，甚至下呼吸道阻塞。

（二）循环系统疾病

（1）各型休克和低血容量患者不能耐受吗啡类呼吸抑制和直立性低血压等不良反应，可能加重休克程度，故宜减量或不用。

（2）血容量尚欠缺的患者绝对禁用吩噻嗪类药，因其可致血压进一步下降，甚至猝死。

（3）休克常并存周围循环衰竭，若经皮下或肌内注射用药时药物吸收缓慢，药效不易如期显示，应取其小剂量改经静脉注射用药。

（4）高血压和（或）冠心病患者，为避免加重心肌缺血和心脏做功，麻醉前用药必须防止心率和血压进一步升高，因此，应慎用阿托品，改用东莨菪碱或长托宁，并加用镇静药，对伴焦虑、恐惧而不能自控的病例尤其需要，但应防止呼吸循环过度抑制。β 受体阻滞剂可降低围手术期心肌缺血和心肌梗死的风险，如术前已接受该类药物治疗者，应续应用，但须适当调整剂量。

（5）非病态窦房结综合征患者出现心动过缓（50 次/分钟以下）者，多见于黄疸患者，系迷走张力亢进所致，需常规使用阿托品，剂量可增大至 0.8 ~ 1.0 mg。

（6）先天性发绀型心脏病患者宜用适量吗啡，可使右至左分流减轻，缺氧得到一定改善。

（7）对复杂心内手术后预计需保留气管内插管继续施行机械通气治疗的患者，术前宜用吗啡类药。

（三）中枢神经系统疾病

（1）颅内压增高、颅脑外伤或颅后窝手术病例，若有轻微呼吸抑制和 $PaCO_2$ 升高，即足以进一步扩张脑血管、增加脑血流量和增高颅内压，甚至诱发脑疝而猝死，因此，麻醉前应禁用阿片类药。

（2）颅内压增高患者对镇静药的耐受性极低，常规用药常致术后苏醒延迟，给处理造成困难。一般来讲，除术前伴躁动、谵妄、精神兴奋或癫痫等病情外，应避用中枢抑制药物。

（四）内分泌系统疾病

（1）甲状腺功能亢进患者术前若未能有效控制基础代谢率和心率增快，需使用较大量镇静药，但需避用阿托品，改用东莨菪碱或盐酸戊乙奎醚注射液。

（2）对甲状腺功能低下、黏液水肿和基础代谢率降低的患者，有时小剂量镇静药或镇痛药即可引起显著的呼吸、循环抑制，故应减量或避用。

（3）某些内分泌疾病常伴病态肥胖，后者易导致肺通气功能低下和舌后坠，因此，应慎用对呼吸有抑制作用的阿片类药，以及容易导致术后苏醒期延长的巴比妥类药和吩噻嗪类药。

（五）饱胃

术前未经严格禁食准备的患者或临产妇、贲门失弛缓症患者，容易发生呕吐、反流、误吸。研究表明，促进胃排空及增加胃内容物 pH 的术前用药未显示可影响误吸的发生率和预后，但仍常规用于有误吸风险的患者。对这类患者的麻醉前用药需个别考虑。

1. 宜常规加用抗酸药

如三硅酸镁 $0.3 \sim 0.9$ g 口服，或甲氰咪胍 100 mg 口服。

2. 可给予灭吐灵

灭吐灵 $20 \sim 40$ mg 肌内注射，可促进胃蠕动，加速胃内容物排空。

3. 地西泮

地西泮有降低胃液酸度的作用，可选用。

（六）眼部疾病

1. 眼斜视

纠正术中可能出现反射性心动过缓甚至心搏骤停（眼心反射），故术前需常规使用阿托品，可增量至 $1.5 \sim 3.0$ mg。

2. 窄角型青光眼

在未用缩瞳药滴眼之前，绝对禁用阿托品，因后者有收缩睫状肌作用，可致眼压进一步升高。

（七）临产妇

原则上应避用镇静催眠药和麻醉性镇痛药，因其可能引起新生儿呼吸抑制和活力降低。

（八）门诊手术

患者同样存在恐惧、焦虑心理，但一般以安慰、解释工作为主，不宜采用麻醉前用药。

遇创伤剧痛患者，可用小剂量芬太尼止痛。

（九）麻醉药的强度

（1）弱效麻醉药宜配用较强作用麻醉前用药，以求协同增强，如局部麻醉行较大手术前，宜选用麻醉性镇痛药；N_2O 或普鲁卡因静脉复合麻醉前，选用神经安定类药和麻醉性镇痛药。

（2）局部麻醉用于时间长的手术时，宜选用氟哌利多、芬太尼合剂作辅助。

（十）麻醉药的不良反应

（1）乙醚、氯胺酮、羟丁酸钠易致呼吸道腺体分泌剧增，应常规用抗胆碱能药拮抗。

（2）局部浸润麻醉拟使用较大量局部麻醉药前，宜常规选用巴比妥类或苯二氮䓬类药预防局部麻醉药中毒反应。

（3）肌肉松弛药泮库溴铵易引起心动过速，宜选用东莨菪碱；琥珀酰胆碱易引起心动过缓，宜选用阿托品。

（十一）麻醉药与术前药的相互作用

麻醉药与术前药之间可能相互协同增强，使麻醉药用量显著减少，但也可能存在不良反应加重，故应慎重考虑，避免复合使用。

（1）吗啡或地西泮可致氟烷、恩氟烷、异氟烷和 N_2O 的最低肺泡有效浓度（MAC）降低。

（2）吗啡的呼吸抑制可致乙醚诱导期显著延长。

（3）阿片类药促使某些静脉诱导药（如依托咪酯等）出现锥体外系兴奋征象。

（4）麻醉性镇痛药易促使小剂量硫喷妥钠、地西泮、氯胺酮或羟丁酸钠等出现呼吸抑制。

（十二）麻醉药的作用时效

镇痛时效短的麻醉药（如静脉普鲁卡因、N_2O）不宜选用睡眠时效长的巴比妥类药，否则不仅苏醒期延长，还会因切口疼痛的刺激而诱发患者躁动。

（十三）自主神经系统活动

某些麻醉方法的操作刺激可诱发自主神经系统异常活动，宜选用相应的术前药作保护。

（1）喉镜、气管插管或气管内吸引可引起心脏迷走反射活跃，宜选用足量抗胆碱能药作预防。

（2）椎管内麻醉抑制交感神经，迷走神经呈相对亢进，宜常规选用足量抗胆碱能药以求平衡。

（赫　赤）

第四节　麻醉选择

麻醉的选择主要取决于病情特点、手术性质和要求、麻醉方法本身的优缺点、麻醉者的理论水平和技术经验，以及设备条件等因素，同时还要尽可能考虑手术者对麻醉选择的意见和患者自己的意愿。各种麻醉都有各自的优缺点，但理论上的优缺点还可因具体病情的不同，以及操作熟练程度和经验的差异而出现效果上、程度上甚至性质上的很大差别。患者对各种麻醉方法的具体反应也可因术前准备和术中处理是否恰当而有所不同。例如，硬膜外麻醉用于早期休克患者，在血容量已经补充或尚未补充的两种不同情况下，其麻醉反应则可迥然不同。因此，麻醉的具体选择必须结合病情和麻醉者的自身条件和实际经验，以及设备条件等因素进行全面分析，然后才能确定。

一、病情与麻醉选择

手术患者的病情是麻醉选择最重要的依据。①凡体格健康、重要器官无明显疾病、外科疾病对全身尚未引起明显影响者，几乎所有的麻醉方法都能适应，可选用既能符合手术要求，又能照顾患者意愿的任何麻醉方法。②凡体格基本健康，但并发程度较轻的器官疾病者，只要在术前将其全身情况和器官功能适当改善，麻醉的选择也不存在大问题。③凡并发较重全身或器官病变的手术患者，除应在麻醉前尽可能改善其全身情况外，麻醉的选择首先要强调安全，选用对全身影响最轻、麻醉者最熟悉的麻醉方法，要防止因麻醉选择不当或处理不妥所造成的病情加重，也需防止片面满足手术要求而忽视加重患者负担的倾向。④病情严重达垂危程度，但又必须施行手术治疗时，除尽可能改善其全身情况外，必须强调选用对全身影响最小的麻醉方法，如局部麻醉、神经阻滞；如果选用全身麻醉，必须施行浅麻醉；如果采用硬膜外麻醉，应强调在充分补液扩容的基础上，分次小量使用局部麻醉药，切忌阻滞范围过广；为安全计，手术方式应尽可能简单，必要时可考虑分期手术，以缩短手术时间。

小儿配合能力差，在麻醉选择上有其特殊性。基础麻醉不仅能解决不合作问题，还可使小儿安静地接受局部浸润、神经阻滞或椎管内麻醉；如果复合全身麻醉，可做到诱导期平稳、全身麻醉药用量显著减少。又因小儿呼吸道内径细小、分泌腺功能旺盛，为确保呼吸道通畅，对较大手术以选用气管内插管全身麻醉为妥。

对老年人的麻醉选择，主要取决于全身状况、老年生理改变程度和精神状态。全身情况良好、动作反应灵敏者，耐受各种麻醉的能力并不比青壮年患者差，但麻醉用药量都应有所减少，只能用其最小有效剂量。相反，年龄虽不很高，但体力衰弱、精神萎靡不振者，麻醉的耐受力显著降低，以首选局部麻醉或神经阻滞为宜，但后者的麻醉效果往往可比青壮年者好，全身麻醉宜做最后选择。

二、手术要求与麻醉选择

麻醉的首要任务是在保证患者安全的前提下，满足镇痛、肌肉松弛和消除内脏牵拉反应等手术要求。有时手术操作还要求麻醉提供降低体温、降低血压、控制呼吸或肌肉极度松弛，或术中施行唤醒试验等特殊要求。因此，麻醉的选择存在一定的复杂性。总的来说，对手术简单或病情单纯的患者，麻醉的选择可无困难，选用单一的麻醉药物和麻醉方法，就能取得较好的麻醉效果。但对手术复杂或病情较重的患者，单一的麻醉方法往往难以满足手术的全部要求，否则将促使病情恶化。此时，有必要采用复合麻醉（也称平衡麻醉），即同时或先后利用一种以上的麻醉药和麻醉方法，取每种麻醉药（方法）的长处，相互弥补短处，每种药的用量虽小，所获得的麻醉效果恰已能符合手术要求，而对病情的影响可达到最轻程度。复合麻醉在操作管理上比较复杂，要求麻醉者有较全面的理论知识和操作管理经验，否则也未必能获得预期效果，有时反而会造成不良后果。

针对手术要求，在麻醉选择时应想到以下 6 个方面的问题。

（一）根据手术部位选择麻醉

例如，颅脑手术选用局部麻醉或全身麻醉，上肢手术选用臂丛神经阻滞麻醉，胸腔内手术采用气管内循环紧闭麻醉，腹部手术选用椎管内麻醉或复合肌肉松弛药的全身麻醉，下肢手术选用椎管内麻醉，心脏手术选用低温体外循环下全凭静脉麻醉。

（二）根据肌肉松弛需要程度选择麻醉

腹腔手术、长骨骨折或某些大关节矫形或脱臼复位，都需要良好的肌肉松弛，可选臂丛阻滞、脊椎麻醉或硬膜外麻醉，或全身麻醉并用肌肉松弛药。

（三）根据手术创伤或刺激性大小、出血多少选择麻醉

胸、腹腔手术或手术区邻近神经干及大血管时，手术创伤对机体的刺激性较大，容易发生血压、脉搏或呼吸波动。此时，无论采用何种麻醉方法，均宜辅加相应部位的神经或神经丛阻滞，如肺门神经丛、腹腔神经丛、肠系膜根部阻滞或肾周围脂肪囊封闭、神经血管周围封闭等。对复杂而创伤性很大或极易出血的手术，不宜选用容易引起血压下降的麻醉（如蛛网膜下隙神经阻滞），全身麻醉常较局部麻醉为合适。

（四）根据手术时间长短选择麻醉

1 小时以内的手术可用简单的麻醉，如局部麻醉、氯胺酮静脉麻醉、局部静脉麻醉或单次蛛网膜下隙神经阻滞等。长于 1 小时的手术，可选长效局部麻醉药施行蛛网膜下隙神经阻滞、神经阻滞麻醉，或连续硬膜外麻醉及全身麻醉。对于探查性质手术，手术范围和手术时间事先很难估计者，则应做长时间麻醉的打算。

（五）根据手术体位选择麻醉

体位可影响呼吸和循环生理功能，需用适当的麻醉方法予以弥补。例如，取俯卧或侧卧位时，应选用气管内紧闭麻醉、局部麻醉或硬膜外麻醉，不宜用蛛网膜下隙神经阻滞或硫喷妥钠麻醉。坐位手术时，应尽量选用局部麻醉等对循环影响小的麻醉方法。如需用全身麻醉，必须施行气管内插管，并采取相应的措施。

（六）考虑手术可能发生的意外选择麻醉

胸壁手术（如乳腺癌根治术）可能误伤胸膜而导致气胸，事先应做好吸氧和气管内插管的准备；食管手术有可能撕破对侧纵隔胸膜而导致双侧气胸，需有呼吸管理的准备；呼吸道部分梗阻或有外来压迫的患者，以选用清醒气管或支气管内插管为最合适。

三、麻醉药和麻醉方法选择

各种麻醉药和麻醉方法都有各自的特点、适应证和禁忌证，选用前必须结合病情或手术加以全面考虑。原则上尽量采用简单的麻醉，确有指征时才采用较为复杂的麻醉。

（一）全身麻醉

全身麻醉的首要目标是维持患者的健康和安全，提供遗忘、催眠（无意识）、无痛和最佳手术状态（如无体动现象）。麻醉医师选用自己最为熟悉的全身麻醉方法已为常理，但 Forrest 等总结来自多个中心单位采用全身麻醉的资料表明，选用全身麻醉方法可发生某些不

良反应，其发生率具有统计学显著性差异。高血压在芬太尼麻醉中较为常见；室性心律失常在氟烷麻醉中较为常见；心动过速在异氟烷麻醉中较为常见。采用中至大剂量芬太尼的全身麻醉组患者，术后至少需施行 80 小时的机械呼吸，而在其他麻醉患者中，一般只需要 7 小时。一般认为，术后长时间机械呼吸可能带来不良后果。

（二）局部麻醉

（1）在某些临床情况下，局部麻醉的优点超过全身麻醉。老年患者髋关节成形术和前列腺摘除术选用椎管内神经阻滞麻醉，可降低深静脉血栓的发生率；在低位蛛网膜下隙神经阻滞下，充血性心力衰竭的程度减轻或较少发作；从 ICU 病房对危重患者施行长时间硬膜外腔镇痛的结果看，器官功能的保留可较好，并发症发生率降低，甚至病死率也降低。但长期以来人们都认为局部麻醉的操作耗时较长，技术不够熟练者尤其如此，且可能发生严重并发症。随着经验的积累，这些不足均可得到改善。

（2）许多患者在术前主动提出要求让他"入睡"，如果麻醉医师理解为患者欲选用全身麻醉，而据此做出选用全身麻醉的决定，现在看来不一定恰当。很久以来人们认为局部麻醉仅适合于少数场合，而全身麻醉几乎适合于任何手术，这也是明确的。今知，在区域阻滞麻醉下加用某些催眠药（如咪达唑仑、丙泊酚和芬太尼等），同样可使患者在局部麻醉下处于睡眠状态。

（三）术后镇痛

在充分评估病情的基础上拟订麻醉处理方案时，应考虑加用术后切口镇痛措施。近年来术后镇痛的优越性越来越受到肯定和重视，不论在全身麻醉前先施行标准的区域阻滞麻醉，或将区域阻滞麻醉作为全身麻醉的一项组成部分，或在区域阻滞麻醉基础上术后继续给予局部麻醉药阻滞，使患者在术后一段时间仍处于基本无痛的状态，一般可显著增加患者术后的安全性。Tverskoy 等指出，在区域阻滞麻醉下施行疝修补术，术后继续给予局部麻醉药施行术后镇痛，其效果比术后常规肌内注射阿片类药镇痛者为好，对患者十分有益。近年来，患者自控镇痛（PCA）技术得以应用，PCA 的按压次数和药物用量可由患者自主调节，这样可以以最小的剂量达到最佳的效果，不良反应更小，避免了传统方法药物浓度波动大、不良反应大的缺点。

四、技术能力和经验与麻醉选择

麻醉医师在日常工作中，原则上应首先采用安全性最大和操作比较熟悉的麻醉方法。如遇危重患者或既往无经验的大手术，最好采用最熟悉而有把握的麻醉方法，有条件时可在上级医师的指导下进行。在考虑上述条件的前提下，尽量采纳手术医师及患者对麻醉选择的意见。

（赫　赤）

第二章

麻醉风险和麻醉意外防治

第一节　麻醉风险

麻醉科是所有临床学科中最具有潜在风险的学科。众所周知，手术时麻醉医师使用各种麻醉药和麻醉方法使患者意识消失、肢体运动和感觉消失，一旦出现操作和用药不当，或因患者本身疾病的病理生理影响等即可导致患者致残或身亡。因此，应采取一切有效的措施，不断提高麻醉医师的素质和医疗业务水平，重视术前评估和准备，加强监测，认真执行各项操作规程，参考有关临床指南和专家共识，采取预防措施，从而使麻醉风险降到最低程度。

一、麻醉或与麻醉有关的死亡率

早在 1944 年，Giilispie 已注意分清麻醉与其他原因的死亡，麻醉死亡率约为 0.1%。Keat（1994）分析美国的资料，与麻醉有关的死亡数为每年 200～1 000 例，死亡率为 0.01%～0.05%。有学者（1992）分析上海市 11 所医院自 1984～1988 年 5 年中因麻醉或与麻醉有关的死亡为 15 例，死亡率为 0.010%～0.015%。杭燕南报道上海仁济医院 1990～1997 年与麻醉有关的死亡比例约为 1 ∶ 31 634。不少资料表明，麻醉或因麻醉有关的死亡逐年下降，死亡率已低于 0.01%。

2005 年报道近 20 年的麻醉死亡率为 0.005‰～1.000‰，为何会有如此大的差距？这与人员是否经过全面培训、麻醉人员配备是否足够、麻醉医师是否有疲劳工作以及对于使用的仪器状态是否有充分的了解等诸多因素有关。文献报道，348 次事件中，35% 为意外事件，60% 为失误，人为因素和机械故障是导致麻醉死亡的重要原因，但人为因素居多。此外，美国麻醉医师协会（ASA）索赔管理委员会的资料显示，因呼吸意外事件所产生的索赔案百分比尽管从 20 世纪 80 年代的 48% 降低到 90 年代的 32%，但仍然持续地占据医疗损伤索赔案的很大部分比重。因此，必须特别警惕呼吸意外。

二、麻醉死亡和不良后果的原因

（一）麻醉器械故障

1. 低氧血症

可导致 SpO_2 降低、心动过速、心律失常，严重时发生心动过缓甚至心搏骤停。

（1）吸入氧不足：①供氧管道阻塞；②吸入氧浓度低于 21%，如氧与氧化亚氮配比不合或气源搞错；③麻醉机流量表不准确；④供氧中断，压力表漏气；⑤气源污染等。

（2）通气不足：①气管导管误入食管；②通气中断，如气管导管、螺纹管、呼吸机管道等接口脱开，呼吸机失功能等；③肺泡通气不足，可因回路系统、气管导管漏气，回路系统梗阻，呼吸机故障等造成。

（3）通气/灌流比（V/Q）不当：①单肺通气，可因气管导管插入过深，导致肺内分流明显增多（V/Q<0.8）；②持续过度通气，V/Q>0.8，严重时可引起低氧血症和肺气肿。

2. 高碳酸血症

可发生出汗、面色潮红、血压升高、心律失常，严重时意识模糊或消失。其原因如下。

（1）通气不足使 CO_2 排出减少：①回路系统泄漏，包括管道脱开等；②气管导管漏气或阻塞；③麻醉机漏气；④通气阻塞；⑤碱石灰耗竭；⑥吸入或呼出活瓣障碍。

（2）气道压过高：可影响静脉回流，致使血压下降，也可造成气压伤。原因：①呼出气受阻；②供气压过高；③呼吸机故障等。

（3）气道压过低：①回路内气流不足；②回路内泄漏；③呼吸机故障等。

（4）供气不足。

3. 麻醉过深

可导致低血压、心动过缓，甚至出现心搏骤停，其原因：①挥发罐失效，致使全身麻醉药吸入浓度过高；②挥发罐内全身麻醉药充盈过多，造成全身麻醉药外溢；③挥发罐内误注其他强效吸入全身麻醉药；④挥发罐刻度不准确。

（二）监测仪故障

现代麻醉应用各种监测仪日益增多，各种仪器设备因质量问题、使用不当，以及保管和维修等因素，致使仪器失灵造成失误而延误及时治疗。

1. 受外来因素的干扰

（1）交流电干扰：如心电图、脉搏血氧饱和度和呼气末二氧化碳等监测仪均受高频电刀、电凝的干扰。

（2）换能器位置移动：如压力换能器位置变动等能影响数值的准确性。

（3）连接患者的电线、电极等位置移动，可引起基线漂移，甚至波形消失。

2. 监测项目数据失真

（1）脉搏血氧饱和度：①电灼干扰；②手术室内灯光干扰；③静脉充血；④指甲涂合成油、污染等；⑤换能器位置移动等。

（2）呼气末二氧化碳：①取样管道裂开或泄漏；②监测接口脱开或阻塞；③监测前未定标等。

（3）无创动脉压监测：①测定部位位置移动；②移动袖带和管道；③患者表现心律失常、低血压等。

（三）麻醉药过量

（1）麻醉药对循环、呼吸、中枢神经系统等均有不同程度的抑制作用，严重时可引起死亡。

（2）麻醉药剂量对人体有明显的个体差异，尤其是手术患者常存在着病理生理变化，即使剂量很小，却可出现异常反应。

（3）预防麻醉药过量的措施：①熟悉麻醉药的药理作用及用药方法和剂量；②开始时采用最小推荐剂量；③严密观察给药后机体的各种反应；④一旦出现异常反应，应及时处理。

（四）药物不良反应

（1）麻醉期间用药。

（2）用药前应熟悉该药有哪些不良反应，注意预防措施和不良反应的处理。

（3）按常规剂量也可产生不良反应，不应视为用药错误。

（4）为了挽救患者生命，在治疗过程中可能出现难以避免的险情，如药物不良反应。

（五）术前患者准备不足

1. 对重要器官功能估价不足

术前可通过病史、体检、化验、X线摄片和超声检查等，对患者的心、肺等重要器官功能做出初步评估。但麻醉和手术对患者生理功能的干扰和影响有时难以估计，故必须重视初步评估的结果，并预计可能发生的意外，从而采取预防措施。

2. 术前准备不够完善

患者术前常伴高血压、贫血、血容量不足、低血钾等。由于种种原因会忽视上述情况，术前未及时纠正。

（六）麻醉操作和管理因素

1. 气管插管引起的危险性

（1）导管本身引起：如导管漏气、扭曲和阻塞等，可造成通气不足、气流中断等。

（2）操作和管理不当：①插管误入食管；②导管接口与回路接卸管脱开；③导管过深，造成单肺通气或肺不张；④损伤，如气压伤、气道穿通伤、咽喉和声门水肿等。

（3）患者原因：①婴幼儿和妇女的气道狭小；②各种原因导致的气道困难，如病理性瘢痕挛缩等；③自主神经反射，通常表现为高血压、心动过速等，有时出现支气管痉挛、分泌物外溢等；也可出现心动过缓和低血压。

2. 误吸与窒息

（1）诱发因素：①胃液pH、容量和胃内压；②胃食管括约肌张力；③喉部功能异常、声带损伤、声带麻痹、喉部肌肉萎缩、吉兰—巴雷综合征等；④镇静药过量；⑤全身麻醉；⑥急症手术，由于疼痛、创伤能抑制肠道运动，胃排空时间延迟；⑦精神状态，如焦虑可促使胃液分泌增加；⑧气道问题，如喉痉挛、支气管痉挛、困难插管，以及其他呼吸系统问题等。

（2）特殊危险因素：①妊娠，由于机械、内分泌和医源性等原因使胃排空延迟；②孕妇，巨大子宫压迫胃而延迟内容物排空，促使食管反流增加；③分娩期间常用镇静药和镇痛药，使胃排空延迟；④分娩时由于取半卧位，食管下端括约肌压力明显下降。上述因素都能导致误吸的危险剧增，常可延长至分娩后48小时，而胃排空时间又能延长至哺乳期12～14周。

（七）过敏反应

过敏反应指异性蛋白或其他物质引起的"爆发性、不良的生理反应"。抗生素、异性蛋白、某些药物、乳胶和某些食物等，即使数量极少，也能通过IgE发生过敏反应。

1. 原因

（1）麻醉药和麻醉用药能引起过敏反应，但发生率低。

（2）约有 10% 接受输血的患者可出现过敏反应。

（3）乳胶是术中过敏反应的来源之一，约占 10%，医疗器械中不少产品选用乳胶。

2. 临床表现

因过敏反应导致死亡的患者中，1/4 是因心血管虚脱所致，而 2/3 由呼吸衰竭引起，表现为支气管严重痉挛，迅速出现低氧血症，数分钟内身亡。

（梁健华）

第二节　麻醉意外防治

做好每例患者麻醉，防止发生一切不良后果，尤其是防止致残和死亡，是临床麻醉医师应尽的职责。必须采取以下措施。

一、加强麻醉住院医师培训

目前我国许多医院尚存麻醉医师的学历不高和人员不足的问题。近年来，各地开始重视对麻醉医师队伍的建设与人员培训，上海市政府已规定医学院毕业的本科、硕士及博士生，必须在有资格的大学附属综合医院进行 2～3 年正规的住院医师培训，经过考试合格才能成为正式的执业医师。同时，随着国家卫生部门对临床医师管理的重视，并逐渐与国际接轨，要求必须具备医师资格且获得医师执业证书的麻醉医师才能从事麻醉工作。但是，我国地区差别很大，发展很不平衡，住院医师的培训任重道远。

二、继续教育以提高麻醉医师的素质和业务水平

（一）素质培养

麻醉工作是一项非常崇高的职业，需要培养德才兼备的医师，重视素质培养。

（1）具有优良的医德医风。

（2）体贴关心患者，尽可能减少痛苦。

（3）思想要集中，认真观察病情变化。

（4）工作细心，认真核对，实事求是。

（5）虚心好学，总结经验和教训，不断提高。

（二）提高业务水平

麻醉学是一门独立的专业学科，与生理学、药理学等基础医学有着密切的关系，又与许多临床学科，如外科、内科、小儿科等学科有关。培养一名优秀的麻醉医师必须具有如下要求。

（1）既有扎实的基础知识，又有丰富的临床经验。

（2）全面的理论知识，熟练的操作技能。

（3）以理论指导实践，发展新的技术，做到精益求精。

（4）加强继续教育，定期和不定期参加各类学习班、专题讲座和学术活动，不断充实自己。

（5）制订培养计划，并指定高年资医师负责检查和指导，定期考核。

三、改善麻醉设备

（一）改善设备

（1）配备性能良好、质量可靠和功能齐全的麻醉机；有中心供气装置。

（2）配备手控简易呼吸器。

（3）配备一次性硬膜外包、气管导管（含优质咽喉镜）、吸痰管、鼻氧管等。

（4）配备动、静脉穿刺导管及其配套装置，包括压力换能器、输液器等。

同时，要熟悉和掌握运用仪器的方法，注意保养和定期维护各种设备。

（二）麻醉器械故障的预防和处理

（1）使用新的麻醉器械前须仔细阅读使用说明。

（2）掌握器械的性能和技术关键。

（3）使用麻醉机及其附件前应按程序逐项检查，其他器械也按要求逐一查看。

（4）加强器械的检查、维修和保养。

（5）使用器械毕，除一次性用品外，须按要求予以清洗、保管。

（6）一旦发现器械故障，须及时由有关人员检测和维修。

（7）当器械发生故障，并经专业人员证明确已耗损时，应向有关部门申请报废。

四、做好麻醉前访视工作

（1）了解患者的主要病情、麻醉和手术史，以及药物过敏史。

（2）准确评估心、肺等重要脏器功能，术前进行必要的检查，如心电图、肺功能测定等。

（3）按不同麻醉方法有重点地予以体检，如硬膜外麻醉需检查脊柱、穿刺点皮肤、四肢运动感觉等。

（4）术前用药：①注意给药时间；②根据患者情况、麻醉方法等给药，剂量要适当；③根据药物相互作用的原则，明确禁用和可用的药物。

（5）做好思想工作，消除患者对麻醉和手术的顾虑。

（6）选择合适的麻醉方法和麻醉药。

五、重视术前准备和术后管理

（一）选择性手术准备

（1）尽可能纠正患者术前异常情况，使患者处于"最佳"状态进行手术。

（2）纠正贫血、血容量不足、低血钾、高血压等。

（3）术前禁食、小儿术前2小时禁饮。

（4）遇特殊情况时，进行会诊解决。

（5）按选择性手术常规进行各项准备。

（二）急症手术准备

（1）手术前必须治疗和纠正严重心律失常和心力衰竭。

（2）手术时积极治疗脱水、血容量不足、电解质紊乱和酸碱失衡。

（3）按急症手术术前常规进行各项准备。

（三）术后处理

（1）常规在麻醉后恢复室（PACU）复苏。

（2）椎管内麻醉后可按常规检查肢体感觉和运动恢复等情况。

（3）按指征拔除气管导管，进行全身麻醉术后护理。

（4）制订术后处理规程。

（5）大手术、重症患者等术后要送 ICU 继续治疗。

六、加强围手术期监测

包括麻醉诱导、术中、术毕、护送患者和术后监测。

（一）常规监测

患者进手术室常规监测桡动脉无创血压（NIBP）、心电图（ECG）、心率（HR）、血氧饱和度（SpO_2），全身麻醉增加呼气末二氧化碳分压（$PetCO_2$）、吸入麻醉药浓度、神经肌肉功能、气道压力、潮气量、通气量和呼吸频率等基本监测项目。

（二）需监测中心静脉压（CVP）、有创动脉直接测压（IBP）、尿量等的患者

（1）全身麻醉施行大手术，如体外循环心内直视术等。

（2）有并存病，如高血压、缺血性心脏病等。

（3）大出血或血容量变化大的患者，如创伤失血多及脑膜瘤摘除术等。

（4）术中使用控制性降压术。

（5）术中发生严重低血压、心律失常，且治疗后病情仍不稳定者。

（6）多脏器功能低下和老年重危患者。

（三）各种特殊手术患者需测定的项目

（1）血气分析。

（2）血钾等电解质、凝血功能测定。

（3）漂浮导管测定肺动脉楔压（PAWP 或 PCWP）、心排血量（CO）等血流动力学参数。

（4）其他，如食管超声心动图、脑电双频指数等。

七、维护循环系统功能稳定

（1）术前充分估价循环功能：尤见于心肺功能低下的患者，术前宜做进一步检查，以明确诊断。

（2）术前改善循环系统功能：择期手术患者术前应做必需的准备，使循环系统功能处于"最佳"状态。

（3）加强术前、术中和术后对循环系统的监测。

（4）保持呼吸道通畅和良好的通气，避免缺氧和二氧化碳潴留。

（5）维护内环境稳定。

（6）纠正血容量不足，及时补充失血，但也应注意避免过量。

（7）及时纠正低血压、低排综合征和休克。

（8）维持合适的麻醉深度。

（9）体循环血管阻力增高而心排血量下降者，宜及时使用血管扩张药。

（10）及时治疗各种严重心律失常。

八、重视呼吸管理，预防和及时处理低氧血症和高碳酸血症

有学者报道，在心搏骤停 38 例中，因呼吸因素所致者有 11 例，占 29%；也有文献报道可高达 50% ~ 65% 。因此，麻醉手术期间必须重视呼吸管理。

（1）术前充分评估呼吸功能：对呼吸功能低下的患者应做进一步检查，可疑时宜抽动脉血做血气分析。

（2）鼓励术前咳痰、深呼吸锻炼：凡施行心、肺等大手术，老年患者选择全身麻醉者，于术前应由护士指导进行排痰、深呼吸等锻炼，以便术后早期让患者进行咳痰、深呼吸，以预防肺部并发症。

（3）加强术前、术中和术后呼吸系统监测：应根据不同手术、肺功能减退的程度，以及麻醉不同时期选择监测项目。可选择的监测项目有 SpO_2、$PetCO_2$、呼吸频率（F）、潮气量（VT）、通气量（VE）、气道压（PA）、顺应性（CL）以及两肺听诊等。

（4）充分供氧：①任何时候都要保证患者供氧充分，可通过鼻导管、面罩和经气管导管供氧；②注意气源标记和压力表，监测吸入氧浓度（FiO_2）和 SpO_2；③施行部位麻醉时也不要忽视供氧，尤其使用镇静、镇痛药时，应密切注意呼吸。

（5）估计气管插管的困难程度。

（6）加强气道管理，保证气道通畅：①全身麻醉气管插管后必须保证导管位置正确，气道通畅，充分供氧和通气；②对重症患者做血气分析，随时调节各项呼吸参数，及时纠正通气不足或过度通气，以及低氧血症；③术毕、拔管时应完全符合拔管指征；④拔管后继续加强观察，防止气道梗阻、低氧血症和二氧化碳潴留；⑤术毕，一旦出现低氧血症或通气不足时，应继续用手法或机械通气支持呼吸，直到符合拔管指征。

九、积极开展麻醉质量控制，制订和执行诊疗常规

患者的生命高于一切，麻醉质量的保证（或控制）是麻醉科的头等大事。必须加强科室管理，严格的规章制度是预防麻醉意外或差错事故发生的重要保障。

（1）业务水平较高、具有奉献精神和以身作则的主任、副主任及骨干为核心的领导与管理团队。

（2）制订和不断完善科室各项规章制度。

（3）严格执行诊疗常规。

（4）做好医疗差错登记、典型病例讨论，吸取经验教训，防止问题重复发生。

（5）重视麻醉前讨论和患者、器械与药品准备。

（6）做好一切抢救准备，保证人力、物力，随叫随到，行之有效。

（7）加强监督和检查，确保各项措施的落实。

（梁健华）

第三章

吸入麻醉技术

吸入全身麻醉是利用一定的设备装置使麻醉气体通过肺泡进入血液循环，作用于中枢神经系统而产生全身麻醉效应的一种麻醉方法。

第一节　吸入麻醉方式及影响因素

一、吸入麻醉方式的分类

（一）按照流量分类

1. 低流量吸入麻醉

低流量吸入麻醉是指新鲜气流量小于分钟通气量的一半，一般小于 2 L/min。由于该法能减少麻醉药的用量并可得到较好的麻醉效果，故目前临床常用。但仅在半紧闭式和紧闭式两种方式下，且有 CO_2 吸收装置时方能应用低流量吸入麻醉。

2. 高流量吸入麻醉

新鲜气流量通常大于 4 L/min，虽可保证吸入麻醉药浓度的稳定，但由于对环境污染重，耗费大，故目前少用。

（二）按照使用的回路分类

1. 开放式

开放式回路是最早、也是最简单的麻醉回路。系统与患者之间无连接，不增加气道阻力，无效腔小，适用于婴幼儿。但由于需要较大的新鲜气流，且无密闭性，对空气的污染严重，不能实行控制呼吸，现已不用。

2. 半开放式

半开放式为部分气体重复吸入，经典的回路为 Mapleson 系统。如前所述，以 Bain 回路应用最为广泛，新鲜气流量达到每分通气量的 2 倍，能完全避免 CO_2 重复吸入，行控制或辅助呼吸时，其效率在 5 个系统中为最高。

3. 紧闭式

紧闭回路中新鲜气体流量等于患者体内耗氧量，可视为一种定量麻醉，麻醉中可精确计算出所需补充的各种气体流量。呼出气体全部通过 CO_2 吸收罐，然后混合新鲜气流再全部重复吸入，但一般不宜用于婴幼儿。

4. 半紧闭式

本方式的特点是一部分呼出气体通过逸气阀排出回路，另一部分通过 CO_2 吸收罐后与新鲜气流混合被重复吸入。由于此方式浪费药物并污染空气，如气流量过小及吸入氧浓度不高时可引起缺氧，现已少用。

二、影响因素

（一）CO_2 吸收

1. 回路的设置

麻醉回路的设置为 CO_2 重复吸入程度的关键性因素，在使用回路进行不同手术的麻醉时，尤其是各个不同年龄阶段，需首先考虑 CO_2 重复吸入程度对患者生理的影响。

2. CO_2 吸收罐

一般麻醉机中 CO_2 吸收罐内为碱石灰，分为钠、钙与钡石灰，在吸收 CO_2 过程中发生化学反应，以将其清除。吸收剂的湿度、效能、颗粒的大小、吸收罐的泄漏等因素均可影响 CO_2 的吸收。

（二）新鲜气流量

在各种通气方式中，对新鲜气流量大小的要求不一，欲达不同重复吸收程度，首先须调整新鲜气流量。同时，为按需调控诱导与苏醒速度，在通气过程中也可调整新鲜气流量。

（三）呼吸回路

1. 完整性

呼吸回路的完整性是防止出现意外的首要条件，由于系统中存在多个接头及控制装置，而接头的脱落常可造成严重的医疗意外，故一般麻醉机均配有监测回路是否完整的装置，但麻醉科医师的观测及检查更为重要，对呼吸次数与胸廓起伏度的观察最为直接，此外，尚需结合患者生命体征的实时监测结果。

2. 通畅性

回路中有多个活瓣，在其出现堵塞时，可出现张力性气胸、气压伤等严重情况，也可导致 CO_2 不断被重复吸入。

（黎旭乾）

第二节　吸入麻醉的实施

一、吸入麻醉的诱导

（一）良好的麻醉诱导要求

（1）用药简单，无不良反应。

（2）生命体征平稳。

（3）具有良好的顺行性遗忘、止痛完全、肌肉松弛。

（4）内环境稳定，内分泌反应平稳。

（5）利于麻醉维持等。

（二）吸入麻醉的诱导方法

1. 慢诱导法

慢诱导法即递增吸入麻醉药浓度。具体实施：麻醉诱导前常规建立静脉通道；将面罩固定于患者的口鼻部，吸氧去氮后打开麻醉挥发罐，开始给予低浓度的吸入麻醉药，每隔一段时间缓慢增加全身麻醉药的浓度至所需麻醉深度 MAC，同时检测患者对外界刺激的反应。如果需要，可插入口咽或鼻咽通气导管，以维持呼吸道通畅。浓度递增式慢诱导法可使麻醉诱导较平稳，但同时诱导时间延长，增加兴奋期出现意外的可能性。

2. 快诱导法

快诱导法即吸入高浓度麻醉药。具体实施：建立静脉通道，使用面罩吸纯氧去氮，然后吸入高浓度气体麻醉药，在患者意识丧失后可用呼吸气囊加压吸入麻醉气体，但压力不宜过高，避免发生急性胃扩张引发呕吐甚至导致误吸。直至达到所需麻醉深度。快速诱导中若使用高浓度、具有刺激性（如异氟醚）的吸入麻醉药，可出现呛咳、分泌物异常增加以及喉痉挛等反应，伴有脉搏血氧饱和度（SpO_2）一过性下降。

3. 诱导时间的长短

诱导时间的长短主要取决于新鲜气流的大小及不同个体对麻醉气体和氧的摄取率。起始阶段可因下列因素缩短。

（1）适当大的新鲜气流，以加速去氮及麻醉药的吸入。

（2）选择合适的吸入麻醉药（对呼吸道刺激小、血/气分配系数低者）。

（3）快速增加吸入麻醉药浓度，以加速其达到预定浓度。

（4）逐步减少新鲜气流量。

4. 小儿吸入麻醉诱导

吸入麻醉药在小儿诱导中可避免肌肉及静脉注射时的哭闹，且具有诱导平稳、迅速等优点，但在诱导过程中，由于小儿合作性差，诱导时需特殊处理。

（1）术前用药可使小儿较容易接受面罩诱导，可保持患儿在安静状态下自主呼吸吸入麻醉药。

（2）药物选择：七氟烷血/气分配系数低，诱导迅速，且无明显气道刺激性，气味较易被小儿接受，麻醉诱导迅速，是目前进行小儿吸入全身麻醉诱导的较佳选择。地氟烷血/气分配系数较七氟烷低，但对呼吸道有刺激性，单独诱导时容易发生呛咳、屏气，甚至喉痉挛。异氟烷对呼吸道刺激性最大，同样可引起呛咳、屏气、喉或支气管痉挛，不宜用于小儿麻醉诱导。恩氟烷与异氟烷是同分异构体，其为强效吸入全身麻醉药，对呼吸道刺激性较小且能扩张支气管，哮喘患儿也可选择。但恩氟烷对呼吸、循环抑制程度较重，且高浓度下可诱发脑电图棘波，故诱导时尽量避免。氟烷无刺激性，药效强，在早期常用于小儿诱导，但其血/气分配系数高，起效慢，且对器官存在毒性作用，故已少用。

（3）注意事项：①小儿合作性差，对面罩扣压存在恐惧感，术前用药可使其较易接受，较大患儿则需在实施过程中给予安慰以及提示；②在患儿进入深度镇静状态下，可适当手控加压通气，使其迅速进入麻醉状态，避免兴奋期躁动及呕吐等不利因素加重诱导风险；③小儿宜选择快诱导法，缩短诱导时间，减少诱导期间出现的各种并发症。

二、吸入麻醉的维持

注意吸入麻醉诱导与维持间的衔接，并力求平稳过渡。气管插管后立即给予肌肉松弛药，同时可吸入 30% ~ 50% N_2O 及 0.8 ~ 1.3MAC 挥发性麻醉药。吸入麻醉期间应保持患者充分镇静、无痛、良好的肌肉松弛，遏制应激反应，使血流动力学平稳。吸入麻醉药本身虽具有肌肉松弛作用，但为满足重大或特殊手术所需的良好肌肉松弛，如单纯加深吸入麻醉深度以求达到所需的肌松程度，可能导致麻醉过深及循环过度抑制。此时需静脉定时注射肌肉松弛药以维持适当肌肉松弛。挥发性麻醉药与非去极化肌肉松弛药合用时可产生协同作用，明显强化非去极化肌肉松弛药的阻滞效应，故二者合用时应适当减少肌肉松弛药的用量。

三、吸入麻醉后苏醒

术毕应尽快促使患者苏醒，恢复其自主呼吸及对刺激的反应，尤其是呼吸道保护性反射，以达到拔除气管导管的要求。麻醉后恢复速度主要取决于麻醉药的溶解度。在麻醉后恢复过程中，随着通气不断清除肺泡中的麻醉药，回到肺部的静脉血与肺泡之间可逐渐形成麻醉药分压梯度，此梯度驱使麻醉药进入肺泡，从而对抗通气使肺泡内麻醉药浓度降低的趋势。溶解度较低的吸入麻醉药如异氟烷，对抗通气清除麻醉药的作用比溶解度较高的氟烷更为有效，因为溶解度较高的氟烷在血液中的储存量更大，而在同一麻醉时间及分压下可有更多的异氟烷被转运回肺泡。肺泡内氟烷的分压下降速度较七氟烷慢，而后者又慢于地氟烷。吸入麻醉诱导及加深麻醉的速度亦受此特性的影响，其速度为地氟烷 > 七氟烷 > 异氟烷。吸入麻醉药的清除速度决定患者苏醒的快慢，因此，目前常用吸入全身麻醉药在手术结束前大约 15 分钟关闭挥发罐，N_2O 可在手术结束前 5 ~ 10 分钟停用。但此（15 分钟）仅为相对的时间概念，需根据手术时长及患者年龄、性别、体质状况等个体差异灵活调整。手术结束后，应用高流量纯氧迅速冲洗呼吸回路内残余的吸入麻醉药。当肺泡内吸入麻醉药浓度降至 0.4MAC（有报道为 0.5 或 0.58MAC）时，约 95% 的患者可按医生指令睁眼，即 MAC awake$_{95}$。吸入麻醉药洗出越快、越彻底，则越有利于患者平稳苏醒，过多的残留不仅可导致患者烦躁、呕吐、误吸，且抑制呼吸。在洗出吸入性麻醉药时，静脉可辅助给予：①镇痛药（如氟比洛芬酯），以增加患者对气管导管的耐受性，有利于尽早排出吸入麻醉药，减轻拔管时的应激反应；②5-HT$_3$ 受体拮抗剂（如恩丹西酮和阿扎西琼），防止胃内容物反流；③肾上腺素能受体阻滞剂和选择性 β$_2$ 受体阻滞剂（如美托洛尔、艾司洛尔），减轻应激反应所致的不良反应；④钙通道阻滞剂（如尼卡地平、硝苯地平、尼莫地平），改善冠脉循环、扩张支气管、抑制心动过速。力求全身麻醉患者苏醒过程安全、迅速、平稳、舒适，减少并发症及意外。

四、吸入麻醉深度的判断

（一）因人按需调控吸入麻醉深度

术中应根据术前用药剂量与种类及个体反应差异、患者基础情况、手术特点与术中对手术伤害性刺激的反应程度予以调控麻醉深度。维持平稳的麻醉需以熟练掌握麻醉药理学特性为基础，并充分了解手术操作步骤，能提前 3 ~ 5 分钟预测手术刺激强度，及时调整麻醉深度，满足手术要求。目前低流量吸入麻醉是维持麻醉的主要方法。在不改变患者分钟通气量时，深度麻醉的调控主要通过调节挥发罐浓度刻度和增加新鲜气流量。

麻醉深度是麻醉与伤害性刺激共同作用于机体而产生的一种受抑制状态的程度。术中应维持适度的麻醉深度，防止麻醉过深或过浅对患者造成不良影响，满足手术的需要，保证患者围手术期的安全，因此，如何正确判断吸入麻醉的深度显得至关重要。

（二）麻醉深度临床判断

Plomley 于 1847 年明确提出"麻醉深度"的概念，并将其分为 3 期，即陶醉期、兴奋期和深麻醉期。1937 年 Guedel 根据乙醚麻醉时患者的临床表现描述经典乙醚麻醉分期，即痛觉消失期、兴奋谵妄期、外科手术期、呼吸麻痹期。对于乙醚麻醉而言，Guedel 的麻醉分期临床实用，可明确地界定患者的麻醉深度。而随着现代新型吸入麻醉药、静脉全身麻醉药、镇痛药及肌肉松弛药的不断问世及广泛使用，Guedel 的麻醉深度分期便失去其临床意义，麻醉深度的概念及分期与临床中使用的不同麻醉药物密切相关。

现今临床通常将麻醉深度分为浅麻醉期、手术麻醉期和深麻醉期，如表 3-1 所示，这对于掌握临床麻醉深度有一定参考意义。术中需密切观察患者，综合以上各项反应做出合理判断，并根据手术刺激的强弱及时调节麻醉深度，以适应手术需要。

表 3-1　临床麻醉深度判断标准

麻醉分期	呼吸	循环	眼征	其他
浅麻醉期	不规则	血压上升	睫毛反射（−）	吞咽反射（＋）
	呛咳	脉搏↑	眼球运动（＋）	出汗
	气道阻力↑		眼睑反射（＋）	分泌物↑
	喉痉挛		流泪	刺激时体动
手术麻醉期	规律	血压稍低但稳定，手术刺激无改变	眼睑反射（−）	刺激时无体动
	气道阻力↓		眼球固定中央	黏膜分泌物消失
深麻醉期	膈肌呼吸	血压、脉搏↓	对光反射（−）	
	呼吸浅快	循环衰竭	瞳孔散大	
	呼吸停止			

（三）麻醉深度的临床检测

麻醉中可应用脑电图（EEG）分析麻醉深度，但因其临床实施中影响因素较多，并未推广应用，为克服其缺陷，近年发展形成的双频指数（BIS）脑电图分析，认为其对判断麻醉深度有较大实用价值。BIS 的范围为 0～100，数字大小表示大脑抑制程度深浅，BIS 虽来自大脑神经细胞的自发性电活动，但很多因素均可影响 BIS，所以用其判断麻醉深度并不十分可信。将体感诱发电位（SEP）、脑干听觉诱发电位（BAEP）用于麻醉深度监测亦为研究热点。利用中潜伏期 BAEP 监测全身麻醉下的意识变化，以手术刺激下的内隐记忆消失作为合适麻醉深度的监测标准均正在研究中。人工神经网络（ANN）是近年发展起来的脑电分析技术，根据 EEG 4 个特征波形 α、β、γ、δ 的平均功率作为其频谱的特征参数，再加上血流动力学参数，如血压、心率以及 MAC 等数据，利用 AR 模型、聚类分析和 Bayes 估计理论，最终形成 ANN 参数代表麻醉深度，其临床应用有待进一步探索。2003 年推出 S/5T MM-Entropy 模块，将熵值数的概念作为监测麻醉深度的一种手段，并在临床麻醉中应用。

其他如复杂度和小波分析法、患者状态指数（PSI）、功率谱分析（PSA）、唾液 cGMP 含量分析等方法，均处在临床研究阶段，可能具有良好的发展前景。

（四）麻醉深度的调控

在手术过程中，随着麻醉与伤害性刺激强度各自消长变化，相对应的即时麻醉深度处于动态变化之中。麻醉深度调控的目的是使患者意识丧失，镇痛完全，无术中知晓，但也不能镇静过度；同时需保持血压、心率、酸碱、电解质、血糖、儿茶酚胺等内环境的正常稳定；提供满足手术要求的条件。因此，临床麻醉中需及时、实时监测，依据个体差异，按需调控麻醉深度，达到相对"理想麻醉深度"。

五、吸入全身麻醉的优缺点

吸入全身麻醉具有作用全面、麻醉深度易于监控、保护重要生命器官等优点。但同时兼有污染环境、肝肾毒性、抑制缺氧性肺血管收缩、恶心、呕吐及恶性高热等缺点。静脉全身麻醉诱导迅速、患者舒适、对呼吸道无刺激、苏醒迅速、无污染、不燃不爆、操作方便及不需要特殊设备，但可控性不如吸入麻醉药。当药物过量时不能像吸入麻醉药那样通过增加通气予以"洗出"，而只能等待机体对药物的代谢和排除，对麻醉深度的估计往往依赖于患者的临床表现和麻醉医师的经验，而缺乏监测体内吸入麻醉药浓度相类似的直观证据。二者优缺点对比如表 3-2 所示。

表 3-2　吸入麻醉与静脉麻醉对比

吸入麻醉	静脉麻醉
起效慢、诱导过程有兴奋期	起效快，诱导迅速，无兴奋期
有镇痛效应	基本无镇痛作用
有肌松作用	无肌松作用
无知晓	术中可能知晓
术后恶心、呕吐多见	术后恶心、呕吐发生率低
需要一定复杂的麻醉设备	设备简单
操作简单，可控性好	操作可控性差
有环境污染	无环境污染
基本不代谢	代谢物可能有药理活性
个体差异小	个体差异大
可用 MAC 代表麻醉深度	尚无明确的麻醉深度指标

（黎旭乾）

第三节　紧闭回路吸入麻醉

一、紧闭回路吸入麻醉的技术设备要求

紧闭回路麻醉为在紧闭环路下达到所需的麻醉深度，严格按照患者实际消耗的麻醉气体

量及代谢消耗的氧气量予以补充，并维持适度麻醉深度的麻醉方法。

麻醉过程中整个系统与外界隔绝，麻醉药物由新鲜气体及重复吸入气体带入呼吸道，呼出气中的 CO_2 被碱石灰吸收，剩余气体被重复吸入，对技术设备要求如下。

1. 专用挥发罐

挥发罐应能在 <200 mL/min 的流量下输出较精确的药物浓度，即便如此，麻醉诱导仍难以在短时间内达到所需肺泡浓度。因此，诱导时采用回路内注射给药或较大的新鲜气流量，以期在短时间内达到所需的肺泡浓度。

2. 检测仪

配备必要的气体浓度监测仪，其采样量应小，且不破坏药物，并能将测量过的气样回输入回路。

3. 呼吸机

只能应用折叠囊直立式呼吸机，使用中注意保持折叠囊充气适中，不宜过满或不足，以此观察回路内每次呼吸的气体容量。

4. 流量计

流量计必须精确，以利于低流量输出。

5. CO_2 及麻醉气体吸收器

确保碱石灰间隙容量大于患者的潮气量；同时碱石灰应保持湿润，过干不仅吸收 CO_2 效率降低，且可吸收大量挥发性麻醉药。在紧闭回路中配备高效麻醉气体吸附器，可在麻醉清醒过程中快速吸附麻醉气体，缩短患者清醒时间。

6. 回路中避免使用橡胶制品

因橡胶能吸收挥发性麻醉药，可采用吸收较少的聚乙烯回路。回路及各连接处必须完全密闭。

如 Drager Phsio Flex 麻醉机，其为高智能、专用于紧闭吸入麻醉的新型麻醉机。机内回路完全紧闭，含有与传统麻醉机完全不同的配置，如膜室、鼓风轮、控制计算机、麻醉剂注入设备、麻醉气体吸附器及计算机控制的 O_2、N_2、N_2O 进气阀门等，以实现不同的自控工作方式。上述配置有机组合，可自动监测各项参数，并通过计算机伺服反馈控制设备的工作状态。其特点如下。

（1）吸入麻醉药通过伺服反馈注入麻醉回路，而不是通过挥发罐输入。

（2）输入麻醉回路的新鲜气流量大小通过伺服反馈自动控制。

（3）自动控制取代手动调节。

（4）本身具有独特的操作流程，现有麻醉设备的许多操作理念和习惯在 Phsio Flex 麻醉机上均不适用。

计算机控制紧闭回路麻醉是在完全紧闭环路下以重要生命体征、挥发性麻醉药浓度及肌松程度为效应信息反馈控制麻醉药输入，以保证紧闭回路内一定的气体容积和挥发性麻醉药浓度，达到所需麻醉深度的一项技术，其出现代表吸入全身麻醉的发展方向。

二、紧闭回路麻醉的实施

紧闭回路麻醉通常需要补充 3 种气体，即 O_2、N_2O 和一种高效挥发性麻醉药，每种气体的补充均受不同因素影响。O_2 的补充应保持稳定，但应除外刺激引起交感系统兴奋性反应、体温改变或寒战使代谢发生变化。N_2O 的补充相对可予以预测，部分原因是其吸入浓度一般不经常变动。溶解度很低（特别是在脂肪中）以及最易透皮丢失（丢失量稳定）的麻醉药在补充时同样可预测。

（一）麻醉前准确计算耗氧量及吸入麻醉药量

机体对 O_2 的摄入为恒量，根据体重 $kg^{3/4}$ 法则可为计算每分钟耗氧量（VO_2，单位为 mL/min）：$VO_2 = 10 \times BW$ $(kg)^{3/4}$（Brody 公式），其中 BW 为体重（单位 kg）。$VT = VA/RR + VD + Vcomp$，其中 VT 为潮气量；VA 为每分钟肺泡通气量；RR = 每分钟呼吸次数；VD = 解剖无效腔，气管插管时 = 1 mL/kg；Vcomp = 回路的压缩容量。VO_2 确定后，在假设呼吸商正常（0.8）和大气压 101.3 kPa 条件下，通过调节呼吸机的 VT 达到所要求的 $PaCO_2$ 水平。$PaCO_2$（kPa）= ［$570 \times VO_2/RR \times$（$VT - VD - Vcomp$）］/7.5，570 = ［（760 － 47）× 0.8］。紧闭回路麻醉平稳后，麻醉气体在麻醉系统中所占比例不变，麻醉气体摄取率符合 Lowe 公式：$QAN = f \times MAC \times \lambda B/G \times t^{-0.5}$（mL/min），其中 QAN = 麻醉气体摄取率（mL 蒸汽/min）；$f = 1.3 - N_2O$（%）/100；MAC = 最低肺泡有效浓度（mL 蒸气/dL）；$\lambda B/G$ = 血/气分配系数；t = 麻醉任意时间。麻醉气体的摄取率随时间推移呈指数形式下降，即 QAN 与 $t^{-0.5}$ 成比例，此即为摄取率的时间平方根法则，其意为各时间平方根相同的间隔之间所吸收的麻醉药量相同。例如：0 ~ 1、1 ~ 4、4 ~ 9 分钟等的吸收麻醉药量相同，其剂量定义为单位量。蒸气单位量（mL）= $2 \times f \times MAC \times \lambda B/G \times Q$，$f = 1.3 - N_2O$（%）/100。液体单位量约为蒸气单位量的 1/200。由于 N_2O 的实际摄取量仅为预计量的 70%，因此，N_2O 的计算单位量应乘以 0.7。根据以上公式，即可计算各种吸入麻醉药的单位量和给药程序。

（二）紧闭回路麻醉的实施

紧闭回路麻醉前，对患者实施充分吸氧去氮。此后每隔 1 ~ 3 小时采用高流量半紧闭回路方式通气 5 分钟，以排除 N_2 及其他代谢废气，保持 N_2O 和 O_2 浓度的稳定。给药方法包括直接向呼吸回路注射液态挥发性麻醉药和依靠挥发罐蒸发两种。注射法给药可注射预充剂量，以便在较短的时间内使之达到诱导所需的麻醉药浓度，然后间隔补充单位剂量维持回路内麻醉药挥发气浓度。采用注射泵持续泵注液态挥发性麻醉药可避免间隔给药产生的浓度波动，使吸入麻醉如同持续静脉输注麻醉。以挥发罐方式给药仅适合于麻醉的维持阶段。而在诱导时应使用常规方法和气体流量，不仅有利于吸氧去氮，且有利于加快麻醉药的摄取。

（三）紧闭回路麻醉应注意的问题

（1）在使用 N_2O 时，应监测 O_2 浓度、血氧饱和度、$PetCO_2$ 以及麻醉气体的吸入和呼出浓度，及时检查更换 CO_2 吸附剂，如发现缺氧和 CO_2 蓄积，应及时纠正。

（2）确保气体回路无漏气。

（3）气体流量计要准确。

（4）密切观察呼吸囊的膨胀程度，调节气流量，使气囊膨胀程度保持基本不变，不必机械地按计算给药。

（5）如有意外，立即转为半开放式麻醉。

（黎旭乾）

第四节 低流量吸入麻醉

一、低流量吸入麻醉的技术设备要求

（一）设备要求

施行低流量吸入麻醉必须使用满足相应技术条件的麻醉机，该麻醉机应具备下述配置。

（1）精密或电子气体流量计：麻醉机必须能进行精确的气体流量监测，一般要求流量的最低范围达 $50 \sim 100$ mL/min，每一刻度为 50 mL，并定期检测其准确性。

（2）高挥发性能和高精度的麻醉挥发器。

（3）能有效监测麻醉机内部循环气体总量并实行机械控制/辅助通气的呼吸回路。目前常用的呼吸回路分为带有新鲜气体隔离阀的悬挂式风箱回路（代表机型为 Drager 系列麻醉机），以及不带新鲜气体隔离阀的倒置式风箱回路（代表机型为 Ohmeda、Panion 系列麻醉机及国内大多数麻醉机型）。

（二）密闭性要求

为保证低流量吸入麻醉的有效实施，麻醉前应进行麻醉机密闭性和机械顺应性的检测（目前部分国际先进机型具备自我检测能力）。多数麻醉机型要求内部压力达 30 cmH$_2$O 时，系统泄漏量小于 100 mL/min，若其超过 200 mL/min，则禁止使用该机施行低流量吸入麻醉。系统机械顺应性不做强制性检测要求。

（三）CO$_2$ 吸收装置

由于低流量吸入麻醉中重复吸入的气体成分较大，因而可增加 CO$_2$ 吸收剂的消耗量。在施行低流量吸入麻醉前，应及时更换 CO$_2$ 吸收剂，采用较大容量的 CO$_2$ 吸收装置和高效能的 CO$_2$ 吸收剂。必要时监测呼气末二氧化碳浓度（PetCO$_2$）。

（四）气体监测

在施行低流量吸入麻醉并进行气体成分分析监测时，必须了解气体监测仪的工作方式为主流型或旁流型采样方式。主流型气体采样方式不影响麻醉机内部循环气体总量，对低流量吸入麻醉无不利影响；旁流型气体采样方式需由麻醉回路中抽取气样（$50 \sim 300$ mL/min），应在新鲜气体供给时适当增加此部分流量，以满足气体总量平衡的要求。

（五）废气排放问题

低流量吸入麻醉减少麻醉废气的排放较其他方法虽具有一定优势，但在使用过程中仍有麻醉废气自麻醉机中源源不断地排出，仍需使用废气清除系统，以保障手术室内部工作人员的身体健康。

二、低流量吸入麻醉的实施

低流量吸入麻醉是在使用重复吸入型麻醉装置系统、新鲜气流量小于分钟通气量的一半（通常少于 2 L/min）的条件下所实施的全身麻醉方法。此法操作简单，费用低，可增强湿化，减少热量丢失，减少麻醉药向环境中释放，并可更好地评估通气量等。实施麻醉中应监

测吸入 O_2、呼气末二氧化碳分压（$PetCO_2$）及挥发性麻醉气体浓度。

（一）低流量吸入麻醉的操作过程

（1）在低流量输送系统中，麻醉药的溶解度、新鲜气流量等可影响蒸发罐输出麻醉药（FD）与肺泡内麻醉药浓度（FA）之间的比值。同时为节省医疗花费，要求对麻醉实行相对精确地控制，麻醉医师可根据气流量、麻醉时间和所选的麻醉药估计各种麻醉在费用上的差别。

（2）根据上述各因素可采取以下麻醉方案：在麻醉初期给予高流量，而后采取低流量；在麻醉早期（摄取量最多的时间段）给予较高的气流量（4~6 L/min），继而随着摄取量的减少逐渐降低气流量；麻醉诱导后5~15分钟内给予2~4 L的气流量，随后气流量设定在1 L/min。如果平均气流量为1 L/min，用表3-3中的4种麻醉药实施麻醉达1小时需要的液体麻醉药量为6.5 mL（氟烷）至26 mL（地氟烷）。此类麻醉药的需要量相差4倍，而效能却相差8倍，其原因为输送的麻醉药量要超出达到麻醉效能的需要量，输送的麻醉药量尚需补充机体摄取量以及通过溢流阀的损失量。难溶性麻醉药如地氟烷和七氟烷的摄取和损失相对较少，此为效能弱8倍而需要量仅多4倍的原因，当气流量更低时差距可更小。此阶段除应根据麻醉深度调节挥发器输出浓度外，尚应密切观察麻醉机内部的循环气体总量和$PetCO_2$浓度，使用 N_2O-O_2 吸入麻醉时，应连续监测吸入氧浓度，必要时进行多种气体成分的连续监测。

表3-3　在不同气流量下维持肺泡气浓度等于1MAC所需液体麻醉药毫升数　　　　单位：mL

麻醉药	麻醉时间（min）	气流量（L/min）（不包括麻醉药）				
		0.2	1.0	2.0	4.0	6.0
氟烷	30	3.0	4.1	5.4	8.0	10.5
	60	4.6	6.5	9.0	13.9	18.8
异氟烷	30	4.0	5.8	8.0	12.3	16.7
	60	6.3	9.6	13.9	22.3	30.7
七氟烷	30	3.3	6.3	10.1	17.6	25.2
	60	4.9	10.9	18.2	33.0	47.8
地氟烷	30	6.7	14.8	25.0	45.2	65.4
	60	10.1	26.1	46.0	85.8	126.0

（二）麻醉深度的调控

在低流量吸入麻醉过程中，新鲜气流量下降后，新鲜气体中和麻醉回路内吸入麻醉药浓度之差增加。回路内与新鲜气流中麻醉气体浓度平衡有一定的时间滞后，可用时间常数 T 表示，如表3-4所示。新鲜气流量越小，时间常数越大，回路内麻醉气体的成分比例发生变化达到稳定越滞后，此时应采取措施及时调控麻醉深度，如静脉注射镇静、镇痛药及增加新鲜气流量等。在麻醉过程中，呼吸回路内 O_2 的浓度可下降，其原因有：①新鲜气体成分不变而流量减少时；②新鲜气体流量不变而 N_2O 浓度增加时；③成分和流量不变而麻醉时间延长时。因而在麻醉中必须提高新鲜气流中的氧浓度并予以连续检测。

为了保证吸入气中的氧浓度至少达到30%，采取以下措施。①设定低流量：50vol.% O_2

（0.5 L/min），最低流量：60vol. % O_2（0.3 L/min）；②快速调整氧浓度至最低报警限以上：将新鲜气流中的氧浓度提高 10vol. % 及 N_2O 浓度降低 10vol. % 。

表 3-4　时间系数 T 与新鲜气流量的关系

新鲜气流量（L/min）	0.5	1.0	2.0	4.0	8.0
时间常数（min）	50.0	11.5	4.5	2.0	1.0

（三）苏醒

低流量吸入麻醉时间较长，在手术即将结束时，关闭挥发器和其他麻醉气体的输入，同时将新鲜气体流量加大（4 L/min 以上，纯氧），便于能迅速以高流量的纯氧对回路系统进行冲洗，降低麻醉气体浓度，尽早让患者恢复自主呼吸，必要时采用 SIMV 模式以避免通气不足或低氧血症，促使患者尽快苏醒。

三、实施低流量吸入麻醉的并发症

1. 缺氧

低流量麻醉时，如果吸入混合气体，吸入气中新鲜气流越少，气体重复吸入的比例越高，而实际吸入氧浓度降低。因此，为确保吸入气中氧浓度在安全范围内，新鲜气体流速降低时，新鲜气中的氧浓度应相应提高。机体对 N_2O 的摄取随时间的延长而减少，N_2O ： O_2 为 1 ： 1，麻醉 60 分钟后，N_2O 的摄取量为 130 mL/min，而氧摄取量保持稳定，为 200 ~ 250 mL/min。在麻醉过程中，血液中释放出的氮气因麻醉时间的延长亦可导致蓄积，从而降低氧浓度。

2. 二氧化碳潴留

进行低流量麻醉时，回路中应有效清除 CO_2，此为必不可少的条件。钠石灰应用时间长短主要取决于重复吸入程度和吸收罐容积。因此，在实施低流量麻醉时，应先观察吸收罐中钠石灰的应用情况，及时更换，以避免二氧化碳潴留，同时应连续监测 $PetCO_2$ 浓度，及时发现并纠正二氧化碳潴留。

3. 吸入麻醉药的过量和不足

挥发性麻醉药的计算与新鲜气体容量有关，现已很少将挥发罐置于环路系统内。因其在低新鲜气流时，较短时间内可使吸入麻醉药浓度上升至挥发罐设定浓度的数倍，易导致吸入麻醉气体的蓄积。同时，如果新鲜气体的成分不变，由于 N_2O 的摄取呈指数性下降，吸入气体的 N_2O 和 O_2 的浓度可持续性变化，此时若 N_2O 的摄取处于高水平，其浓度则下降；如摄取减少，则浓度升高；若新鲜气流提早减少，同时氧浓度提高不当，则可能出现 N_2O 不足。挥发罐设置于环路外时，挥发气与吸入气中吸入麻醉药的浓度有一定梯度，后者取决于新鲜气体的流速。如使用低流量新鲜气流，以恒定的速度维持麻醉 30 分钟后，肺泡中氟烷的浓度仅为挥发罐设定浓度的 1/4，因而必须向通气系统供应大量的麻醉气体以满足需要。在麻醉早期，用低流量新鲜气流无法达到此目的，可应用去氮方法清除潴留的氮，因此，在麻醉初始阶段的 15 ~ 20 分钟内，应使用 3 ~ 4 L/min 以上的新鲜气流，此后在气体监测下可将新鲜气流调控至 0.5 ~ 1.0 L/min，以策安全。当新鲜气流量少于 1 L/min 时，应常规连续监测药物浓度，应用多种气体监测仪对麻醉气体成分进行监测，可增加低流量吸入麻醉的安全性，便于该技术的掌握和推广。

4. 微量气体蓄积

（1）存在于人体和肺部的氮气约为 2.7 L。以高流量新鲜气体吸氧去氮，在 15～20 分钟内可排出氮气 2 L，剩余量则只能从灌注少的组织中缓慢释放。在有效去氮后，麻醉系统与外界隔离（即紧闭循环式），1 小时后氮气浓度大于 3%～10%。长时间低流量麻醉，系统内氮气可达 15%。甲烷浓度的大量升高可影响红外分光监测氟烷浓度。但只要不存在缺氧，N_2 与甲烷的蓄积可不损害机体或器官功能。

（2）具有血液高溶解度或高亲和力的微量气体，如丙酮、乙烯醇、一氧化碳等，此类气体不宜用高流量新鲜气流短时间冲洗清除。为保证围手术期安全，在失代偿的糖尿病患者、吸烟者，溶血、贫血、紫质症以及输血的患者中进行低流量麻醉时，新鲜气流量不得低于 1 L/min。

（3）吸入性麻醉药的降解产物在长时间低流量麻醉时，如七氟烷的降解复合物 CF_2 $[=C(CF_3)OCH_2F]$ 估计可达 60 ppm，其最大值易导致肾小管组织的损害。七氟烷是否引起潜在性的肾损害尚需进一步研究，目前建议吸入七氟烷或氟烷时流速不应低于 2 L/min，以确保可持续、缓慢冲洗潜在的毒性降解产物。

（黎旭乾）

第四章

静脉麻醉技术

第一节 静脉麻醉技术的分类

一、单次输注

单次输注指一次注入较大剂量的静脉麻醉药，以迅速达到适宜的麻醉深度，多用于麻醉诱导和短小手术。此方法操作简单方便，但容易用药过量而产生循环、呼吸抑制等不良反应。

二、分次输注

先静脉注入较大量的静脉麻醉药，达到适宜的麻醉深度后，再根据患者的反应和手术的需要分次追加麻醉药，以维持一定的麻醉深度，具有起效快、作用迅速及给药方便等特点。静脉麻醉发展的100多年来，分次注入给药一直是静脉麻醉给药的主流技术，至今广泛应用于临床。但是易导致血药浓度波动，从而可影响患者的麻醉深浅的变化，并且可能因体内药物蓄积而导致不同程度的循环、呼吸功能抑制。

三、连续输注

连续输注包括连续滴入或泵入，是指患者在麻醉诱导后，采用不同速度连续滴入或泵入静脉麻醉药的方法来维持麻醉深度。本方法避免了分次给药后血药浓度高峰和低谷的跌宕波动，不仅减少了麻醉药效的周期性波动，还有利于减少麻醉药的用量。滴速或泵速的调整能满足不同的手术刺激需要。然而单纯的连续输注的直接缺点是达到稳态血药浓度的时间较长，因此在临床上可以将单次输注和连续输注结合起来使用，以尽快地达到所需要的血药浓度，并以连续输注来维持该浓度。

四、靶控输注（TCI）

靶控输注是指在输注静脉麻醉药时，以药动学和药效学原理为基础，通过计算机技术调节目标或靶位（血浆或效应室）的药物浓度来控制或维持适当的麻醉深度，以满足临床麻醉的一种静脉给药方法。

TCI 可以为患者快速建立所需要的稳定血药浓度，而麻醉医师也可以因此估计药物对患者产生的效果，这一点尤其见于 $t_{1/2}$ ke0 较小的药物浓度。在临床麻醉中，TCI 技术也可以用于巴比妥类、阿片类、丙泊酚、咪达唑仑等药物的诱导和麻醉维持。复合双泵给予丙泊酚与短效镇痛药，可满意地进行全凭静脉麻醉。TCI 迅速实现稳定血药浓度的特点，将有利于进行药效学、药物相互作用的实验研究。将 TCI 系统输注阿芬太尼应用于术后镇痛，与 PCA 技术相比，该系统不但同样可以由患者反馈控制，而且可提供更为稳定的血药浓度，这对于治疗指数较小的阿片类药无疑提供了更为安全的使用途径。此外，TCI 系统也可用于患者自控的镇痛和镇静。总之，TCI 技术增强了麻醉医师应用静脉麻醉药的可控性，而且操作简单。

（周丁香）

第二节　静脉全身麻醉的实施

一、静脉全身麻醉前的准备和诱导

（一）静脉全身麻醉前的准备

与其他全身麻醉相同，主要包括患者身体与心理的准备、麻醉前的评估、麻醉方法的选择、相应麻醉设备的准备和检查以及合理的麻醉前用药。而麻醉诱导前期，是麻醉全过程中极重要的环节。应于此期间做好全面准备工作，包括复习麻醉方案、手术方案及做好麻醉器械、监测设备等准备情况，应完成表 4-1 中的项目，对急症、小儿、老年人或门诊患者尤其重要。

表 4-1　麻醉前即刻应考虑的项目

项目	具体内容
患者方面	健康情况，精神状态，特殊病情，治疗史，患者主诉要求
麻醉方面	麻醉实施方案及预案，静脉输液途径，中心静脉压监测途径等
麻醉器械	氧源，麻醉机，监护仪，除颤仪，气管插管、喉罩用具，一般器械用具
药品	麻醉药品，辅助药品，肌肉松弛药，急救药品
手术方面	手术方案，手术部位与切口，手术需时，手术对麻醉的特殊要求，手术体位，预防手术体位损伤的措施，术后止痛要求等
术中处理	预计可能的意外并发症，应急措施与处理方案，手术安危估计

（二）静脉全身麻醉的诱导

1. 静脉麻醉诱导剂量的计算

静脉麻醉诱导剂量或称负荷剂量计算公式：

$$\text{dose} = C_T \times V_{\text{peak effect}}$$

式中，C_T 是效应部位的靶浓度，具体由麻醉医师根据临床经验在一定范围内选定。$V_{\text{peak effect}}$ 为峰效应时的分布容积，其计算公式为：

$$V_{\text{peak effect}}/V_1 = C_{\text{p, initial}}/C_{\text{p, peak effect}}$$

式中，V_1 为中央室分布容积，$C_{\text{p,initial}}$ 为最初血浆药物浓度，$C_{\text{p,peak effect}}$ 为峰效应时血浆药

物浓度。

计算静脉诱导剂量的公式中之所以选用 $V_{peak\ effect}$（峰效应时的分布容积），是因为从三室模型出发，如果选用 V_1（中央室分布容积），在药物达到效应室之前已发生再分布和排除，以致计算出的药物剂量偏低。

由于在临床浓度范围内，这一比率是恒定的，因此，根据上述公式很容易计算出 $V_{peak\ effect}$（表4-2）。

根据表4-2芬太尼的 $V_{peak\ effect}$ 是75 L，如要达到 $4.0\ ng/mL \times 75\ L = 300\ \mu g$，而达峰效应时间为3.6分钟。如要达到 $5\ \mu g/mL$ 的丙泊酚效应浓度，计算的丙泊酚剂量 $= 5\ \mu g/mL \times 24\ L = 120\ mg$，达峰效应时间为2分钟。

表4-2　单次给药后药物的峰效应分布容积和达峰时间

药物	峰效应分布容积 $V_{peak\ effect}$（L）	达峰时间（min）
丙泊酚	24	2.0
芬太尼	75	3.6
阿芬太尼	5.9	1.4
舒芬太尼	89	5.6
瑞芬太尼	17	1.6

2. 诱导的步骤

麻醉前步骤如下。

（1）检查麻醉机、监护仪、吸引器、通气设备及维持呼吸道通畅用具、各类常规和急救药物。

（2）面罩给100% O_2 1~3分钟。

（3）给予镇静、止痛剂和抗胆碱药物：鲁米那钠、咪达唑仑、吗啡、地西泮、阿托品、东莨菪碱等。

（4）根据诱导药物剂量的计算，选择输注合适剂量的诱导药物。

3. 静脉麻醉联合诱导

联合诱导是采用两种或多种不同麻醉药物联合应用于诱导期，以达到速效、强效、不良反应小、对患者生理干扰小等优点。如咪唑达仑0.02 mg/kg与丙泊酚联合诱导，此量仅相当于咪唑达仑产生意识消失时 ED_{50} 的1/10，二者具有协同作用。而用阿芬太尼0.02 mg/kg与丙泊酚联合诱导，虽也减少丙泊酚的用量，但两药呈相加作用，如将咪唑达仑0.02 mg/kg、阿芬太尼0.02 mg/kg与丙泊酚联合诱导，可将丙泊酚诱导意识消失的用量平均减少86%。

4. 诱导期非麻醉性药物应用

为了减少麻醉诱导时麻醉诱导药物对机体各器官的影响以及气管插管、喉罩插入等操作刺激，经常采用一些预防和维持机体生理稳定的药物，尤其对患有心肌缺血、高血压、脑血管意外或梗死病史者、房室传导阻滞等患者尤为重要。常采用的药物有 β 受体阻滞药，如短效、速效的艾司洛尔，对心率较快者在诱导前1~5分钟内，静脉注射艾司洛尔30~80 mg，可显著减慢心率，缓解插管刺激诱发的血压增高。还有较为经典的可乐定，也可达到同样的效果，而且经循证医学得知，其可减少诱导期的心律失常、高血压等，对麻醉诱导可更加平稳。另外，在患者鼻咽部、口腔内、会厌处喷洒少量1%利多卡因凝胶涂抹管道等可减少操作的刺激，减少并发症，以保证麻醉诱导的平顺。

5. 诱导期的注意事项

静脉麻醉过程中由于麻醉药物、患者的生理病理状况以及麻醉操作等因素的影响，患者易出现各种并发症，如低血压、心律失常、呼吸道梗阻。呕吐物反流误吸、气管内插管困难、高血压，甚至心搏骤停等。静脉麻醉的诱导过程时间短、病情变化快、并发症多，如处理不当，易引起严重后果。因此，必须谨慎行事，尽力预防可能发生的各种并发症。应注意以下事项。

（1）做好麻醉前的访视和评估：这是预防并发症的前提和基础，必须做好麻醉前患者耐受能力的评估。

（2）做好麻醉前的准备工作。

（3）静脉麻醉诱导过程中按操作程序进行。

（4）静脉麻醉诱导用药应强调个体化用药，按需给药。药量应以达到诱导需要为标准，根据患者的耐受能力调整全身麻醉用药的种类、药量和给药速度。对循环影响大的药物，应分次给药，注药过程中观察患者的反应。

（5）保持呼吸道通畅，维持有效通气。全身麻醉诱导期易出现呼吸道梗阻和呼吸抑制，应采用托下颌、口咽或鼻咽通气管、喉罩或气管内插管等方法保持呼吸道通畅，并用辅助或控制呼吸维持有效通气。

预防和及时处理诱导期的并发症。诱导期低血压是常见的并发症，应用快速输液扩容，必要时给予血管活性药能有效预防和治疗低血压。气管插管时易引起心血管反应，如血压升高、心率增快等，诱导时给予芬太尼 2~4 μg/kg，或插管前给予短效降压药，如硝酸甘油、乌拉地尔，或喉气管内表面麻醉等均能预防和减轻此时的心血管反应。

静脉麻醉诱导适合多数常规麻醉情况（包括吸入性全身麻醉），特别适合需要快速诱导的患者。可以利用单次静脉注射麻醉药物来实现，也可利用 TCI 技术来完成静脉麻醉的诱导。

二、静脉全身麻醉的维持

（一）静脉麻醉维持期间给药速率的计算

理论上静脉麻醉维持给药速率应等于药物从体内的总清除率（CLs）乘以血浆浓度。为了维持一个稳定的靶浓度（C_T），给药速率应与药物从体内排除的速率相等：

$$静脉麻醉维持的给药速率 = C_T \times CLs$$

此计算公式浅显易懂，但它不适用于多室模型的静脉麻醉药长时间持续输注时的药动学特征。药物的吸收和消除在以血液为代表的中央室，而药物的分布在一个或多个假定的周边室，消除和分布是同时进行的，且随着给药时间的延长，药物从中央室分布到周边室的量逐渐减少，其给药量也应随之减少，即以指数衰减形式输注给药：

$$维持给药速率 = C_T \times V_1 \times （K_{10} + K_{12}e^{-K_{21}t} + K_{13}e^{-K_{13}t}）$$

临床医师显然不会用此公式去计算给药速度，但有依据公式提供的计算好的给药模式，例如维持 1.5 ng/mL 芬太尼血药浓度，给药速率可按下列步骤：最初 15 分钟速率为 4.5 μg/

（kg·h）；15~30 分钟速率为 3.6 μg/（kg·h）；30~60 分钟速率为 2.7 μg/（kg·h）；60~120 分钟速率为 2.1 μg/（kg·h）。尽管此模型也可提供较精确的血药浓度，但显然不如靶控输注（TCI）系统计算机控制给药速率方便。

（二）静脉全身麻醉的维持及注意事项

连续输注（包括连续静脉滴注或泵入）是临床上应用最广泛的方法。TCI 可以快速建立所需的稳定的血药浓度，麻醉医师也可据此估计药物对患者产生的效果，尤见于 $t_{1/2}$ ke0 较小的药物；而且可控性好，操作简单，逐渐应用于临床。

全身麻醉维持方法的选择取决于麻醉医师所拥有的设备条件和手术时间长短。全身麻醉维持是在确保患者安全的前提下维持满足手术需要的麻醉水平，同时密切观察病情变化并及时处理术中各种情况。应注意以下事项。

1. 确保麻醉过程平稳

应根据具体情况（手术的大小、刺激的程度及患者的反应等）选择合适的靶浓度，使全身麻醉深度在确保患者安全的前提下维持在满足手术需要的水平。预先主动调节靶浓度以适应即将出现的强刺激比等到出现伤害性刺激后才去被动调节，其效果要好得多。

2. 做好呼吸管理

全身麻醉过程中应保持呼吸道通畅，按照脉搏血氧饱和度、呼气末二氧化碳或血气分析结果调节通气参数。通气参数调节还应考虑患者的病情，如颅内手术患者，动脉血二氧化碳分压（$PaCO_2$）应在正常低限或略低于正常值，有利于降低或控制颅内压力；冠心病患者的 $PaCO_2$ 应在正常高限或略高于正常值，以避免呼吸性碱血症可能导致的冠状动脉收缩或痉挛而加重心肌缺血。

3. 密切观察病情变化，并及时处理术中出现的各种情况

全身麻醉维持中，患者的情况由于麻醉、手术操作、输液、输血等因素的影响，易发生变化，如出现高血压、低血压、失血性休克、心律失常、过敏性休克、呼吸道梗阻、呼吸抑制等，应及时发现和处理，尽可能地保持内环境的稳定和器官功能正常。

4. 麻醉药的合理应用

全凭静脉麻醉（TIVA）的维持强调联合用药。完善的麻醉在确保患者生命体征稳定的前提下，至少应做到意识消失、镇痛完全、肌肉松弛以及自主神经反射的抑制。为了实现这 4 个目标，单一药物是不可能的，这就需要麻醉药的联合。联合用药不仅可以最大限度地体现各类药的药理作用，而且还可以减少各药物的用量和不良反应。完善的静脉全身麻醉主要涉及三大类药物：静脉麻醉药、麻醉性镇痛药、肌肉松弛药。麻醉药的用量在诱导和维持的开始要大，维持中间适中，结束前适当减量，即在保证麻醉深度平稳的同时兼顾麻醉苏醒。

三、静脉全身麻醉的恢复

全身麻醉后及早苏醒有利于患者器官功能自主调节能力的恢复，有利于病情的观察（特别是神经外科患者）和术后护理。全身麻醉苏醒一般为 30~60 分钟，超过 3 小时则为苏醒延迟。全身麻醉苏醒期间易于发生心律失常、高血压、低血压、心肌缺血、呼吸功能不全、烦躁、疼痛等并发症。苏醒期应注意以下问题。

1. 加强呼吸管理

判断自主呼吸功能是否恢复到能满足肺的有效通气和换气的指标，是指安静状态下脱氧15分钟以上，患者的脉搏血氧饱和度大于95%（老年或特殊患者达到麻醉前水平）。气管插管患者应在自主呼吸恢复满意时拔管，过早易出现呼吸抑制和呼吸道梗阻，过晚患者难以耐受，易发生意外。

2. 及早处理各种并发症

患者恢复期烦躁应首先排除缺氧、二氧化碳潴留、切口疼痛及肌肉松弛药残余。根据具体情况，合理应用镇痛药、镇静药、非去极化肌肉松弛药拮抗剂等，对中老年男性要考虑前列腺肥大者尿管刺激、长时间体位性不适等因素引起的烦躁。

3. 麻醉催醒药的应用

一般尽量不用麻醉催醒药，如果需要使用，应从小剂量开始。

4. 患者恢复期间

有条件的地方应将患者安置于麻醉后恢复室进行严格监护和治疗，待患者麻醉恢复完全后离室。

四、静脉全身麻醉深度的监测技术

在现代麻醉方法下，麻醉深度的定义非常复杂，难以统一，但临床麻醉中有已达成共识的临床麻醉目标，即无意识、无痛、无体动和自主反射等。

（一）基本概念

1. 记忆

记忆是把过去体验过的或学习过的事物铭记脑内保持认识，以便能够回忆、推理和反映再现。又分为清楚记忆和模糊记忆。

（1）清楚记忆或称有意识记忆：是指经回忆和识别试验评定的有意识地对以往经历的清楚回忆。

（2）模糊记忆或称无意识记忆：是指经测试由以往经历产生的行为或表现的改变，无须任何有意识地对以往经历的回忆，但要用催眠术才能回忆。

2. 知晓

知晓的生理学和心理学基础是大脑的记忆（贮存）和回忆（提取）的全过程。相当于回忆或清楚记忆，亦有人认为其包括清楚记忆和模糊记忆。

3. 回忆

回忆是对麻醉中发生的事情保持记忆，相当于清楚记忆。

4. 觉醒状态或称听觉输入的反应

觉醒状态是对术中和术后患者对言语指令的反应，但对刺激没有记忆。有时看来麻醉很充分，可能患者不能明确地回忆某一件事或一项刺激，但听觉输入可能在脑中记录下来，不过输入的听觉和语言必须是对患者有意义的才能记录下来，且可能要用催眠术才能回忆，相当于模糊记忆。

（二）临床症状和体征

患者临床症状和体征的变化是判断麻醉深度最常用的有效方法，但是不精确。

1. 意识状态

在全身麻醉中，意识状态分为清醒和麻醉（睡眠）状态。在全身麻醉状态下应达到对手术或其他刺激无体动反应，无流泪、出汗等表现。

2. 循环系统

血压和心率是反应全身麻醉深度常用的指标，血压和心率稳定常表示麻醉深度适中。但血压和心率易受血容量的影响，脑干和心脏的手术也使血压和心率波动较大。在排除影响因素后，根据血压和心率的变化可以对麻醉深度做出较准确的判断。

3. 呼吸反应

在保留自主呼吸的全身麻醉患者中，呼吸频率、节律和潮气量的变化也能反应麻醉深度。但易受麻醉药、呼吸道梗阻、缺氧和二氧化碳蓄积的影响。

4. 其他

瞳孔的大小、出汗、体动、尿量等也能反应麻醉的深度，但易受麻醉药及其他药物的影响。

（三）静脉全身麻醉深度监测技术

理想的麻醉深度监测技术应具备以下几点：①能灵敏而特异性地反映记忆存在或缺失、意识存在或缺失；②无创，性能稳定；③监测实时数据；④使用方便；⑤受外界环境影响小。

在临床麻醉和实验研究中发现了一些新的监测技术，包括双频谱指数（BIS）、熵、听觉诱发电位指数、Narcotrend 和脑成像技术。

1. BIS 监测

BIS 是利用功率谱分析和双频分析对脑电图进行分析处理的技术。1996 年美国 FDA 批准将其应用于临床麻醉深度监测。BIS 是一个复合指数，范围从 0～100。BIS 可以较好地反映患者的镇静和意识状态。但是不同的药物或者不同的药物配伍均会对利用 BIS 值判断镇静程度和意识状态带来影响。一般来讲，BIS 值在 90～100 时，患者清醒；BIS 值在 60～90 时，患者处于不同程度的镇静和意识抑制状态；BIS 值在 40～60 时，患者处于意识消失的麻醉状态；BIS 值在 40 以下，患者为抑制过深。

2. 脑电熵的监测

Datex-Ohmeda 熵模块是很有前途的监测麻醉深度的新工具，在欧洲已有应用。该模块可以计算近似熵（EE）。已经证实 EE 至少可以和 BIS 一样有效地预测麻醉意识成分的变化。还需要进一步的研究来了解 EE 能否像 BIS 一样有效地用于指导麻醉给药以及 EE 所提供的评价麻醉深度的信息和成分。

3. 听觉诱发电位（AEP）的监测

中潜伏期听觉诱发电位（MLAEP）在清醒状态下的个体间及个体本身差异较小，且其变化与大多数麻醉药作用剂量相关。因此，MLAEP 较 AEP 中其他成分更适于判断麻醉深度的。Mantzaridis 等提出听觉诱发电位指数的概念，它使 AEP 波形的形态得以数量化。一般 AEP 指数在 60～100 为清醒状态；40～60 为睡眠状态；30～40 为浅麻醉状态；30 以下为临床麻醉状态。许多学者已将 AEP 指数应用于临床指导麻醉用药。

4. 脑电 Narcotrend 分级监测

Narcotrend 是由德国汉诺威（Hannover）大学医学院的一个研究组发展的脑电监测系

统。Narcotrend 能将麻醉下的脑电图进行自动分析并分级，从而显示麻醉深度。Narcotrend 软件（4.0 版本）已经将 Narcotrend 脑电自动分级系统转化为类似 BIS 的一个无量纲的值，称为 Narcotrend 指数，范围为 0 ~ 100，临床应用更加方便。Schmidt 等的研究表明，Narcotrend 分级和 BIS 可作为丙泊酚、瑞芬太尼麻醉期间评价麻醉状态的可靠指标，但 Narcotrend 分级和 BIS 不能反映麻醉深度中的镇痛成分。

5. 脑成像技术

研究全身麻醉效应成分的新手段——正电子发射断层扫描（PET）、功能磁共振成像（fMRI），能将脑功能成像，为全身麻醉药物效应的研究提供了新的手段。与脑电图相比，PET 和 fMRI 可以提供药物效应的解剖定位和通路信息。近年来，PET 和 fMRI 的研究已经确定了在全身麻醉效应（意识、遗忘、无体动等）中起重要作用的关键脑结构。现代 PET 配体技术还为我们提供了一个了解麻醉药调制脑内不同受体功能的途径。可以预见脑功能成像技术将在全身麻醉机制及麻醉深度监测的研究中发挥重要作用。

五、静脉全身麻醉优缺点

静脉全身麻醉是临床常用的麻醉方法，与吸入麻醉相比，静脉麻醉药物种类繁多，可根据不同病情特点选择使用。静脉麻醉具有以下特点。

（一）静脉麻醉的优点

（1）静脉全身麻醉起效迅速，麻醉效能强。多数静脉全身麻醉药经过一次臂脑循环时间即可发挥麻醉效应。采用不同静脉麻醉药物的相互配伍，有利于获得良好的麻醉效果。静脉麻醉的麻醉深度与给药的剂量有很好的相关性，给予适当剂量的麻醉药物可以很快达到气管插管和外科操作所要求的麻醉深度。

（2）患者依从性好：静脉全身麻醉不刺激呼吸道，虽然部分静脉麻醉药在注射时会引起一定程度的不适感，但大多持续时间这种不适感短暂且程度轻微。

（3）麻醉实施相对简单，对药物输注设备的要求不高。

（4）药物种类齐全，可以根据不同的病情和患者的身体状况选择合适的药物搭配。

（5）无手术室污染和燃烧爆炸的潜在危险，有利于保证工作人员和患者的生命安全。

（6）麻醉效应可以逆转：现代新型静脉全身麻醉药的突出特点是有特异性拮抗剂，如氟马西尼可以特异性拮抗苯二氮䓬类的全部效应，纳洛酮可以拮抗阿片类药物的全部效应，非去极化肌肉松弛药可用新斯的明拮抗。

（二）静脉麻醉的缺点

（1）静脉全身麻醉最大的缺点是可控性较差：静脉输注后其麻醉效应的消除严重依赖患者的肝、肾功能状态及内环境稳定，如果药物相对或绝对过量，则术后苏醒延迟等麻醉并发症难以避免。

（2）静脉全身麻醉主要采用复合给药方法，单种药物无法达到理想的麻醉状态，一般要复合使用镇痛药和肌肉松弛药。药物之间的相互作用有可能引起药动学和药效学发生变化，导致对其麻醉效应预测难度增大或出现意外效应。

（3）静脉全身麻醉过程中，随着用药速度及剂量的增加以及复合用药，对循环和呼吸系统均有一定程度的抑制作用，临床应用应高度重视。

（4）需要有专门的静脉通道，一些静脉麻醉药对血管及皮下组织有刺激性，可引起注射时疼痛。

（周丁香）

第三节　靶控输注技术

静脉麻醉有悠久的历史，但其相对于吸入麻醉一直处于配角地位。因为静脉麻醉的可控性较差，反复使用静脉麻醉药物会蓄积在体内，难以迅速消除。而且使用全凭静脉麻醉的深度难以判断，无法预知有无术中知晓。全凭静脉麻醉的成熟得益于静脉超短效药物的开发和基于药动学和药效学研究而开展的静脉给药技术。近年来，人们将输注泵、计算机和现代临床药理学结合起来，根据药动学模型参数控制药物输注，且正在努力将输注技术进一步扩展到药效学，按照药代—药效（PK-PD）模型，根据药物实时效应改变药物输注速度，利用药物效应和药代—药效模型间的反馈，麻醉医师可以维持药物效应，以达到理想麻醉状态。

一、TCI 系统组成及作用原理

1. TCI 系统组成

完整的 TCI 系统主要有以下几个组成部分：药动学参数；计算药物输注速度（包括控制输注泵的软件）的控制单元；控制单元和输注泵连接的设备；用于患者数据和靶控浓度输入的用户界面。尽管目前可见到多种不同输液泵，但其都包含有同一个 Diprifusor 模型，且产生同样的临床结果。其不同之处主要体现在用户界面，单、双通道以及开关控制旋钮或键盘上等。

2. TCI 系统的作用原理

1983 年 Schwilden 报告用计算机辅助输注依托咪酯和阿芬太尼，采用二室线性药动学模型。其原理主要是根据 Krupger-Thiemer 提出的 BET 方案，即为达到既定的目标血药浓度，首次给予负荷剂量（B），使中央室血药浓度迅速达到靶浓度，其后维持稳态血药浓度，必须补充因药物的消除（E）和药物向外周固定转运（T）所引起的血药浓度的下降。在输注过程中，如需更高的靶浓度，则追加一次新的负荷量，然后以合适的速率输注，如需降低原靶浓度，则停止药物输注，直至衰减到所需的靶浓度，再以一定的输注速度维持其浓度。理想的静脉给药系统应具备：①安全用电；②有报警装置，如电源中断、管道空气和输注中断（如管道打折、针头阻塞等）；③流速准确性在 5% 的波动范围内；④可防止失控输注；⑤可调性大，如任意选择单次或持续输注方式；输注速率范围为 0 ~ 1 500，以 1 mL/h 设置，则调速范围为 100 ~ 1 500 mL/h；输注径路可分别由 1 ~ 4 根管道给药，以免药物反流混合；⑥能用药动学模型进行静脉给药，有自动识别不同药物的注射器，适用于选择全部麻醉药物；⑦可自动充盈输注系统各部件以排出空气；⑧各项指标显示清楚，如输注速率所用药物浓度和剂量等；⑨重量轻，便于携带；附有数字接口，便于记录、资料储存和遥控；各项功能不受交流电（高频电刀等）电磁场干扰，并可查询各种药物剂量和方法等。

二、TCI 技术分类

根据靶控目标的不同，TCI 可分为：①血浆靶控输注（bTCI），控制的目标为血药浓度，

$t_{1/2}$ke0 小的药物宜选用 bTCI；②效应室靶控输注（eTCI），控制的目标是效应部位的药物浓度，$t_{1/2}$ke0 大的药物宜选用 eTCI。以效应室浓度为靶浓度，起效快，但是血药浓度的高峰可能会影响血流动力学。

与 bTCI 相比，eTCI 的主要特点有：①麻醉诱导更迅速，因为计算机会直接将效应室浓度提高到相应水平；②麻醉深度调节更灵敏，eTCI 直接以效应室浓度为控制目标，减少了药物效应滞后于血药浓度的不利影响；③血药浓度波动较大，因为达到血液循环内药物与效应部位的平衡需要时间，实施 eTCI 时为保持效应室浓度的稳定，必然会出现血药浓度波动的现象，尤其在麻醉诱导时更容易出现血药浓度过高。因此，并不是所有的情况都可运用 eTCI，比如说对于一般状况较差的患者或使用对循环系统抑制性较强的药物时，就应该优先考虑 bTCI。

根据靶控环路的不同，TCI 可分为：①开放环路靶控是无反馈装置的靶控，仅由麻醉医师根据临床需要和患者生命体征的变化来设定和调节靶浓度，以达到一个比较满意的麻醉深度。目前临床上使用的 TCI 大多数为该系统；②闭合环路靶控（CL-TCL），通过采集患者的某些检测指标或生理参数作为反馈信号（如血压、心率、BIS）对给药系统进行自动调节，但必要时仍需医师及时进行调控用药，这样可以减少用药误差，增加对麻醉深度调控的精确性。CL-TCI 是最理想的靶控系统，它克服了个体间在药代和药效学上的差异，可以提供个体化的麻醉深度，靶控目标是患者的反应而不是确定的浓度，按患者的个体需要改变给药速度，避免了药物过量或不足，也避免了观察者的偏倚。

三、影响 TCI 系统的因素

TCI 系统控制程序的主要功能是通过控制输注泵的给药速率，使计算机模拟的预期药物浓度接近实测药物浓度。许多因素可对 TCI 系统的性能产生影响，并导致系统出现偏离或波动。这些因素包括药动学参数、个体的生理差异与病理生理变化，以及麻醉和手术中的各种干扰因素等。

1. 药动学参数对 TCI 系统性能的影响

目前的 TCI 系统大多采用群体药动学参数作为控制静脉输注方案的基础。因此，模型参数的选择及其与具体个体的药动学特征的符合程度对 TCI 系统的性能具有决定性作用。

（1）在药动学研究中，不同研究者对同一药物研究得出的参数可有很大差别。如在丙泊酚的参数研究中，7 位研究者得出 7 种不同的结果，采用 Marsh 得出的参数较其他研究者得出的参数能更好地模拟实际结果，TCI 系统的性能最好。

（2）给药剂量、给药速度、药物不良反应以及药物间的相互作用影响药动学参数的估计。给药剂量过小，血药浓度过早地下降到药物检测灵敏度之下，得到的分布半衰期过短，清除率偏大；而长时间持续应用丙泊酚进行镇静处理时，药物的分布容积偏大，消除特性参数偏小。高浓度丙泊酚可明显降低心排血量，导致肝脏血流减少以及肝脏对丙泊酚的摄取和清除速率降低，药物向外周室分布的速度下降。目前已知丙泊酚与阿片类药物的药动学有相互抑制作用。

（3）个体的生理状况、体重和组织成分对药动学参数也有明显影响。例如，丙泊酚的分布容积和系统清除率，小儿高于成人，女性高于男性；老年人药物清除率较低；与西方人相比，相同体重中国人的中央室分布容积较小，而药物从中央室向外周室的转运或清除较快。

2. 血药浓度检测对 TCI 系统性能的影响

（1）血药浓度检测方法的精度和准确性是 TCI 系统获得高性能的前提。在检测丙泊酚血药浓度时，高效液相色谱法的精度和准确性明显优于荧光分光光度法。

（2）标本采集的时间、部位以及采样时程长短对估算药动学参数产生影响。例如，单次静脉注射给药后血药浓度迅速下降，如采样时间点间隔过长，所得出的参数欠佳；而间隔过短，将得到较小的中央室容积和较长的快速分布半衰期；静脉血丙泊酚的浓度较动脉血低 $0.6~\mu g/mL$，其差值与时间呈负相关，与动脉血浓度呈正相关，所以取动脉血药浓度更敏感。

3. 影响 TCI 性能的其他因素

（1）控制程序和输注泵的精度：随着计算机计算速度的提高，由软件造成的误差已极为微小。而因固有的机械惯性，输注泵的精度难以适应计算机指令的增加。理论上计算机发出改变泵速的指令频率越快，输注泵的误差越大。因此，TCI 系统中对泵速控制指令的频率设置应当充分考虑输注泵的反应速度和精度。此外，控制程序必须考虑计算机与输液泵之间信号传递、执行过程中的延迟等。

（2）机体的血流动力学状况：硬膜外间隙阻滞可阻断交感神经，使外周血管扩张和组织血流量增加，所以对丙泊酚的摄取也相应增加，使实测的血药浓度偏低；同时因为血管扩张导致中央室分布容积增大，导致实测的血药浓度偏低。

（3）血药浓度本身：高浓度丙泊酚对肝脏血流的抑制作用较大，药物摄取和代谢降低，TCI 系统实测的药物浓度可高于预测的药物浓度；相反，低浓度丙泊酚可使 TCI 系统实测的药物浓度低于预期的药物浓度。

（4）术中大量失血或快速大量输液：可引起丢失或稀释而使丙泊酚的血药浓度出现意想不到的降低。

四、靶控输注技术的临床应用

（一）静脉麻醉诱导与维持

TCI 技术在临床麻醉中已得到了广泛的应用。除了丙泊酚麻醉外，还用于巴比妥类药物、阿片类、咪达唑仑和氯胺酮等的麻醉和诱导，使这些麻醉更平稳，苏醒迅速。应用 TCI 系统的步骤及注意事项：①首先要将输注泵连接电源，选择合适的输液器，配好药液，连接好输液导管，要对输液导管进行预充和排气，正确放置输液器；②打开靶控输液泵的电源，判断输液泵能否通过自检；③打开输入界面，输入注射器的型号，选择血浆靶控或者效应部位靶控输注方式，输入药物的名称、浓度等，输入患者的性别、年龄、身高、体重等资料；④根据患者的病理生理状况、麻醉需要、手术需要、输入合适的诱导浓度和诱导时间；⑤开始输注药物，要根据患者自身状况、手术需要，及时改变药物浓度，以维持合适的麻醉深度；⑥输注过程中要经常检查导管是否脱落、输注泵有无报警、药液是否充足。

1. TCI 静脉麻醉诱导

TCI 静脉诱导操作十分简便，麻醉医师主要是确定一个适宜患者个体的靶浓度。表 4-3 和表 4-4 提供了丙泊酚和芬太尼类药物的麻醉诱导靶浓度的参考数据。但实际应用时主要还是依靠麻醉医师的临床经验来确定。

表 4-3　丙泊酚诱导和维持麻醉所需血药浓度

麻醉类型	浓度窗（μg/mL）
诱导和插管	
未用麻醉前药	6～9
用麻醉前药	3.0～4.5
维持	
合用 N_2O	2～5，3～7
合用阿片类药	2～4，4～7
合用 O_2	6～9，8～16
恢复满意通气	1～2
镇静	0.1～1.5，1～2

表 4-4　芬太尼类药诱导和维持麻醉所需血药浓度（ng/mL）

麻醉类型	芬太尼	阿芬太尼	舒芬太尼
诱导和插管			
合用硫喷妥钠	3～5	250～400	0.4～0.6
合用 N_2O	8～10	400～750	0.8～1.2
维持			
合用 N_2O 和挥发性麻醉药	1.5～4.0	100～300	0.25～0.50
合用 N_2O	1.5～10.0	100～750	1.25～10
合用 O_2	15～60	1 000～4 000	2～8，10～60
恢复满意通气	1.5	125	0.25

许多因素都能影响诱导时所需要的靶浓度。①联合诱导：联合诱导时，两种或多种不同麻醉药物联合应用，以达到作用相加或协同的目的，从而可以减少麻醉药各自的用量，减轻可能产生的不良反应。输注丙泊酚前 5 分钟给予咪达唑仑 0.03 mg/kg 能够使患者意识消失所需靶浓度降低 55%。辅以阿片类药也可以降低诱导时所需丙泊酚靶浓度。丙泊酚输注前 5 分钟给予芬太尼 2 μg/kg，能够降低患者意识消失所需丙泊酚效应室靶浓度的 19%。而血浆浓度为 3 ng/mL 的芬太尼可以降低近 40% 丙泊酚 CP_{50} 值。因此，在应用联合诱导时，TCI 丙泊酚的靶浓度应适度降低。②年龄也是一个重要的影响因素。比较意识消失所需的丙泊酚靶浓度，在 50% 患者中 40 岁较 20 岁患者降低约为 40%。从 20 岁以后，意识消失所需的效应室丙泊酚靶浓度每 10 年下降 0.24 μg/mL。③患者麻醉前 ASA 分级不同，明显影响 TCI 靶浓度。

在麻醉诱导时，达到设定靶浓度所需的时间也相当重要。早先报道的靶浓度是由 TCI 1 200mL/h 的输注速率（Flash 模式）决定的。但是，来自手控操作方面的资料显示，丙泊酚用量以及呼吸和循环抑制发生率与输注速度呈正比，尤见于老年患者。一些 Diprifusor 系统允许调节诱导时间（Gradual 模式），更有利于老年或体弱患者。

2. TCI 静脉麻醉维持

以双泵控制给药的方法复合应用丙泊酚和短效麻醉性镇痛药，可以满意地进行全凭静脉复合麻醉。Vuyk 根据药效学之间的相互作用，研究了既维持合适的麻醉深度又保持良好的苏醒过程的丙泊酚与阿片类药物手工输注的最佳浓度组合。

在麻醉过程中，手术的伤害性刺激程度在手术中并非一成不变，不同程度的伤害性刺激，如气管插管、切皮等，所需的血浆靶浓度也不同。TCI 系统只能帮助你计算和快速达到你所选定的靶浓度，术中伤害性刺激的变化，患者的反应性变化，都需要麻醉医师随时观察，及时调整靶浓度。表4-5 列出手术中不同条件下常用静脉麻醉药所需的血浆浓度范围。应该注意的是，提前预防性改变靶浓度来对抗伤害性刺激，比伤害性刺激后机体出现反应才处理要平稳得多，对机体的干扰和影响也小得多。

表4-5　外科手术时所需的麻醉药血浆浓度

药物	切皮	大手术	小手术	自主呼吸	清醒	镇痛或镇静
阿芬太尼（ng/mL）	200～300	250～450	100～300	<200～250	—	50～100
芬太尼（ng/mL）	3～6	4～8	2～5	<1～2	—	1～2
舒芬太尼（ng/mL）	1～3	2～5	1～3	<0.2	—	0.02～0.20
瑞芬太尼（ng/mL）	4～8	4～8	2～4	<1～3	—	1～2
丙泊酚（μg/mL）	2～6	2.5～7.5	2～6	—	0.8～1.8	1.0～3.0
依托咪酯（ng/mL）	400～600	500～1000	300～600	—	200～350	100～300
氯胺酮（μg/mL）	—	—	1～2	—	—	0.1～1.0
咪达唑仑（ng/mL）	—	50～250（与阿片类合用）	50～250（与阿片类合用）	—	150～200，20～70（与阿片类合用）	40～100

（二）术后镇痛与镇静

TCI 技术已广泛应用于镇静和术后镇痛，如门诊手术、局部麻醉和神经阻滞、椎管内麻醉、介入手术、内镜检查和治疗、无痛人工流产等的镇静，以及术后疼痛、癌痛、顽固性疼痛（如带状疱疹）等的镇痛。

1. 无痛人工流产手术

TCI 技术在无痛人工流产手术中得到了广泛应用。丙泊酚血浆靶浓度 6 μg/mL，或者丙泊酚血浆靶浓度为 3.5～4.0 μg/mL 复合瑞芬太尼血浆靶浓度为 1.8～2.0 ng/mL，都可以使患者生命体征平稳，抑制机体应激反应等不良反射，手术中平静、无体动，而药量及呼吸抑制并没有明显增加，苏醒最快，无术中知晓，术后平卧 30 分钟后均可自行穿衣及行走。

2. 内镜检查及治疗

余淑珍等报道，在 BIS 监测指导下丙泊酚 TCI 用于无痛胃镜检查，麻醉效果好，苏醒快，血流动力学稳定，可减少丙泊酚用量，无不良反应，具有安全性、有效性和可行性。丙泊酚和瑞芬太尼的初始血浆靶浓度分别为 4～6 μg/mL 和 1.2～2.0 ng/mL。在 BIS 监测指导下调整血浆靶浓度。BIS 值降至 65～50 时开始置镜，并维持到十二指肠降部；血压波动范围 <10%，无低血压，说明对血流动力学有一定的抑制作用。麻醉不宜过深，年轻体壮者选 BIS 55～50 为佳，年老体弱者选 BIS 65～60 即可，中年、体质中等者可选 BIS 60～55。此外，检查中呼吸变慢、变浅，提示对呼吸的抑制须引起足够的重视，给予持续面罩吸氧、托起下颌，可防止短时间内 SpO_2 下降。

3. ICU 患者的镇静

在外科 ICU 机械通气患者中进行镇静，丙泊酚起始目标血药浓度 0.5 μg/mL，以 0.5 ～ 2.0 μg/mL 为目标血药浓度维持目标镇静深度（Ramsay 镇静评分 2 ～ 5 分），辅以舒芬太尼 2 ～ 5 μg/h 的输注速率镇痛，不但容易控制镇静和维持适度镇静深度，而且可以减少恶心、呕吐的发生。将咪达唑仑 TCI 镇静系统应用于需机械通气的 ICU 老年患者也取得较好的效果。咪达唑仑初始靶血药浓度设定为 60 ng/mL，每隔 30 分钟用 Ramsay 镇静评分（4 ～ 5 分）评估镇静深度，如达不到或超过镇静深度，则每次增加或减少 20 ng/mL 的靶血药浓度速度，直至达到理想的镇静深度。匀速输入芬太尼镇痛，负荷量 0.4 μg/kg，维持速度为 0.8 μg/（kg·h）。

4. 介入诊疗的镇静

越来越多的情况需要麻醉医师在手术室以外对介入性检查或治疗提供支持，例如，对患者提供合适且安全的镇静。Irwin 将 TCI 技术和患者自控镇静技术结合起来研究。在该项试验中丙泊酚的起始靶浓度为 1 μg/mL，患者通过一次按压可增加 0.2 μg/mL，锁定时间为 2 分钟，最大允许靶浓度为 3 μg/mL，如果患者在 6 分钟内没有按压，系统自动将靶浓度减少 0.2 μg/mL。研究结果表明，最适合镇静的丙泊酚平均靶浓度为 0.8 ～ 0.9 μg/mL。该技术起效和恢复迅速、安全可靠，但是个体差异很大，并不能保证对所有患者只提供镇静，因此，麻醉医师仍然有必要进行仔细的临床观察以确保患者的安全。

5. TCI 和镇痛

术后利用 TCI 技术输注镇痛药为患者提供了一个合理的方法来延续术中的镇痛效应。第一个将 TCI 技术用于术后镇痛的报道是对 14 例接受主动脉手术的患者输注阿芬太尼。阿芬太尼的浓度以提供满意的镇痛为标准，同时又不抑制呼吸。浓度的调节由护士来完成，每次根据患者的需要及实际情况增加或减少 5 ng/mL。用于镇痛的 TCI 系统平均使用时间为 39 小时，患者在 96% 的时间内感觉无痛或轻微疼痛。阿芬太尼的平均血药浓度为：71 ng/mL（34 ～ 150 ng/mL）。Schraag 等研究了瑞芬太尼用于术后患者 TCI-PCA（按压 PCA 键，增加瑞芬太尼血浆靶控浓度 0.2 ng/mL）镇痛的临床效果，结果显示，瑞芬太尼的平均有效镇痛浓度为 2.02 ng/mL，患者对镇痛效果满意，不良反应主要为恶心（26.6%）、呕吐（10.0%），无呼吸抑制和低氧血症发生。由于不同病理生理状况、不同种族和不同地区人群的药动学和药效学差异较大，各种药动学参数和应用软件都存在不同的执行误差，故临床应用尚不成熟。

（三）在老年人和儿童患者中的应用

整合到 Diprifusor 中的参数主要源于并适用于年轻人。药动学随年龄的增长，中央室容积、体重指数以及代谢清除率降低。输注速率应随着年龄增长而降低。年龄对 ke0 值影响不大，但是有些文献对年龄在多大程度上影响效应浓度还存在争议，就阿片类药物而言，人体对阿片类药物的敏感性随年龄的增加而增强，但这是源于药动学及药效学两方面的影响。

Diprifusor 并没有将年龄作为一个考虑因素，因此，老年人在使用 Diprifusor 时，诱导、维持及苏醒所需的靶浓度应予以减少。在这类患者中，Diprifusor 最为突出的优势是减慢诱导速度和易于控制。

目前已有将 TCI 技术用于儿童的报道，可用的药动学模型主要针对丙泊酚和阿芬太尼。儿童的丙泊酚药动学有一定改动，主要是增加了体重相关的分布容积和药物清除率。药动学参数的执行性能与成人类似，而所需的输注速率和靶浓度要高于成人。Diprifusor 不能用于 15 岁以下的儿童。

五、TCI 技术的优缺点

（一）TCI 技术的优点

（1）可以快速而平稳地达到要求的麻醉深度（血浆靶浓度或效应室靶浓度），并能恒定地维持或根据需要调整这个浓度，因此，在麻醉诱导时血液动力学平稳、术中麻醉深度易于调节，手术结束停药后可以预测患者的苏醒和恢复时间。

（2）可以选择以血浆浓度或效应室浓度为目标进行靶控，临床效果相似，但后者的诱导和清醒速度应快于前者。

（3）靶控输注方法使用简便精确、可控性好。只要确定了使用药物、所需靶控浓度，输入患者的年龄、性别、体重后，一切都由计算机泵完成，只需根据患者的反应调整靶浓度即可。

（4）因群体参数用在个体，靶控浓度与血浆实际浓度存在个体偏差，但这个偏差比个体的药效学反应差异要小得多，因此不会明显影响使用。而且靶浓度与血浆实际浓度成正比，这非常有利于指导控制麻醉深度。

（二）TCI 技术的缺点

（1）实施 TCI 技术需要专门的输注泵以及掌握相关技术的从业人员，因此限制了 TCI 技术的推广。

（2）TCI 技术是建立在群体药动学参数上的，群体与个体之间的药动学参数仍存在一定的差异，因此不同药物的药理学以及不同患者的不同病理生理状态的个体化管理尚需进一步完善。

（3）同时监测镇静、镇痛和肌肉松弛、应激反应的设备缺乏，监测麻醉深度的指标还不完善，闭环系统用于麻醉给药控制仍受限制。

（4）目前的 TCI 系统多采用国外的药动学参数，由于人种的差异，对于中国人来说并不完全适用，有待于建立在中国人药动学参数基础上的 TCI 输注系统的开发。

（周丁香）

第五章

超声引导下区域麻醉技术

第一节　超声在区域阻滞麻醉中的应用

一、探头与检查体位准备

(一) 探头准备

当使用超声引导区域阻滞时，超声的传感器应该覆盖上一层无菌敷料，保护机器和患者不被污染。既可以使用无菌透明贴膜，也可以使用超声探头套。

超声探头应该使用不含乙醇的清洁剂清洁。含有乙醇的清洁剂可导致探头的橡胶振动膜变干裂开。

将无菌超声耦合剂涂在探头的前端。超声波的传导速度在空气中非常慢。在探头和患者之间任何一点空气都会导致获得的图像非常差和伪像。耦合剂可以消除探头和患者间空气。因耦合剂太多会使探头操作困难，所以涂少量即可。如果使用探头套，在套里面也需涂耦合剂，以消除探头和保护套间的空气。

(二) 医生及患者体位的摆放

屏幕上获得稳定的超声图像对成功完成超声引导周围神经阻滞是非常重要的。患者合适的体位和探头的操作对于获得一个稳定的图像非常重要，而医生摆放体位常常被忽视。

扫描开始时，患者体位摆放于合适的高度，使操作者舒服地站立，不必过度地弯腰。操作时不舒服的操作姿势会导致背部疼痛和疲劳。操作者面向手术床一侧，而扫描的前臂、腕部或者手的某一部位可以用患者身体作为支撑，以便提供一个比较稳定的扫描平面。放在患者身上的手臂如果不能固定探头，当医生的手臂和肩部开始疲劳时，会导致探头摇晃，图像变形。正确的姿势对初学者来说更为重要，因为初学者在进行超声引导周围神经阻滞操作时需要的时间更长。

二、扫描

(一) 方向标记

超声探头上的标记和屏幕上的标记相对应（图5-1）。当探头以横向面置于患者身上时，这个方向标记位于患者的右侧。而探头以纵向面置于患者身上时，方向标记指向头部。

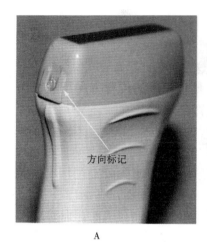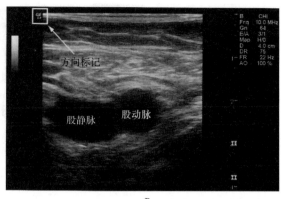

A   B

图 5-1　超声探头上的方向标记和屏幕上的 GE 标记一致

A. 探头标记　B. 屏幕上标记

（二）横向扫描

当横向扫描时，超声的探头应垂直置于成像目标上从而获得图像。屏幕上的图像是神经或者血管的横断面图像。因此横向扫描时，血管和神经在屏幕上显示是圆形的。横向、短轴和平面外（OOP）这 3 个名词经常可互换使用。OOP 是指超声的传播方向所在平面与神经或者血管垂直。

（三）纵向扫描

纵向扫描时，超声探头放置应与成像目标处于同一平面上。超声波束沿着神经或血管的纵轴传播。在纵向扫描时，血管和神经表现为线性结构。纵向、长轴和平面内（IP）这些名词通常也可以互换使用。

（四）探头移动

准确的扫描寻找目标结构可能需要探头较大或者较小范围的移动。大范围移动是指需要操作者移动他的肩膀或者肘部来移动探头。小范围移动是指通过腕部的移动来细调图像。神经对超声的反射呈现为各向异性，即根据超声探头和神经之间角度的变化，神经可以表现为高回声或低回声。某些情况下，仅仅对探头进行适当的微调，就可以使原本与背景融合、不可见的低回声神经图像变成一个容易辨认的高回声神经图像。坐骨神经呈现出明显的各向异性，小小的角度变化就会导致坐骨神经显像与否。

（五）全面扫描

当施行超声引导的神经阻滞时，在穿刺针置入前应进行目标区域的"全面扫描"。每次阻滞的全面扫描是指一组熟练的扫描动作，可以对即将阻滞的区域进行评估。制定一个良好的扫描训练和实践规范程序具有非常重要的意义，理由如下。

（1）对于初学者强化解剖结构关系具有重要意义。

（2）对有较多经验的操作者来说，对于评估和发现阻滞区域的潜在风险（如血管等）和阻碍操作的情况具有重要意义。

（3）对解剖结构难以辨认或存在异常的患者具有重要意义。

（六）定位结构

定位结构是指那些容易被辨认且与需阻滞的目标神经有恒定解剖关系的结构。血管是最常用的定位结构，血管很容易被辨认，而且在解剖上与要阻滞的神经丛很邻近。那些缺少血管作为定位结构的周围神经阻滞，在开始学习时会比较困难。

通常定位结构的探查需要大范围移动。一旦找到定位结构，临近的目标神经也就很容易辨认，随后则可通过腕部的小范围移动对图像进行微调，一旦获得图像，稳定探头就非常重要，因此需要合适的姿势。

三、穿刺针置入

（一）平面内（IP）法

进针路径与超声束在相同的平面称为平面内法，目的是使进针的路径完全在超声束内。针和探头越平行（插入的角度越小），针越容易被看到。当置入穿刺针时，尽可能使针与探头平行。多数神经阻滞时，穿刺针与探头平行是不可能实现的，因此在操作时的目标是使置入的角度尽可能地小。为了使穿刺针和探头之间的角度尽可能地小，某些情况下需要穿刺针旁开探头一定的距离置入，而不是紧贴探头置入。紧贴探头置入穿刺针会产生比较大的角度，导致针显像不佳。

（二）部分平面内

超声波束的宽度非常窄，大约相当于信用卡的厚度。当试图以平面内法进针时，较小的偏差就会导致穿刺针离开超声束。只有穿过超声束的那部分穿刺针可以显像，而离开超声束的部分无法显像，因此会导致针尖无法显像。如果穿刺针的一部分在超声束内，一部分在超声束外，那么位于超声束边缘的穿刺针部分会被误认为是针的尖端。这就会导致潜在的危险，因为操作者不知道穿刺针实际的针尖位置，因此要尽可能地避免部分平面内操作。

（三）平面外（OOP）法

进针路径与超声束垂直称为平面外法，穿刺针在屏幕上显示为一个高回声点。以平面外法进针时，穿刺针到达目标的距离短于平面内法进针。对于那些正在进行从神经刺激到超声转变的操作者而言，以 OOP 法置入穿刺针的位置与传统的神经刺激器的进针点相似。对初学者来说，寻找以 OOP 法置入的针尖是个挑战。置入针的角度越陡，在 OOP 法中越容易看到针的位置。

四、注射局部麻醉药

一旦针尖处于合适的位置且与目标的关系明确，就可以开始注入局部麻醉药。注入的局部麻醉药在超声下显示为逐渐扩张的低回声影。局部麻醉药应缓慢注入，以避免产生较高的注射压力，从而引起神经损害，目前已有商业化的仪器可用来监测注射压。如果注射时阻力很大，就应该重新调整针尖的位置。

在超声引导下进行神经阻滞时，监测局部麻醉药的扩散是非常重要的，同时其他局部麻醉药注射时的安全措施也不可忽视。例如，在注射局部麻醉药之前和每一次移动穿刺针位置后，都应轻柔地回抽，观察是否有血液回流到注射器内。然而，有文献报道，在超声引导区域阻滞时，回抽实验阴性者发生惊厥。因此，负压回抽实验阴性不能完全排除局部麻醉药误注入血管或者随后发生的局部麻醉药中毒的可能。虽然目前仍未证实，但理论上超声可视下监测局部麻醉药的扩散可以提供一个额外的安全指征。不管怎样，如果仅看到穿刺针而看不到局部麻醉药的扩散，就应警惕血管内注射的可能。局部麻醉药误注入大血管时，超声图像会产生薄雾状或烟雾状的表现。

在超声引导的区域阻滞中，局部麻醉药扩散方式的重要性等同于应用神经刺激器引导的区域阻滞中神经刺激的方式。局部麻醉药在神经周围的扩散必须明确。即使穿刺针非常接近神经，神经周围的筋膜层和（或）组织也会阻止局部麻醉药到达神经。如果局部麻醉药不能到达目标神经，必须通过微调以使局部麻醉药包围神经。在这里始终强调观察药物扩散的模式，而不是像传统神经阻滞那样规定一定的注射次数，例如，行锁骨下臂丛神经阻滞时，3 次 vs. 单次注射。完善地阻滞 1 条神经或神经丛，可能需要单次或者多次注射，因此在获得局部麻醉药良好扩散的同时，必须尽可能减少穿刺次数，以达到尽可能减少穿刺所致损伤而引起的并发症，如气胸或神经损伤。如果需要多次穿刺，应尽量减少穿刺次数和穿刺针的移动幅度。

五、水定位

水定位是一种利用注射小剂量（0.5 ~ 1.0 mL）的局部麻醉药来观察针尖的技术。通过注入小剂量的局部麻醉药产生的扩大的低回声区域有助于明确针尖的位置。虽然对于某些患者而言该技术具有一定的辅助价值，但是一些学者不提倡常规使用水定位来确定针尖位置。初学者应该专注于身体姿势、扫描和严格地按平面内法置入穿刺针以尽可能使针尖显像，而不是多次盲目注射（如水定位）。虽然水定位在明确置入导管的尖端位置中非常有效，但水定位不应替代正规操作技术。

六、神经刺激

使用超声引导下区域阻滞的初学者可以应用神经刺激器作为确认的一种辅助手段。当尝试进行未实践过的神经阻滞时，可以联合使用超声引导和神经刺激仪。超声引导的相关研究表明，即便神经刺激针已非常接近神经，仍有可能无法通过刺激引出运动反应。因此，操作者已具备足够的自信完成超声引导区域阻滞时，可以不使用神经刺激仪而仅单独应用超声引导技术。联合使用神经刺激和超声引导技术与单独使用超声引导技术相比，对于加快阻滞的起效时间和成功率似乎并没有显著的影响。

（丁　明）

第二节　超声引导下肌间沟臂丛阻滞

一、外科解剖特点

肌间沟入路是指阻滞臂丛的根和（或）干，此入路通常用于肩部、上臂直至肘部手术的术后镇痛。

（一）臂丛

$C_5 \sim T_1$ 的脊神经根腹侧支聚集并组合成臂丛的 3 个干：上干、中干及下干。上干由 C_5 和 C_6 神经根组成，中干由 C_7 神经根延续而来，下干则由 C_8 和 T_1 神经根组成。有些个体有 C_4 部分参与到上干，有些个体 T_2 会参与到下干。臂丛各干走行在前、中斜角肌之间。前斜角肌起于第四（或第三）颈椎至第六颈椎，行向外侧附着于第一肋骨。中斜角肌起于（除外第一或第一、二）所有的颈椎，是 3 条斜角肌中最大的，同样附着于第一肋骨。个体间存在解剖变异，在有些个体，臂丛根和（或）干会穿过前斜角肌而不走行在斜角肌间隙中。膈神经在前斜角肌表面筋膜的下方走行，从锁骨下静脉的后方入胸腔。

（二）肩胛上神经

肩胛上神经较早由臂丛上干发出，包含了由 C_5 和 C_6 神经根发出的神经纤维，向后经肩胛切迹行于冈上肌和冈下肌之间并支配该肌，兼司后、上肩关节囊、盂肱关节及肩锁关节的感觉。冈上肌由肩胛上神经支配，是肩袖中最易撕裂的肌肉。

（三）颈浅丛

颈丛主要由 $C_2 \sim C_4$ 的脊神经腹侧支组成，位于胸锁乳突肌深面并发出深支和浅支。由胸锁乳突肌外缘浅出的神经组成 4 个终末支：枕小神经、耳大神经、颈横神经、锁骨上神经。锁骨上神经支配肩部和锁骨区域的皮肤感觉。注入斜角肌间隙的局部麻醉药绝大部分情况下会扩散到颈浅丛，但有些患者需要行单独的颈浅丛阻滞。

上臂感觉神经分布见图 5-2。

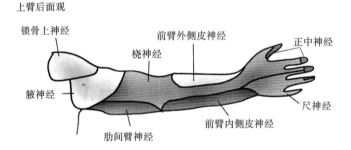

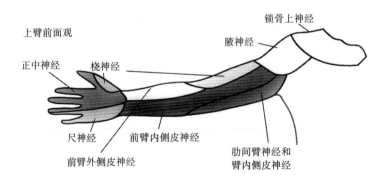

图 5-2　上臂感觉神经分布

二、超声解剖

（一）肌间沟区域

定位结构：颈动脉。

颈动脉显示为无回声、具有搏动性的不可压瘪的圆形结构。颈内静脉则显示为无回声、无搏动、可压瘪结构，位于颈动脉浅面。臂丛在超声下显示为走行于前、中斜角肌之间的一串小圆形或椭圆形低回声结构。斜角肌间隙一般处于颈深筋膜形成的微小凹陷处。有些个体中可见到颈椎横突和椎动脉，再向内侧扫描则可见甲状腺和气管环。

（二）锁骨上区域

定位结构：锁骨下动脉。

锁骨下动脉显示为很大、不可压瘪、圆形的无回声结构。臂丛各股显示为"蜂窝样"低回声结构。在二维超声下，臂丛位于锁骨下动脉的浅面及外侧，可以描述成位于锁骨下动脉的"1~3点"或"9~11点"位置，取决于是行左侧还是右侧臂丛阻滞。锁骨下动脉下方的高回声线是第一肋骨。熟悉以下列出各结构的超声影像对于成功实施肌间沟阻滞是必要的。

三、麻醉操作实施

（一）物品准备

（1）超声仪。

（2）高频线阵探头。

（3）皮肤清洁消毒剂。

（4）5 cm 长穿刺针。

（5）超声探头覆盖膜。

（6）无菌耦合剂。

（7）浸润穿刺部位用局部麻醉药。

（8）无菌手套。

（9）20 mL 注射器抽好局部麻醉药。

（二）扫描

因为在此区域臂丛位置浅在，采用高频线阵探头可获得最佳的超声臂丛图像，一般体型的人图像深度置于 2~3 cm 就够了。患者仰卧，手术床升高到平麻醉医师腰部，床头抬高 30°~45°，超声仪置于头侧。患者头转向对侧，颈部消毒范围从耳朵至锁骨以下。超声探头贴上无菌膜，涂上少量无菌耦合剂。麻醉医师面向患者，使用与患者被阻滞侧同侧手持探头扫描，实际上就是患者做左侧手术则医师左手持探头，患者若是手术在右侧，则医师右手持探头。超声探头的方向标记朝向患者右侧，横向扫描臂丛。探头于颈部首先辨认出颈动脉，这是此入路的定位标志。颈动脉显示为大而圆的、有搏动性的、不可压瘪的无回声结构。一旦定位了颈总动脉，慢慢向外侧扫描寻找前斜角肌。臂丛的干部表现为 3 个低回声结构，按从头到脚的方向在前中斜角肌间沟中排列。有些个体的臂丛干不在肌间沟中，而直接在前斜角肌内穿行。此区域臂丛根或干呈现低回声，易与血管混淆，可以应用彩色多普勒和（或）

脉冲多普勒确定血管所在。颈横动脉、肩胛上动脉或颈升动脉可能在此区域横过臂丛，应予确认，避免误注局部麻醉药。

（三）替代扫描

有些个体中，辨认臂丛和斜角肌可能会很困难。动脉结构在超声下容易辨认，故与动脉毗邻的神经也比较容易辨认。靠近易于辨认的结构可使得搜索范围缩小，更快、更准确地定位目标神经。肌间沟区域内的臂丛远离动脉，在有些患者的确比较难定位。有一种替代的方法就是从锁骨上窝开始扫描，类似于行锁骨上入路的扫描方法。锁骨上窝臂丛与锁骨下动脉的解剖关系紧邻且恒定，超声易于辨识。

超声探头在锁骨上冠状面放置，探头标记点朝向患者右侧，以便得到锁骨下动脉的横断面影像。锁骨下动脉显示为很大的、不可压瘪的无回声结构，臂丛各股在超声下表现为位于锁骨下动脉的头侧及外侧的一簇低回声结构，好像是"蜂窝"外形。

当从尾侧向头侧移动扫描时，臂丛各股逐渐移行为臂丛干部。在尾侧，斜角肌和肌间沟更为显著，易于辨认。辨认出臂丛的股部后，缓慢向头侧移动扫描，臂丛逐渐离开锁骨下动脉，在此过程中，要仔细保持可见臂丛各股的影像。

（四）进针

图像满意后，用局部麻醉药在探头边缘皮肤注射一皮丘，一尖端较钝的针以平面内技术由外向内侧方向朝着臂丛进针，进针角度越平则回声越好，易于观察到进针的过程。注意观察屏幕右上方针的轨迹或组织的微动，一旦针进入探头下方，即可显示为一高回声亮线，不要盲目进针。如果一开始没有观察到针和组织的微动，应该确定针是否通过探头发出狭窄声束，有时需要轻微倾斜或旋转探头以设法看到针体。调整的动作要非常精细以保证目标影像的质量优良。如果在寻找针的过程中原先的影像破坏严重，说明进针偏离目标太远，应该重新进针。移动探头来寻找针要比不断地调整针使之处于探头声束内更安全，患者也更舒适。应该用超声束去寻找穿刺针而不是以穿刺针去寻找超声束。针穿过中斜角肌直至肌间沟，靠近臂丛而不接触到穿刺神经。当针由中斜角肌进入肌间沟时会有突破感，小心不要接触到神经，以最大程度减少神经损伤。

（五）注射局部麻醉药

一旦针尖处于臂丛附近就可以开始缓慢注射局部麻醉药，每隔 3~5 mL 需回抽确认一次。注射中如果出现疼痛、异感和（或）注射阻力增加，提示针尖可能位于神经内，应该停止注射并调整针的位置。局部麻醉药的扩散应该能监测到，在影像上表现为不停膨胀的低回声区域。局部麻醉药应该是包绕浸泡臂丛，如果没有监视到局部麻醉药围绕臂丛的扩散，则针尖的位置可能有误，需要重新调整。因为此区域筋膜层较多，有时针尖很靠近臂丛但局部麻醉药却未必能扩散得满意。相反，有时针尖虽然距臂丛较远，但只要在正确的筋膜层中，仍可能见到局部麻醉药很充分地扩散包绕臂丛。阻滞的目的其实是用局部麻醉药包绕臂丛，而并不在于将针尖贴近臂丛后再注射。

注射局部麻醉药可以造成部分神经结构产生位移，为了局部麻醉药能完全包绕臂丛，中途需要调整针尖的位置，但是目标是采用最少的进针次数以最大程度地减少针尖与臂丛的接触。其实通常可以不必中途调整就能一次实现满意的局部麻醉药扩散。每次调整针尖位置后都要先同抽，再注射。因为局部麻醉药、组织和针体的声阻抗是不同的，一旦有一些局部麻醉药注入后，针体往往显示更清楚。

采用此入路容易犯的一个错误是：误将药物注射到前或中斜角肌内而不是肌间沟内，所以，当进针从中斜角肌筋膜进入肌间沟时要留意有没有"突破感"。应确保局部麻醉药注射到了颈深筋膜的深面，因为如果注射到了浅面，将不能阻滞臂丛。局部麻醉药误注入大血管内可以看到"冒烟"似的影像。

四、注意事项

（1）剂量：一般采用 30～40 mL 的 0.50% 或 0.75% 的罗哌卡因用于提供肩部手术的术后镇痛。所使用局部麻醉药的容量和剂量受患者自身、患者病史、相关并发症和局部麻醉药扩散情况的影响。

（2）因为腋神经（C_5～C_6）和肩胛上神经（C_5～C_6）支配肩部，所以上干应该被完全阻滞。

（3）对于采取"沙滩椅体位"的肩关节手术，一般不单纯采用局部阻滞技术。很多患者无法忍受消毒铺巾、头托、手术部位如此接近头部而无镇静等带来的不适。有学者认为，沙滩椅体位合并大面积的铺巾，一旦气道需要管理，将很难入手，而且，大部分的肩关节镜手术患者在肌间沟阻滞后摆成沙滩椅体位会出现严重的低血压和（或）心动过缓。

（4）有些研究试图采用小容量的局部麻醉药以避免膈神经被阻滞，但是结果不理想，所以，如果一定强调要避免膈神经被同时阻滞，则不能采用肌间沟入路臂丛阻滞。

（5）有些伴有严重肺疾患的患者不能耐受膈神经被阻滞，一般会考虑采用锁骨上入路合并颈浅丛及肩胛上神经阻滞。虽然锁骨上臂丛神经阻滞仍有造成同侧膈肌麻痹的危险，不过危险性相对较小，且对肺功能的影响不大。如果要完全避免同侧膈肌麻痹，建议采用颈浅丛合并肩胛上神经阻滞实施肩部手术。

（6）肌间沟臂丛阻滞中局部麻醉药有时可以扩散到 C_2～C_4 节段，造成颈浅丛阻滞，但是这种向近端扩散造成的颈浅丛阻滞消退得比较快，颈浅丛阻滞能够早期恢复。因此，对于锁骨手术或是肩部开放手术，一般会加用颈浅丛阻滞。

（7）成功的肌间沟阻滞可满足肩关节镜手术或肩部开放手术，肩关节后部和（或）前部痛可能是肩胛上神经支配的肩关节囊痛以及颈浅丛区域的皮肤痛。

（8）虽然有学者提倡要尽量将局部麻醉药包绕住神经，但实际上还没有相关的研究证实这样做起效更快、阻滞时间更长或者成功率更高。他们提倡这种做法主要还是基于一些自己零散的经验以及根据解剖学和生理学做出的猜测。

（9）传统上，肌间沟臂丛阻滞适用于肘部以上的手术。单独采用神经刺激器的一些研究证实，相当比例的臂丛下干不能被肌间沟入路阻滞所覆盖，造成下干被遗漏，尺神经、前臂内侧皮神经、臂内侧皮神经都会被遗漏，所以臂内侧的部分、前臂和手部阻滞不全。应用超声，有可能观察到这些神经并实施阻滞。我们不把肌间沟阻滞用于手部和前臂的手术，因为会有其特有的风险以及相关并发症，选择更远端一些的入路一般不存在这些问题。

（丁　明）

第三节　超声引导下股神经阻滞

一、外科解剖学特点

（一）股神经

超声引导下股神经阻滞的实施相对简单，但在临床实践中有着广泛应用。股神经阻滞，尤其是在像"三合一阻滞"那样注入高容量的局部麻醉药物时，可以提供大腿前侧及膝部的麻醉，也可以为股骨、膝部手术以及髋部手术提供镇痛。股神经是腰丛各分支中最粗的一支，由 $L_2 \sim L_4$ 神经的分支组成（图5-3）。它通过腰大肌沿大腿向下，走行于腰大肌与髂肌形成的肌间隙内，在腹股沟韧带后方下行进入大腿前部，伴行于股动脉外侧。在近腹股沟水平，股神经被阔筋膜和髂筋膜所覆盖，通过髂耻韧带与股动脉、股静脉相分隔。因为股神经与周围血管间物理性分隔结构的存在，使得在进行神经阻滞时可以注入更高容量的局部麻醉药。股神经通过腹股沟韧带和腹股沟后继续下行分为两支，较表浅的是感觉神经支，深层的是运动神经支。股神经的感觉支支配大腿前内侧、小腿内侧到脚踝及髋关节、膝关节的感觉。运动支支配股四头肌的各个头以及缝匠肌、髂肌和耻骨肌的运动。

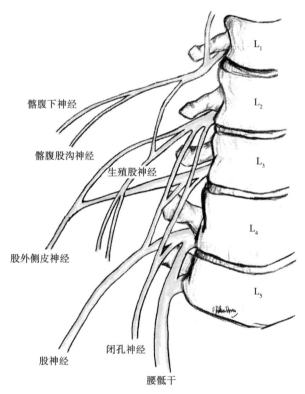

图 5-3　腰丛的神经组成

（二）"三合一"阻滞

Winnie 等在 1973 年提出了"三合一"神经阻滞的方法，这种方法通过单纯增加股神经阻滞中注射药物的容量，从而达到低位入路阻滞腰丛神经的目的。他们假设通过增加局部麻醉药的容量可以使药物在筋膜层内向近端浸润，从而麻醉股神经、闭孔神经以及股外侧皮神经。尽管这一理论尚未经临床及影像学证实，但这种方法仍广泛应用于临床实践中。但"三合一"阻滞很少能起到名副其实的阻滞 3 条神经的效果。神经刺激器数据表明，"三合一"神经阻滞能产生可靠的股神经阻滞效果（90%），偶尔能够阻滞股外侧皮神经（60% ~ 70%），而闭孔神经的阻滞效果并不可靠（<50%）。这可能是由于局部麻醉药在髂筋膜下向外侧扩散，能够浸润到股外侧皮神经，但不能有效地向头侧及内侧扩散，从而不能总是浸润至闭孔神经。因此，称其为"二合一"或"二点五合一"阻滞较之"三合一"更为确切。

（三）股血管

股动、静脉走行于股神经内侧，并与之伴行。助记符号"NAVEL"（神经、动脉、静脉、股管及淋巴管）可以帮助医生记忆以上结构从外侧到内侧的解剖排列关系。

股动脉在腹股沟下方 1 ~ 2 cm 分支为股深动脉和股浅动脉。股浅动脉继续走行于股三角内，并伴行于神经内侧。股深动脉开始时走行于股神经的下后部，后穿行于更深层组织。股深动脉从股动脉分支后，立即由其根部发出一支旋股外侧动脉，但旋股外侧动脉的起始点在解剖上变异度很高。旋股外侧动脉直接从股动脉分支在解剖中也很常见，分支点可能在股深动脉起始点以上或以下。解剖中有 10% ~ 20% 的旋股外侧动脉直接由股动脉发出，分支点位于股深动脉起始点的上方，这使其离腹股沟水平更加接近。

二、超声解剖

股动脉是实施股神经阻滞的重要定位结构。在对这个位置进行超声扫描时，超声图像显示股神经在髂肌内侧，并伴行于股动脉外侧，而股静脉则在股动脉内侧与之伴行。

三、麻醉操作实施

（一）物品准备

（1）超声仪。

（2）高频线阵超声探头。

（3）皮肤消毒剂。

（4）4 ~ 5 cm 钝性穿刺针（对于肥胖人群可能需要更长的针）。

（5）超声探头套。

（6）无菌超声耦合剂。

（7）穿刺点局部麻醉用药。

（8）无菌手套。

（9）20 mL 注射器抽取适当剂量的局部麻醉药。

（二）扫描

嘱患者取仰卧位，双手舒适地放于胸部或腹部。超声仪应放置于患者的头侧，便于操作者观察和操作。操作者应站于患者的手术侧，面朝患者，头可转向超声仪显示屏。床的高度要合适，保证患者的腹股沟区处于操作者的中下腹高度。操作者应使用靠近患者的手操作超声探头。操作前在腹股沟区进行足够大范围的消毒，在超声探头或探测处涂抹超声耦合剂，以确保获取清晰图像。

将超声探头沿腹股沟附近的横轴放置，探头的方向标记位于患者的右侧，这将使目标结构在超声屏幕中呈现一个横断面图像。为了捕捉到搏动的股动脉，应根据需要调整超声扫描深度及探头位置（大范围移动）。股动脉是股神经阻滞操作中的定位结构，因此在操作中，有学者建议应该首先探测并识别这一结构。找到股动脉后，应小范围倾斜、旋转超声探头以获得完整、圆形的动脉横截面图像。继续寻找走行于动脉内侧的股静脉。股动、静脉都找到后，即可在股动脉外侧找到高回声的股神经。

一些学者建议全面扫描目标周围的结构，以确保在股神经周围以及（从外侧）进针路径上没有变异的解剖结构（如变异的血管等）。接下来，轻轻向头侧和尾侧移动超声探头，寻找股动脉近端分支点或股深动脉或旋股外侧动脉的位置。此外，需注意观察是否存在旋股外侧动脉的分支直接从股动脉发出的情况。因为这些血管结构很接近股神经，所以在扫描中，需要寻找一个与股神经有合适距离的路径来实施股神经阻滞。如果不使用超声定位，仅凭在股动脉搏动外侧穿刺进行股神经阻滞，将有高达6%的可能性刺破血管。因此，利用超声对股动脉分支位置、血管间相对位置关系以及与股神经之间的位置关系进行判断，可以将穿刺针误入血管的可能性降至最低。

（三）进针

当获得足够清晰的超声图像，并且确认可以安全地实施神经阻滞时，医生就可以在超声探头外侧的皮肤上用局部麻醉药注射一个皮丘，用钝头穿刺针经皮丘在超声声束平面内由外向内朝股神经后方进针。在屏幕上角（前外侧）寻找穿刺针或其运动轨迹穿刺针在超声探头下时显示为一条高回声线。切忌盲目进针，一旦在视野中找不到针的影像，应该停止进针，并观察持超声探头的手，确认穿刺针恰好穿过超声探头声束内。如果看上去穿刺针在声束平面内而屏幕上仍不见穿刺针的影像，就应该稍微倾斜或转动超声探头，以将针的影像捕捉到视野中来。此时影像如果与最初扫描的影像不同，则其改变应该很小，若因定位穿刺针而其改变明显，则应拔出穿刺针，重复之前的扫描定位步骤，进针的轨迹应该是从大腿外侧到股神经外侧，然后引导针尖，使其达到股神经的后方及周围，注射前最理想的针尖位置是股神经的后方中部或者内侧中间的位置。为了将神经损伤的概率降到最低，应该特别注意避免针尖接触神经。

（四）注射局部麻醉药及阻滞针位置调整

穿刺针进入理想位置，且确认回抽注射器无回血，就可以开始注射局部麻醉药。每注射3~5 mL局部麻醉药或调整穿刺针位置后，都应回抽注射器以确认无回血。当注射阻力很高时，停止注射并调整穿刺针位置。注射过程中注意观察局部麻醉药扩散形成的不断增大的低回声区。这一低回声区应在限制良好的间隙内，而不应在股血管周围扩展。理想的局部麻醉药扩散应在神经周围形成一个"炸面圈"状低回声区，使股神经浸泡在由局部麻醉药形成的低回声区内。如果观察不到局部麻醉药扩散的影像，应重新调整穿刺针位置，使针尖达到阔筋膜水平，保证局部麻醉药能很好地扩散。每次重新调整穿刺针后，应进行回抽试验确认。

四、注意事项

（1）膝关节手术的给药方案：一般采用 20 mL 浓度 0.2% ~ 0.5% 的罗哌卡因。如果术后需要保留运动功能，例如需要进行早期的积极物理治疗，则采用 0.2% 的低浓度比较合适。而膝关节置换术后 24 小时内保留运动功能并不是优先考虑的因素，患者将因使用较高浓度的罗哌卡因带来更长时间、更确切的镇痛而获得更多的益处。局部麻醉药的浓度和容量选择因人而异，患者的病史、相关并发症以及注射时麻醉药扩散的程度都会影响浓度和容量的选择。

（2）髋关节手术的给药方案：一般采用 30 mL 浓度 0.2% ~ 0.5% 的罗哌卡因。如果保留术后运动功能很重要，0.2% 浓度比较合适。而如果术后第 1 天运动功能的恢复并不重要，可以使用 0.5% 罗哌卡因将提供更好的镇痛。局部麻醉药的浓度和容量选择因人而异，患者的病史、相关并发症以及注射时麻醉药扩散的程度都会影响浓度和容量的选择。

（3）为了给髋关节手术患者提供较好的术后镇痛，尽可能在大腿近端实施阻滞，通常在腹股沟皱褶及腹股沟韧带之间的位置进行阻滞。

（4）若能确保所有的局部麻醉药在超声直视下全部进入正确的筋膜层面内，此时给予超过阻滞单一股神经剂量的局部麻醉药，可能使局部麻醉药沿髂筋膜向头端扩散，可能到达并阻滞股外侧皮神经和闭孔神经。

（5）虽然有学者提倡围绕股神经注射局部麻醉药，但并没有研究证明这种注药方法在起效时间、麻醉持续时间以及成功率上体现出任何优势。但此处的建议仅基于临床实践观察、解剖学及生理学上的推测。

（6）在进行自体肌腱移植修复前交叉韧带（ACL）的手术时，通常取半腱肌上的腘绳肌腱进行修复。这一区域感觉由坐骨神经支配，因此患者常感到膝关节内侧、后侧区域的疼痛。有学者通过坐骨神经阻滞来抑制这种疼痛，但事实上这种疼痛不是很强烈，不一定需要另外做神经阻滞解决。一般通过术中以及在麻醉后加强监护病房（PACU）积极的药物治疗可以完全抑制这种疼痛，而绝大部分患者在术后也仅需要口服少量镇痛药即可达到良好的效果。

（7）如果患者 ACL 修复术后韧带移植处疼痛剧烈，单凭药物治疗不能解决，可以考虑在近端（如臀下入路）实施坐骨神经阻滞，但是之前应充分考虑镇痛与消除患侧腿部的运动功能的风险获益比。

（8）接受股外周神经阻滞的患者在阻滞期间都属于跌倒的高危人群，在实施阻滞和镇静前需要与患者讨论及关注这种跌倒的风险。

（丁 明）

第四节 超声引导下踝部神经阻滞

一、外科解剖特点

踝部阻滞是以踝关节周围支配足部的 5 支神经为目标的基本阻滞。该阻滞方法适用于不希望阻滞小腿远端和踝关节的足部麻醉或镇痛。5 支目标神经中有 4 支神经（腓浅神经、腓深神经、胫神经和腓肠神经）是坐骨神经的分支。隐神经是股神经的终末延伸支。

从解剖学角度讲，相对于位置更表浅的腓浅神经、隐神经和腓肠神经而言，可以认为胫神经和腓深神经是"深部"神经。使用超声引导有利于在这两支"深部神经"周围精确定位注射局部麻醉药，这可以取代较模糊的扇面注射技术。通常加上其余3支表浅神经的阻滞足以满足"踝部"的阻滞需要。

（一）胫神经（胫后神经）

胫神经是坐骨神经的终末支，在小腿下部穿过腓肠肌后方进入足部，沿内踝后方走行于胫后血管后方和蹬长屈肌及蹬长屈肌腱前方之间。胫神经最终分为支配部分足底以及足跟部的足底内侧神经和足底外侧神经。

在踝部超声引导胫神经阻滞很容易实施，适用于足底和脚趾手术的麻醉。

（二）腓深神经

腓深神经（DPN）是位于小腿远端蹬长伸肌腱和趾长伸肌腱深部的腓总神经的一个深部分支。该神经走行于胫骨和骨间膜前方，通常在胫前动脉外侧伴行至踝关节上方。腓深神经最终在足背分为支配第一和第二脚趾间趾蹼皮肤的内支和支配中间脚趾运动的外支。

与胫神经相似，超声引导实施腓深神经阻滞很容易，适用于拇趾或第一和第二趾间趾蹼手术的麻醉。

（三）腓浅神经

腓浅神经（SPN）是腓总神经的第二个分支，走行于小腿外侧的腓骨肌深部，在小腿中部浅出。在踝关节水平，腓浅神经向前发出皮支支配足背部皮肤。

（四）腓肠神经

腓肠神经由胫神经和腓总神经的皮支在小腿中部或近端附近吻合形成。腓肠神经沿小腿下外侧的深筋膜内走行，然后至外踝后方附近浅出，支配足外侧和踝部的皮肤。

（五）隐神经

隐神经及其皮支是股神经在膝关节下小腿内侧的终末延伸支，隐神经为小腿远端的踝内侧和足内侧提供感觉神经支配。

二、超声解剖

（一）胫后神经

患者仰卧，把高频线阵探头沿肢体短轴方向置于内踝上部后方，以获得超声声束下走行的神经和血管横断面影像。

（二）腓深神经

患者仰卧，把高频线阵探头沿下肢短轴方向放置于踝关节背面以获得超声声束下结构的横断面影像。腓深神经通常位于血管的外侧。

三、麻醉操作实施

（一）物品准备

（1）高频（10~15 MHz）线阵探头超声仪。

（2）配有适量局部麻醉药，装有 25 G 阻滞针的 10 mL 注射器 3 ~ 4 个。

（3）超声探头的无菌贴膜。

（4）无菌超声耦合剂。

（5）无菌手套。

（6）适当镇静，监护和吸氧。

（二）胫神经（胫后神经）

1. 扫描

患者仰卧位，髋部向外侧稍旋转，用毯子或枕头轻度垫高需要阻滞侧下肢，以最大限度显露内踝。常规消毒操作区，把高频线阵探头置于内踝后上方，与小腿垂直。由于目标结构非常表浅，应适当调整超声深度。获得搏动性的胫后动脉横断面图像。应用彩色血流成像功能有助于扫描。可能需要向跟腱后方同时沿踝关节向近端扫描以获得最佳图像，该神经通常呈混合性回声，位于胫后动脉后方。

2. 进针

以踝部边缘为进针点，在超声声束平面内引导 25 G 阻滞针，观察阻滞针行进至目标结构附近。

如果内踝部阻挡了穿刺针的进针路径，在踝部上方追踪扫描神经至更近端，且引导穿刺针进针更容易的位置进针。

3. 注射局部麻醉药和调整穿刺针位置

需要在神经周围注射 5 ~ 8 mL 局部麻醉药，目的是使神经周围完全被局部麻醉药包绕，可能需要多条穿刺针路径以达此目的。

（三）腓深神经

1. 扫描

腓深神经的位置与足背动脉接近。虽然在超声引导下很难看到该神经，但它通常位于趾长伸肌和趾长伸肌腱之间的血管外侧。

消毒过皮肤和准备好超声探头之后，用高频线阵探头沿踝关节前方平踝尖水平扫描获得探头下结构的横断面影像。注意显现在胫骨上方的足背动脉（定位结构）和静脉的横断面图。这支神经很小，位于血管附近，呈现低回声或混合性回声。

2. 进针

由于踝部前方表面区域有限，进针时采用平面外法也比较容易。用 25 G 穿刺针在超声探头中点下方朝着目标结构直接进针。在穿刺针前进时需注意组织位移变化以判断针尖的位置。进针时需要使穿刺针处于较陡的角度，以使针尖位于狭窄的超声声束内。

3. 注射局部麻醉药和调整穿刺针位置

如果腓深神经很容易找到，则在其周围注射 3 ~ 5 mL 的局部麻醉药，令该神经显示为像浮在麻醉药池中一样。如果这支神经很难辨别，可在足背血管的两旁附近注射局部麻醉药，因为该神经通常就在这附近。

（四）腓浅神经、腓肠神经和隐神经

踝部阻滞其余支配足部皮肤感觉的神经，采用踝关节周围皮下注射局部麻醉药"环"或区域阻滞可以很容易完成阻滞。

阻滞腓浅神经可以沿踝前部至踝关节近端边缘连线的皮下实施，采用腓深神经阻滞的进针点，先朝着踝部内侧，其次踝部外侧实施区域阻滞。这样实际上在踝关节前方只有一个阻滞针入路，通常注射总量 8～10 mL 的局部麻醉药。

腓肠神经阻滞可以在腓浅神经阻滞后继续在外踝近端上方踝关节外侧向跟腱方向实施。类似地，隐神经阻滞是在内踝处从内踝近内侧边缘至跟腱皮下注射局部麻醉药来完成的。通常这些区域阻滞需要分别应用 5～10 mL 的局部麻醉药。阻滞完成时，在踝间线近侧围绕踝关节前方、内侧和外侧处皮下形成一个局部麻醉药"环"。

四、注意事项

（1）用药方案：为延长阻滞时间和加快起效时间，一般使用不同剂量的 0.75% 罗哌卡因：胫后神经 5～8 mL，腓深神经 3～5 mL 以及踝部周围其余 3 支神经的区域阻滞每支 8～10 mL。

（2）对于不需要延长术后镇痛的短小手术的麻醉，一般用 1.5% 甲哌卡因。

（3）运用超声引导定位胫后神经和腓深神经阻滞替代了非特异性扇形技术的应用，有学者发现，在实际操作过程中超声引导可以增加神经定位的准确性，并且可提高神经阻滞的成功率。

（4）对于初学者，应用超声完成踝部阻滞定位时可能需要较长的时间，然而，随着练习次数的增加该差异会减少。

（丁　明）

第六章

周围神经阻滞麻醉技术

周围神经阻滞是将局部麻醉药注入神经干（丛）旁，暂时阻滞神经的传导功能，使该神经支配的区域产生麻醉作用，达到手术无痛的目的。随着神经刺激仪的出现，尤其是近年来超声引导的神经定位，周围神经阻滞效果显著提高，并得到广泛的普及。

第一节　周围神经阻滞的适应证、禁忌证和注意事项

一、适应证

周围神经阻滞是临床常用的麻醉方法之一，手术部位局限于某一或某些神经干（丛）所支配范围并且阻滞时间能满足手术需求者即可采用。还取决于手术范围、手术时间、患者的精神状态及合作程度。神经阻滞既可单独应用，又可与其他麻醉方法，如基础麻醉、全身麻醉等复合应用。

二、禁忌证

穿刺部位有感染、肿瘤、严重畸形以及对局部麻醉药过敏者应作为神经阻滞的绝对禁忌证。

三、注意事项

周围神经阻滞过程中的注意事项如下。①做好麻醉前病情估计和准备，不应认为神经阻滞是小麻醉而忽视患者全身情况。以提高神经阻滞的效果，同时减少并发症为原则。②神经阻滞的成功有赖于相关的解剖知识、正确定位穿刺入路、局部麻醉药的药理及常见并发症的预防及处理。③明确手术部位和范围，神经阻滞应满足手术要求。④某些神经阻滞可以有不同的入路和方法，一般宜采用简便、安全和易于成功的方法。但遇到穿刺点附近有感染、肿块畸形或者患者改变体位有困难等情况时则需变换入路。⑤施行神经阻滞时，神经干旁常伴行血管，穿刺针经过的组织附近可能有体腔（如胸膜腔等）或脏器，穿刺损伤可以引起并发症或后遗症，操作力求准确、慎重及轻巧。⑥常规评估注射压力以降低神经纤维束内注射的发生率，以小于 750 mmHg 的压力注射可以显著减少神经纤维束内注射及高压导致的局部麻醉药入血的发生。

（柳晓然）

第二节　周围神经阻滞的定位方法

满意的神经阻滞应具备3个条件：①穿刺针正确达到神经附近；②足够的局部麻醉药浓度；③充分的作用时间，使局部麻醉药达到需阻滞神经的神经膜上的受体部位。

一、解剖定位

根据神经的局部解剖特点寻找其体表或深部的标志，如特定体表标志、浅层的骨性突起、血管搏动、皮纹及在皮肤上测量到的定位点深层标志，如筋膜韧带、深部动脉或肌腱孔穴及骨骼。操作者穿刺时的"针感"，即感觉穿刺的深浅位置，各种深层组织的硬度、坚实感及阻力等。局部麻醉药注入神经干周围后可浸润扩散到神经干表面，并逐步达到神经干完全阻滞。但解剖定位只局限于较细的神经分支，如腕部和踝部神经阻滞成功率高，而较粗神经除了腋路臂丛通过穿透腋动脉定位外，其他很少使用。

二、找寻异感定位

在解剖定位基础上，按神经干的走行方向找寻异感。理论上，获得异感后注药，更接近被阻滞神经，其效果应更完善。根据手术范围和时间等决定阻滞方法。应尽可能用细针穿刺，针斜面宜短，以免造成不必要的神经损伤。目前应用神经刺激器及超声引导神经定位，因此不需找寻异感定位。

三、神经刺激器定位

（一）工作原理

周围神经刺激器产生单个刺激波，刺激周围神经干，诱发该神经运动分支所支配的肌纤维收缩，并通过与神经刺激器相连的绝缘针直接注入局部麻醉药，以达到神经阻滞的目的。目前临床使用的神经刺激器都具有较大可调范围的连续输出电流，电流极性标记清晰。

（二）绝缘穿刺针选择

尽可能选用细的穿刺针，最好用22 G。选用 B 斜面（19°角）或短斜面（45°角）的穿刺针。上肢神经阻滞通常选用5 cm穿刺针，腰丛和坐骨神经阻滞选用10 cm穿刺针。神经刺激器的输出电流为 0.2~10.0 mA，频率1 Hz。需一次注入大剂量局部麻醉药时，用大容量的注射器与阻滞针相衔接，以确保在回吸和注药时针头位置稳定。

（三）操作方法

将周围神经刺激器的正极通过一个电极与患者穿刺区以外的皮肤相连，负极与消毒绝缘针连接。先设置电流强度为1.0~1.5 mA，刺激频率为2 Hz。该强度下局部肌肉收缩程度最小。穿刺针靠近神经时，减少刺激器的输出电流至最低强度（低于0.5 mA）时仍能引起肌颤搐，可认为穿刺针尖最靠近神经，注入2~3 mL局部麻醉药，肌肉收缩立即消除。此时，增加电流至1 mA，若无肌肉收缩发生，逐渐注射完余下的局部麻醉药。如仍有肌肉收缩，应后退穿刺针，重新调整位置及方向。

（四）神经刺激效应

使用神经刺激器刺激运动神经分支，观察其支配肌肉的运动有助于精确定位。例如，刺激正中神经、尺神经、桡神经、腓总神经和胫神经支配的肌肉收缩的运动反应。又如，刺激股神经引发股四头肌颤搐及髌骨上下移动。

（五）优缺点

使用周围神经刺激器定位无须患者诉说异感，可用于意识不清或儿童等不合作患者，提高阻滞成功率，减少并发症发生。但刺激神经可能引起损伤。

四、超声定位

（一）超声仪简介

麻醉科使用超声引导的神经阻滞时，对超声仪的要求有：①图像清晰，特别是近场的分辨率要高；②操作简单，容易掌握；③携带方便；④能实时储存图像或片段。目前市场上有多种专为麻醉时使用而设计的便携式超声仪。超声仪的操作步骤如下。

1. 选择和安装超声探头

根据目标神经血管选择探头。一般 6~13 Hz 的线阵探头可满足大部分要求。坐骨神经前路、腰丛一般选择凸阵探头。锁骨下臂丛神经、臀下水平以上的坐骨神经根据患者的肥胖程度选择其中一种。线阵探头几乎适合儿童的各个部位。

2. 开机

机器有电源插头和可充电的备用电源。按电源开关开机。

3. 输入患者资料和更换检查模式

按患者信息输入键，出现患者信息输入屏幕，输入患者信息并选择适当的检查模式。检查模式有机器预设的神经、血管、小器官和乳腺等模式。

4. 选择超声模式

超声模式有二维模式、彩色模式、多普勒模式和 M 模式 4 种。神经阻滞用二维模式，鉴别血管时用彩色模式、多普勒模式。

5. 调节深度、增益

根据目标结构的深浅调节深度，并根据图像调节近场、远场和全场增益，使目标结构显示清楚。

6. 存储和回放图像

想要储存图像时，先按冻结键冻结此图像，再按储存键储存。也可实时储存动态片段。按回放键可回放储存的图像。

7. 图像内测量和标记

按测量键可测量图像内任意两点的距离。按 Table 键可输入文本。

（二）优缺点

1. 优点

超声技术可以直接看到神经及相邻结构和穿刺针的行进路线，如臂丛神经阻滞的肌间沟径路和股神经的腹股沟部位的超声显像十分清晰，此外，还可观察局部麻醉药注射后的局部麻醉药扩散，提高神经阻滞定位的准确性和阻滞效果。超声引导下神经阻滞能减少患者不适，避免局部麻醉药注入血管内或局部麻醉药神经内注射及其相关的并发症。

2. 缺点

超声的使用要有一定的设备和人员培训，增加了操作步骤，且仪器价格昂贵，有待临床普及。

但随着超声设备影像水平不断提高和经济改善，超声定位会逐渐增多，尤其是原来神经阻滞相对禁忌证和一些特殊患者，如肥胖、创伤、肿瘤等引起的解剖变异，意识模糊，无法合作，已经部分神经阻滞的情况下，超声引导下的神经阻滞有更广阔的临床应用前景。

（三）超声引导下外周神经阻滞的准备

1. 环境和器械的准备

虽然神经阻滞可以在手术室进行，但在术前准备室开辟一个专门的空间十分必要。因为神经阻滞起效需要一定的时间，且起效时间因不同的患者、不同的目标神经和不同的局部麻醉药等因素而有较大变化。麻醉医师可从容且不受干扰地完成操作和效果评估。

可用屏风或帘子围住 5 m×5 m 大小的地方，这样创造一个光线相对较暗的环境，更容易看清超声屏幕显示，同时也有利于保护患者隐私。必须备常规监护设备、供氧设备、抢救设备和药物。

2. 患者的准备

择期手术需禁食 8 小时，常规开放一外周或中心静脉通路。监测心电图、血压和脉搏氧饱和度。可给予咪达唑仑 0.02～0.06 mg/kg，芬太尼 1～2 μg/kg 进行镇静，对于小儿患者，可静脉注射 0.5～1.0 mg/kg 氯胺酮。对于呼吸障碍的患者使用镇静药应谨慎。穿刺过程最好予以鼻导管或面罩吸氧。

3. 探头的选择和准备

对于表浅的神经（ <4 cm）应选用 7～14 MHz 的探头，对于深度 >6 cm 的目标神经应选用 3～5 MHz 的探头。对于深度为 4～6 cm 的神经，应选用 5～7 MHz 的探头。对于极为表浅的结构，可选用类似曲棍球棒的高频小探头。表浅的神经应选用线阵探头，这样图像显示更清楚，而深部的神经应选用低频率凸阵探头，可增加可视范围，有利于寻找目标神经。探头要先涂上超声胶，然后用已灭菌的塑料套或无菌手套包裹，并用弹性皮筋扎紧。

4. 其他的用品

消毒液（碘伏、乙醇）、无菌的胶浆、不同型号的注射器和穿刺针。最好准备 1 支记号笔，可根据解剖标志大致标记目标结构的位置，有助于减少超声图像上寻找目标结构的时间。

5. 识别超声图像的基本步骤

（1）辨方向：将探头置于目标区域后，通过移动探头或抬起探头一侧，辨清探头和超声图像的方向。

（2）找标志结构：辨清超声图像方向后，移动探头，寻找目标区域的标志性结构。例如，股神经阻滞时，先确定股动脉；锁骨上臂丛神经阻滞时，先确定锁骨下动脉。

（3）辨目标神经：根据目标神经和标志性结构的解剖关系（如股神经在股动脉的外侧）和目标神经的超声图像特征，确定目标神经。

（四）超声探头、穿刺针与目标神经的相对位置关系

1. 超声探头与目标神经的相对关系

当超声探头与目标神经的长轴平行时，超声图像显示神经的纵切面；当超声探头与目标神经的长轴垂直时，超声图像显示神经的横切面；当超声探头与目标神经的长轴成角大于0°且小于90°时，超声图像显示目标结构的斜切面。当超声束和目标结构垂直时，目标结构显示最清楚。

2. 超声探头与穿刺针的相对关系

当穿刺针与超声探头排列在一条直线上时，穿刺针的整个进针途径就会显示在超声图像上，这种穿刺技术被称为平面内穿刺技术。当穿刺针与超声探头排列垂直时，在超声图像上仅能显示针干的某个横截面，这种穿刺技术被称为平面外穿刺技术。

3. 超声探头、穿刺针及目标结构三者的相对关系

根据超声探头、穿刺针及目标结构三者的相对关系，超声引导下的神经阻滞可分为长轴平面内技术、短轴平面内技术、长轴平面外技术、短轴平面外技术。当然也可在超声图像上显示目标结构的斜面后，再使用平面内或平面外的技术进行阻滞或穿刺。大部分超声引导下的神经阻滞使用短轴平面内技术和短轴平面外技术。

（柳晓然）

第三节　颈丛阻滞

一、解剖和阻滞范围

颈丛由第1~4颈神经的前支组成。颈丛位于胸锁乳突肌深面、横突外侧，其发出皮支和肌支。颈丛分为深、浅两个部分，颈深丛和浅丛的皮支支配的范围包括颈部前外侧和耳前、耳后区域的皮肤。另外，颈深丛还可阻滞颈部带状肌、舌骨肌、椎前肌肉、胸锁乳突肌、肩胛提肌、斜角肌、斜方肌，并通过膈神经阻滞膈肌。

二、适应证

单独阻滞适用于颈部浅表手术，但对于难以保持上呼吸道通畅者应禁用颈丛阻滞麻醉。双侧颈深丛阻滞时，有可能阻滞双侧膈神经或喉返神经而引起呼吸抑制，因此禁用双侧颈深丛阻滞。部分患者颈肩部手术时，可实施单侧颈丛—臂丛肌间沟联合阻滞，以完善手术操作区域的阻滞效果。颈神经丛阻滞的适应证：①甲状腺手术；②颈动脉内膜切除术；③颈淋巴结活检或切除；④气管造口术。

三、标志和患者体位

1. 颈浅丛

主要体表标志为乳突、胸锁乳突肌的锁骨头及胸锁乳突肌后缘中点。患者仰卧位或者半卧位，头转向阻滞对侧，充分暴露操作区域皮肤。

2. 颈深丛

主要体表标志为乳突、Chassaignac 结节（C_6 横突）及胸锁乳突肌后缘中点。在胸锁乳

突肌锁骨头外侧缘、环状软骨水平容易触摸到 C_6 横突。然后将乳突与 C_6 横突画线连接起来。画好线后，乳突尾侧 2 cm 标记为 C_2；乳突尾侧 4 cm 标记为 C_3；乳突尾侧 6 cm 标记为 C_4。

四、阻滞麻醉操作技术

1. 颈浅丛

消毒后，沿胸锁乳突肌后缘中点进针，突破皮下及浅筋膜，在胸锁乳突肌后缘皮下分别向垂直方向、头侧及尾侧呈扇形各注射局部麻醉药 5 mL。

2. 颈深丛

消毒后，沿已确认的各横突间的连线进行皮下浸润。在定位手指间垂直皮肤进针，直至触及横突。此时，退针 1～2 mm 并固定好穿刺针，回抽无血后注射 4～5 mL 局部麻醉药。拔针后，按顺序在不同节段水平重复以上步骤。注意，颈深丛阻滞深度绝对不可超过 2.5 cm，以免损伤颈髓、颈动脉或椎动脉。

超声引导的颈丛阻滞体位同上，高频线阵探头放置在颈部环状软骨水平，显示胸锁乳突肌后侧缘，位于肌间沟表明的低回声结节即为颈浅丛神经。由于此处神经较为表浅，探头摆放位置横向纵向均可，注射局部麻醉药观察神经被充分浸润包绕即可。目前尚无证据表明，颈深丛超声引导优于传统穿刺方法，超声引导法将高频线阵探头水平置于患者环状软骨水平（即 C_6 横突水平），将探头向头端移动，依次发现 C_5～C_2 横突及相应节段的神经根（低回声），在直视下将局部麻醉药注入相应节段的神经根附近。

（柳晓然）

第四节　上肢神经阻滞

一、臂丛阻滞

（一）解剖和阻滞范围

臂丛发出支配上肢的分支，形成一个由 C_5～C_8 和 T_1 前支组成的神经分支网。自起始端向远端下行，臂丛的各段分别命名为根、干、股、束以及终末分支。C_5～C_8 和 T_1 前支发出的 5 个神经根在前中斜角肌间隙内合并形成上干（C_5 与 C_6）、中干（C_7）和下干（C_8 和 T_1）3 个神经干。臂丛各干在锁骨后面、腋窝顶端分为前、后两股。6 股形成 3 束，根据它们与腋动脉的关系分别命名为外侧束、内侧束和后束。从此处开始，各束向远端下行，形成各自终末分支。臂丛阻滞范围为肩部、手臂、肘部。

肌间沟臂丛阻滞范围：肩部、上臂和肘部。肩峰表面及内侧区域的皮肤由锁骨上神经支配，此神经是颈丛的分支。肌间沟臂丛阻滞往往也可阻滞锁骨上神经。这是因为局部麻醉药会不可避免地从斜角肌间隙扩散到椎前筋膜，从而阻滞颈丛的分支，这种常规肌间沟阻滞并不推荐用于手部手术，因为不能充分阻滞下干，并不能阻滞 C_8 和 T_1 神经根，若要获得满意的阻滞，需追加尺神经阻滞。

锁骨上臂丛阻滞范围：锁骨上阻滞法可阻滞 C_5～T_1 节段，适用于肩部远端的整个上肢

（包括上臂、肘部以及前臂、手腕和手）的麻醉或镇痛。

锁骨下臂丛阻滞范围：一般包括手、腕、前臂、肘部和上臂远端。腋部和上臂近端内侧的皮肤不在阻滞范围内，属于肋间臂神经支配。

腋路臂丛阻滞范围：肘部、前臂和手部。

（二）适应证

适用于上肢及肩关节手术或上肢关节复位术。

（三）标志和患者体位

常用的臂丛神经阻滞方法：肌间沟臂丛阻滞法、锁骨上臂丛阻滞法、锁骨下臂丛阻滞法和腋路臂丛阻滞法。

1. 肌间沟臂丛阻滞法

主要体表标志为锁骨、胸锁乳突肌锁骨头后缘及颈外静脉，画出肌间沟轮廓。患者仰卧位或者半坐位，头转向阻滞对侧，手臂自然置于床上、腹部或对侧手臂上，以便于观察神经刺激的运动反应。

2. 锁骨上臂丛阻滞法

主要体表标志为锁骨上缘 2 cm、胸锁乳突肌锁骨头外侧缘 3 cm 做一标记，为锁骨上臂丛阻滞穿刺点。患者仰卧位或者半坐位，头转向阻滞对侧，同时肩部下拉。手臂自然置于身边，若条件允许，嘱患者手腕外展，掌心向上。

3. 锁骨下臂丛阻滞法

主要体表标志为喙突、锁骨内侧头，上述两点连线，垂直连线向下 2 ~ 3 cm 做一标记为锁骨下臂丛阻滞的穿刺点。患者仰卧位，头转向阻滞对侧，麻醉医师站在阻滞的对侧，以便于操作。患者的手臂外展，肘部屈曲，有助于保持臂丛与其体表标志之间的位置固定。

4. 腋路臂丛阻滞法

主要体表标志为腋动脉搏动点、喙肱肌及胸大肌。患者仰卧位，头转向阻滞对侧，肘关节向头端呈 90°弯曲并固定手臂。

（四）阻滞麻醉操作技术

1. 肌间沟臂丛阻滞法

消毒皮肤后，在进针点注射 1 ~ 3 mL 局部麻醉药进行皮下浸润。定位手指轻柔、牢固地施压在前斜角肌和中斜角肌之间，以缩短皮肤与臂丛之间的距离。在锁骨上方 3 ~ 4 cm（大约 2 个手指宽度）、垂直于皮肤进针。绝对不可向头侧进针，略向尾侧进针可减少误入颈部脊髓的概率。神经刺激仪最初应设置为 1.0 mA。大多数患者进针 1 ~ 2 cm 即可。当电流减小至 0.3 ~ 0.4 mA 时仍能引出所需的臂丛刺激反应后，缓慢注射 25 ~ 30 mL 局部麻醉药，注射期间应多次回抽，排除血管内注射。

超声引导的肌间沟臂丛阻滞体位同上，高频线阵探头在颈部获取血管短轴切面，依次由正中向外，可显示甲状腺、颈内动脉、颈外静脉、前斜角肌及中斜角肌等结构。在前斜角肌与中斜角肌之间的肌间沟内，通常可观察到纵形排列的臂丛神经，上下滑动探头，寻找最为清晰的切面以确定穿刺点。由于该部位神经相对浅表，局部麻醉药注入后显示清晰，且颈部皮肤通常具有充足的操作空间。因此，超声引导的肌间沟臂丛阻滞通常使用平面内进针技术。至于选择前路进针或后路进针，视操作者习惯而定。

2. 锁骨上臂丛阻滞法

先确定胸锁乳突肌锁骨头的外侧，在胸锁乳突肌锁骨头的外侧约 2.5 cm 处触摸定位臂丛。确认臂丛后，将神经刺激仪与电刺激针连接，设置神经刺激仪的电流强度为 1.0 mA。首先前后方向进针，使针几乎垂直于皮肤并轻微朝尾侧缓慢进针，当电流减小至 0.3 ~ 0.4 mA时仍能引出肩部肌肉收缩，缓慢注射 25 ~ 35 mL 局部麻醉药。

超声引导的锁骨上臂丛阻滞体位同上，掌握肌间沟臂丛阻滞的超声切面后，仅需在肌间沟位置向下滑动探头，即可观察到神经走行逐渐汇聚，并在锁骨上窝水平显示为一扁平椭圆结构，即为锁骨上臂丛神经。在血管神经短轴切面，可清晰地观察到锁骨上臂丛神经、锁骨下动脉、肋骨、胸膜及肺。初学者应使用平面内进针技术完成该阻滞，并在操作全程保持穿刺针均在图像内显示，可有效降低并发症的发生率。值得一提的是，部分肌间沟臂丛神经显示不清的患者，可先在锁骨上显示神经短轴，并向上滑动探头，此过程中追溯神经走行，以寻找肌间沟的神经分布。

3. 锁骨下臂丛阻滞法

皮肤常规消毒，左手手指放在锁骨下动脉搏动处，右手持 2 ~ 4 cm 的 22 G 穿刺针，从锁骨下动脉搏动点外侧朝向下肢方向直刺，方向沿中斜角肌的内侧缘推进，刺破臂丛鞘时有突破感。通过神经刺激仪确定为臂丛神经后，注入局部麻醉药 20 ~ 30 mL。

超声引导的锁骨下臂丛阻滞体位同上，患侧肢体稍外展。锁骨下标记喙突，即肩关节内侧的骨性突起。高频线阵探头纵行放置在喙突内侧，显示神经短轴切面图像。识别腋动脉，在其周围滑动探头，寻找高回声的臂丛神经。与锁骨上阻滞相同，使用平面内进针技术完成该阻滞，可有效降低并发症的发生率。

4. 腋路臂丛阻滞法

皮肤常规消毒，用左手触及腋动脉，沿腋动脉上方斜向腋窝方向刺入，穿刺针与动脉呈 20°夹角，缓慢进针，有穿过鞘膜的落空感或患者出现异感后，右手放开穿刺针，则可见针头已刺入腋部血管神经鞘。连接注射器后回抽无血即可注入 30 ~ 40 mL 局部麻醉药。而借助神经刺激仪，腋路阻滞可按不同神经支配区域的肌肉收缩，完成正中神经、尺神经及桡神经的单根阻滞，其优点是麻醉效果确切，同时可降低局部麻醉药用量。

超声引导的腋路臂丛阻滞体位同上，高频线阵探头放置于腋动脉上，显示神经短轴切面图像。来回滑动探头，在腋动脉周围寻找正中神经、尺神经和桡神经。此平面肌皮神经已离开血管鞘向喙肱肌走行，且此神经呈较高回声梭形。通常一个切面并不能同时清晰地显示 3 根神经，可先分次阻滞，在各自最清楚的切面完成阻滞。腋窝处神经和血管走行在一起，因此使用平面内进针技术，必要时进针过程中进行逐层注射，将神经与血管"分离"，降低并发症的发生率。

二、肘、腕部神经阻滞

腕部神经阻滞指在腕部对尺神经、正中神经和桡神经终末分支的阻滞。这是一项操作简单、几乎没有并发症、对手部和手指的手术非常有效的阻滞技术。该技术相对简单，并发症风险低且阻滞成功率高，是麻醉医师的必备技术。

（一）解剖和阻滞范围

手部主要由正中神经、桡神经和尺神经支配。正中神经从腕管穿过并最终发出终末分支和返支，手指的分支支配外侧 3 个半手指和手掌对应的区域，运动支支配 2 个蚓状肌和 3 个鱼际肌。桡神经位于前臂桡侧的前部，在腕部上方 7 cm 处桡神经和桡动脉分离并穿出深筋膜，分为内侧支和外侧支支配拇指背部和手的背部感觉。尺神经发出感觉支，支配小指、无名指内侧一半皮肤以及手掌的相应区域。相应的手掌背侧区域的皮肤也受尺神经感觉支支配。运动支支配 3 个小鱼际肌、内侧 2 个蚓状肌、掌短肌、所有的骨间肌和拇收肌。

（二）适应证

适用于腕管、手部和手指的手术。

（三）标志和患者体位

患者仰卧位，将手臂固定，略微伸腕。

（四）阻滞麻醉操作技术

1. 尺神经阻滞

（1）肘部尺神经阻滞：在肱骨内上踝和尺骨鹰嘴间定位尺神经沟，注入局部麻醉药 5 ~ 10 mL，再在尺神经沟近端扇形注入 3 ~ 15 mL。

（2）腕部尺神经阻滞：在附着于尺骨茎突处的尺侧腕屈肌肌腱下方进针，进针 5 ~ 10 mm，以恰好穿过尺侧腕屈肌肌腱，回抽无血后，注入 3 ~ 5 mL 局部麻醉药。在尺侧腕屈肌肌腱上方皮下注入 2 ~ 3 mL 局部麻醉药。阻滞延续到小鱼际肌区域的尺神经皮支。

2. 正中神经阻滞

（1）肘部：正中神经恰在肱动脉的内侧。在肘部皱褶上 1 ~ 2 cm 处摸到动脉搏动后，在其内侧扇形注入局部麻醉药 5 mL。

（2）腕部：正中神经阻滞在掌长肌肌腱和桡侧腕屈肌肌腱之间进针，进针至深筋膜，并注入 3 ~ 5 mL 局部麻醉药。也可触及骨质后退针 2 ~ 3 mm 并注入局部麻醉药。

3. 桡神经阻滞

（1）肘部：桡神经在二头肌腱的外侧、肱桡肌的内侧、肱骨外上踝水平。在二头肌腱外 1 ~ 2 cm 处进针，直至触到外上踝，注入局部麻醉药 3 ~ 5 mL。

（2）腕部：桡神经在浅筋膜处成为终末分支。在腕上方，从桡动脉前至桡侧腕伸肌后，皮下注入局部麻醉药 5 ~ 10 mL。桡神经的解剖位置有众多细小的分支，需要更为广泛的浸润麻醉，应在桡骨近端的内侧皮下注入 5 mL 的局部麻醉药，再另用 5 mL 局部麻醉药进行进一步浸润。

超声引导的腕部神经阻滞体位同上，3 处神经可同步完成。在腕横纹向心端 5 cm 处，高频线阵探头显示神经短轴切面图像，神经显示不清楚时可向上追溯。进针点同传统阻滞，平面内进针或平面外进针均可。桡神经在腕部已成为终末支，超声引导的目的为穿刺过程中避开腕部血管，减少并发症。

（邹　鑫）

第五节　下肢神经阻滞

一、腰丛神经阻滞

腰神经根邻近硬膜外腔，可能带来局部麻醉药在硬膜外腔扩散的风险。鉴于以上原因，在选择局部麻醉药的种类、容量和浓度时应当小心，尤其对于老年、虚弱、肥胖患者更应谨慎。当联合坐骨神经阻滞时，整个下肢可获得阻滞效果。

（一）解剖和阻滞范围

腰丛由第 12 胸神经前支的一部分，第 1~3 腰神经前支和第 4 腰神经前支的一部分组成。这些神经根从椎间孔发出，分为前支和后支。后支支配下背部皮肤和椎旁肌肉，前支在腰大肌内形成腰丛，并从腰大肌发出，进入骨盆形成各个分支。

腰丛的主要分支有髂腹下神经（L_1）、髂腹股沟神经（L_1）、生殖股神经（L_1/L_2）、股外侧皮神经（L_2/L_3）、股神经和闭孔神经（$L_{2,3,4}$）。虽然 T_{12} 神经不是腰神经根，但约有 50% 的可能性，其参与了髂腹下神经的组成。

（二）适应证

适用于髋、大腿前部和膝盖的手术。

（三）标志和患者体位

主要体表标志为髂嵴与棘突，穿刺标记点位于上述连线上，以棘突为起点的 4~5 cm 处。患者侧卧位，稍前倾，阻滞侧足应置于非阻滞侧腿上，体位与椎管内麻醉类似。

（四）阻滞麻醉操作技术

神经刺激器定位时患者侧卧，髋关节屈曲，手术侧向上。髂嵴连线距中线 4~5 cm 处为进针点。穿刺针垂直皮肤进针，如触到 L_4 横突，针尖再偏向头侧，一般深度为 6~8 cm，用神经刺激器引发股四头肌颤搐和髌骨上下滑动，即可确认腰丛神经，注药 30~40 mL。避免高阻力时注射，并且经常回抽，排除意外的血管内注射。

超声引导的腰丛阻滞体位同椎管内麻醉，在背正中线 L_4 水平做轴位扫描并找到棘突。向外侧移动 4~5 cm，在脊柱旁找到关节突及横突，必要时行矢状面扫描，判断横突间隙及腰大肌位置。视操作者习惯，该处神经阻滞的超声引导轴位切面及矢状面均可。无论是平面内或平面外进针，由于此处阻滞较深，通常穿刺针的显示较差，也可配合神经刺激仪完成阻滞。

二、坐骨神经阻滞

（一）解剖和阻滞范围

$L_4 \sim S_4$ 神经根腹支在骶骨前表面的外侧汇合形成骶丛，下行至梨状肌前方，移行为人体最为粗大的神经——坐骨神经。因此，坐骨神经的主要组成为 $L_4 \sim S_3$ 神经根，在坐骨大孔穿出骨盆后沿股后侧、腿后肌群的深面下行，在腘横纹上方约 5 cm 水平分离为胫神经和腓总神经两个部分。坐骨神经的阻滞范围包括部分髋关节、大腿后侧全部皮肤、股二头肌、膝关节以及膝关节下小腿的外侧皮肤。

（二）适应证

骨神经阻滞主要用于单侧下肢手术，根据手术部位需要联合腰丛、股神经、隐神经等，以便于阻滞范围覆盖手术区域。如联合腰丛阻滞，可完成膝关节置换等膝部手术，联合股神经可完成小腿手术，联合隐神经可完成踝关节、跟腱及足部手术。单独坐骨神经阻滞并不能有效麻醉大腿前内侧皮肤，对需要大腿捆扎止血带的患者即便行小腿甚至足部手术，仍需考虑联合腰丛阻滞。单独的坐骨神经阻滞并留置导管可作为术后神经阻滞镇痛。

（三）标志和患者体位

1. 臀肌后路

主要体表标志为股骨大转子及髂后上棘。患者侧卧位，与椎管内麻醉体位不同，健侧腿自然伸展，患侧腿膝关节稍弯曲，以便于充分暴露操作区域皮肤。体表标记股骨头大转子及髂后上棘，两者做一连线，连线中点位置垂直向尾骨方向 5 cm 处做一标记，该标记点即为坐骨神经穿出坐骨大孔处的体表标志。

2. 前路

对于体位摆放困难的患者，可选择前路坐骨神经阻滞，其主要体表标志为腹股沟韧带（髂后上棘与耻骨外侧缘连线）及股动脉搏动点。患者平卧，患侧髋关节稍外展，以便暴露操作区域皮肤。体表标记腹股沟韧带轮廓，在腹股沟韧带上标记股动脉搏动点。垂直腹股沟韧带，经股动脉搏动点，在外侧 5 cm 处做一标记，即为前路坐骨神经穿刺的体表标志。

（四）阻滞麻醉操作技术

1. 臀肌后路

消毒后，进针标志点处局部麻醉。穿刺针垂直皮肤进针，打开神经刺激仪，电流强度为 1.0 mA。在进针过程中，常首先出现臀肌收缩，此时继续进针，当出现足部或小腿后侧肌群抽动收缩时，减小神经刺激仪电流。当电流减小至 0.3 ~ 0.4 mA 时仍有满意的肌群活动，即注入局部麻醉药 20 mL。

如有超声引导，可选用经臀肌入路法或臀下入路法完成阻滞，根据患者体型选择凸阵或线阵探头。体位摆放同前，消毒后于体表定位点处垂直于神经走行获得短轴切面图。在该区域中，坐骨神经通常位于大转子和坐骨结节之间的筋膜，呈现为强回声的椭圆形结构。通常由探头外侧进针，使用平面内法观察进针深度及方向，当针尖达到坐骨神经时，即注入局部麻醉药 20 mL。注射过程中可观察药物扩散情况，以便于及时调整注射方向和角度。

2. 前路

消毒后，进针标志点处局部麻醉。长度为 15 cm 穿刺针垂直皮肤进针，打开神经刺激仪，电流强度为 1.0 mA。在进针过程中出现足部或小腿后侧肌群抽动收缩时，减小神经刺激仪电流。当电流减小至 0.3 ~ 0.4 mA 时仍有满意的肌群活动，注入局部麻醉药 20 mL。因为前路阻滞较臀肌后路经皮肤到达神经的距离远，且进针角度始终垂直于躯体，所以该法并不适用于术后置管镇痛。在穿刺过程中如触及骨质，多提示针尖触及股骨，此时需退出穿刺针至皮下，稍内旋患肢或穿刺点向内侧移动 1 ~ 2 cm 后再行穿刺。

超声引导的前路坐骨神经阻滞是一种较为复杂的技术，但相较于前路神经刺激仪引导，超声引导可有效降低股动脉及股神经损伤的风险。体位摆放同前，消毒后于体表定位点处，垂直放置探头以获得短轴切面图。在该区域，探头上下、左右移动找到该入路的定位标志——股骨小转子。在其内下方，坐骨神经呈现为强回声的扁平结构。观察进针深度及方向，当针尖达到坐骨神经时，注入局部麻醉药 20 mL，注射过程中可观察药物扩散情况，以便于及时调整注射方向和角度。该法较后路法穿刺针所经过的路径更长，结构更复杂，超声引导过程中如难以观察针尖位置，可配合神经刺激仪完成操作。

三、股神经阻滞

（一）解剖和阻滞范围

股神经源于腰丛，是其最为粗大的分支。因此，股神经来源于 $L_2 \sim L_4$ 神经。其在腰大肌与髂肌之间走行，穿过腰大肌外侧缘向下，在腹股沟韧带下部走行至大腿前面。在股三角，股神经、股动脉及股静脉由外向内依次排列，可用"NAVY"一词记忆。

股神经肌支支配髂肌、耻骨肌；皮支支配大腿前部、内侧、小腿内侧、足部的皮肤；关节支支配髋关节和膝关节。

（二）适应证

单独的股神经阻滞主要用于大腿前侧、膝部手术，若联合坐骨神经阻滞，则几乎可以完成膝关节以下的所有手术。Wimiie 等曾提出，在股神经阻滞时加大药物容量，可同时阻滞股神经、闭孔神经及股外侧皮神经，以达到低位腰丛阻滞的效果。但研究表明，"三合一"阻滞法对闭孔神经基本无效，在需要止血带的手术，应追加闭孔神经阻滞。股神经处留置导管，也是膝关节置换等手术术后镇痛最为常用的方法。

（三）标志和患者体位

主要体表标志为腹股沟韧带和股动脉搏动点。患者侧卧位，下肢自然伸直。如股三角区域暴露不良可垫高臀部，以便于充分暴露操作区域。体表标记腹股沟韧带轮廓，在腹股沟韧带上标记股动脉搏动点。在该波动点外侧 $1 \sim 2$ cm 处做一标记，即为股神经穿刺的体表标志。

（四）阻滞麻醉操作技术

消毒后，进针标志点处局部麻醉。穿刺针垂直皮肤进针，打开神经刺激仪，电流强度为 1.0 mA。在进针过程中，常首先出现缝匠肌收缩，此时继续进针，当出现股四头肌肌群抽动收缩并伴有髌骨上提运动时，减小神经刺激仪电流。当电流减小至 $0.3 \sim 0.4$ mA 时仍有满意的肌群活动，注入局部麻醉药 20 mL。操作过程中，可用手按住股动脉搏动点，确认针尖在其外侧探寻神经，以避免血管损伤。

超声引导的股神经阻滞体位同上，消毒后在腹股沟区横置探头以获取股神经短轴切面图。由于股神经相对表浅，通常情况下高频线阵探头可获得清晰图像。在图像中显示出股动脉，在股动脉外侧、髂筋膜内侧、髂腰肌上方显示椭圆形结构即为股神经。超声引导股神经阻滞较其他下肢神经阻滞更容易掌握，由于该部位神经相对浅表，且周围有大血管可提供准确的定位信息，因此超声引导可根据操作者习惯选用平面内或平面外技术。

四、闭孔神经阻滞

（一）解剖和阻滞范围

闭孔神经源于 $L_3 \sim L_4$ 神经，自腰丛发出后走行与于腰大肌内侧缘至骨盆，由闭孔穿出。多数人闭孔神经在穿出骨盆前分为前、后支。前支下行于短收肌、长收肌和耻骨肌之间，发出的肌支支配内收肌，皮支支配大腿内侧皮肤。后支下行于短收肌和大收肌之间，发出的肌支支配闭孔外肌、大收肌、短收肌，关节支支配膝关节及髋关节。

（二）适应证

闭孔神经阻滞用于下肢联合阻滞，以补充大腿内侧皮肤的感觉阻滞。单独的闭孔神经阻滞主要运用于膀胱电切手术中。电凝刀在膀胱侧壁操作时刺激闭孔神经，引起内收肌收缩，患者大腿内收，进而导致膀胱损伤。这类手术在手术操作前完成手术侧的闭孔神经阻滞可有效降低大腿内收的概率和幅度，降低膀胱损伤的发生率。

（三）标志和患者体位

主要体表标志为耻骨结节。患者仰卧位，下肢稍外旋。标志点位于耻骨结节下、外 2 cm 处。如行膀胱手术，可先完成椎管内麻醉并摆放手术体位，在完成手术消毒后再行闭孔神经阻滞。

（四）阻滞麻醉操作技术

消毒后，进针标志点处局部麻醉。穿刺针垂直皮肤进针，打开神经刺激仪，电流强度为 1.0 mA。在进针过程中，常首先出现内收肌群收缩，减小神经刺激仪电流。当电流减少至 0.3 ~ 0.4 mA 时仍有满意的肌群活动，推荐一侧注入局部麻醉药 10 mL。

超声引导的闭孔神经阻滞体位同上，消毒后在腹股沟区股静脉内侧横置探头以获取短轴切面图。大多数情况下，超声引导的闭孔神经阻滞仅需分辨出包绕神经的筋膜，前支在长收肌与短收肌之间，后支在短收肌与大收肌之间。采用平面内进针技术，在前支所在筋膜注入局部麻醉药 5 mL，稍退穿刺针，调整方向后到达后支所在筋膜注入局部麻醉药 5 mL。值得注意的是，该法属于筋膜内注射，并未直接定位神经，所以在药物注射过程中，应在直视下观察筋膜扩开效果，及时微调针尖位置，以确保筋膜的充分扩张。

五、腘窝坐骨神经阻滞

（一）解剖和阻滞范围

腘窝坐骨神经位于腘窝内，腘窝下界为腘窝皱褶，外界为股二头肌长头，内侧为重叠的半膜肌腱和半腱肌腱。腘窝顶部，坐骨神经在股二头肌肌腱和半膜/半腱肌腱之间的深面，腘动、静脉外侧，沿着神经向远端分出胫神经和腓总神经。

（二）适应证

同时行隐神经阻滞，用于小腿手术足和踝关节手术。

（三）标志和患者体位

患者俯卧位，膝关节屈曲30°，显露腘窝边界，其下界为腘窝皱褶，外界为股二头肌长头，内侧为重叠的半膜肌腱和半腱肌腱。做一垂直直线，将腘窝分为两个等边三角形，穿刺针从此线的外 1 cm 和膝关节皱褶上 7 cm 交点处进针。

（四）阻滞麻醉操作技术

1. 神经刺激器定位

之后如出现足内收和内旋，则阻滞效果更完善，注入局部麻醉药 30 ~ 40 mL。

2. 超声引导法

患者患肢在上侧卧位或俯卧位，将高频线阵探头置于腘窝行短轴切面扫描，通常在腘窝顶部，在股二头肌肌腱和半膜/半腱肌腱之间的深面可以找到坐骨神经，沿着神经向远端找到其分出胫神经和腓总神经的分叉处固定探头，采用平面内或平面外方式将局部麻醉药20 mL注入坐骨神经或分叉处周围。

3. 隐神经

是股神经最长的一支纯感觉终末支。在大腿中下1/3交界处，进入内收肌管，相伴而行的有膝降动脉。长内收肌、大内收肌、股内侧肌和前内侧肌间隔共同参与了内收肌管的形成。将高频线阵探头水平放置于大腿远端1/3内收管水平，可见内侧的内收肌筋膜，内含隐神经和伴行血管。采用平面内技术从外向内进针，在筋膜内注入6~8 mL局部麻醉药。

六、踝关节阻滞

（一）解剖和阻滞范围

支配足的5条神经均可在踝关节阻滞。

（二）适应证

可用于足部手术，如足跖骨截趾术。

（三）标志和患者体位

用枕头将足抬高以便于踝部两侧操作。在踝部的上界，腓深神经位于胫前肌腱与长伸肌腱之间，足背屈和第一拇趾外伸时很易触到。

（四）阻滞麻醉操作操术

穿刺针在胫前动脉外侧及上述两肌腱之间进针，直至触到胫骨，边退针边注入局部麻醉药5~10 mL。然后从内踝到外踝在胫前皮下注入局部麻醉药10 mL，如此可阻滞外侧的腓浅神经和内侧的隐神经。从内踝的后方进针，指向胫后动脉的下界，足底可有异感。针尖触到骨质后退针1 cm，扇形注入局部麻醉药5~10 mL，可阻滞胫后神经。从跟腱和外踝间中点进针，针尖指向外踝的后表面，触到骨质后稍返针并注药5 mL，可阻滞腓肠神经。

（邹　鑫）

第六节　其他神经阻滞

一、腹横肌平面、髂腹下和髂腹股沟神经阻滞

（一）解剖和阻滞范围

腹部的皮肤、肌肉由$T_7 \sim L_1$神经支配。这些躯干神经走行于腹内斜肌与腹横肌的"腹横平面"内。而在髂前上棘水平，该肌间平面走行髂腹下和髂腹股沟神经。

在腹横平面内注射局部麻醉药，可以阻滞单侧腹部皮肤、肌肉和壁层腹膜。而局部麻醉药注入髂腹下和髂腹股沟神经水平，可阻滞下腹部、腹股沟、大腿上部内侧、会阴区前部。

（二）适应证

超声引导技术的应用开展，使得无运动神经纤维的体表神经阻滞得到了快速发展，在超声直视下可准确定位神经，即便无法直视神经时，从图像上也可观察药物扩散以判断注射点是否需要调整。因此，超声引导下的腹横平面、髂腹下和髂腹股沟神经阻滞目前已成为临床

常用的区域神经阻滞技术。

腹横平面阻滞可用于剖腹手术、阑尾手术、腹腔镜手术、腹壁手术等，但该方法的腹部阻滞范围尚未得到一致结论。尽管有个案报道显示，有采用单独的腹横平面阻滞用于腹部手术，如髂腹下和髂腹股沟神经阻滞可用于腹股沟疝修补的开放手术。但临床中并不是每次阻滞都能得到完全的效果，且腹部手术对内脏牵扯造成的不适，影响了该方法的广泛应用。因此，腹横平面内阻滞目前常用于前腹部手术后的术后镇痛。

（三）标志和患者体位

1. 腹横平面阻滞

主要体表标志为肋下缘和髂棘腋前线区域。患者仰卧位，暴露出操作区域皮肤。

2. 髂腹下和髂腹股沟神经阻滞

主要体表标志是髂前上棘。患者仰卧位，暴露出操作区域皮肤。

（四）阻滞麻醉操作技术

1. 腹横平面阻滞

标记肋下缘和髂棘，消毒后使用高频线阵探头于腋前线水平显示腹外斜肌、腹内斜肌及腹横肌短轴切面图像。辨认三层肌肉结构，采用平面内进针技术，将局部麻醉药注入腹内斜肌与腹横肌之间的腹横平面。结构辨识不清时，可注射 0.5 mL 局部麻醉药观察针尖位置及筋膜扩张。可按需要在脐水平上下做多点注射以扩大阻滞范围，每侧注入局部麻醉药20 mL。

2. 髂腹下和髂腹股沟神经阻滞

标记髂前上棘，消毒后使用高频线阵探头于髂前上棘内侧显示腹外斜肌、腹内斜肌及腹横肌短轴切面图像。辨认三层肌肉结构，此处常可观察到并行排列的多个扁平椭圆形低回声区域，即为髂腹下和髂腹股沟神经阻滞。采用平面内进针技术，将局部麻醉药注入神经周围筋膜各 10 mL，并观察药物扩散，注射中及时调整针尖位置，以确保充分浸润神经。

二、胸椎旁及肋间神经阻滞

（一）解剖和阻滞范围

胸椎的两侧有一胸神经穿出走行的间隙，其内侧缘是椎体、椎间盘和椎间孔，外侧缘是壁层胸膜，后侧是肋横突。胸神经根由椎间孔穿出后，在椎旁间隙分为背侧支和腹侧支，背侧支支配椎旁，而腹侧支沿肋骨延伸形成肋间神经。

在胸椎旁间隙注射局部麻醉药，向外可覆盖同水平胸神经根甚至肋间神经，完成该神经支配的单侧肌肉和皮肤。椎旁注射时若药物向内扩散，可导致药物向上下相邻间隙扩散，甚至进入硬膜外腔。

尽管大容量的局部麻醉药行肋间神经阻滞，药物仍可能扩散至椎旁间隙，具有向上下间隙扩散的可能，但这种情况并不多见。因此，在该点注射时常形成单侧的肋间平面阻滞。

（二）适应证

胸椎旁及肋间神经阻滞主要用于肋骨、胸骨骨折的疼痛治疗；肋间神经痛、肋软骨炎、胸膜炎、带状疱疹及其后遗神经痛的治疗；胸腹部手术的术后镇痛。

（三）标志和患者体位

1. 胸椎旁神经阻滞

主要体表标志为棘突。患者侧卧位或坐位，体位摆放与椎管内麻醉体位类似。首先需要从 C_7 棘突开始，标记出患者棘突上缘直至所需阻滞的最低水平。在正中线旁 2~3 cm，平行于棘突标记做出相应标记点，即为椎旁阻滞进针点。

2. 肋间阻滞

主要体表标志是肋骨。患者侧卧位、坐位或俯卧位，体位摆放与椎管内麻醉体位类似，但俯卧位时要求患者双手自然下垂，以便于充分暴露脊柱区域的皮肤。首先以第 7 肋或第 12 肋为标志，分别描记出肋骨下缘轮廓。在正中线旁 6~8 cm，与肋骨相交处做出相应标记点，即为肋间神经阻滞进针点。

（四）阻滞麻醉操作技术

1. 胸椎旁神经阻滞

消毒后，进针标志点处局部麻醉。穿刺针垂直皮肤进针，当进针 5 cm 左右时，通常可触及骨质，即为横突，记录皮肤至横突的深度。稍退穿刺针，向上或向下调整针尖进针方向，使穿刺针越过横突 1 cm 左右后，即注入局部麻醉药 5 mL。操作过程中，应首先寻找横突，若进针过深而前端无骨质，穿刺针可能会经横突外侧或两横突之间越过横突进入胸腔。

2. 肋间神经阻滞

消毒后，进针标志点处局部麻醉。穿刺针与皮肤呈 20°~30° 向头侧进针，当进针 1 cm 左右时，通常可触及骨质，即为肋骨。调整针尖进针方向，使得穿刺针越过肋骨下缘 2~3 cm 后，注入局部麻醉药 5 mL。操作过程中，应首先寻找肋骨，避免盲目进针而致使穿刺针直接进入胸腔。

超声引导可直视椎旁间隙结构，了解是否存在变异及注入局部麻醉药后药物扩散情况，从而减少了并发症的发生。超声引导胸椎旁神经阻滞时，患者体位及标志点标记同前，超声探头先通过神经长短轴切面明确穿刺区域解剖（棘突、横突、胸膜等）。明确穿刺间隙后，通过平面内或平面外进针技术，观察进针深度。当针尖显示不清时，可推注 0.5 mL 局部麻醉药用于判断，针尖达到合适位置后注入局部麻醉药 5 mL，并在直视下观察药物扩散情况。

（邹　鑫）

第七章

复合麻醉技术

第一节　复合麻醉技术的分类

狭义的复合麻醉曾经又被称为平衡麻醉，是指在同一麻醉过程中为了达到理想的麻醉状态而同时或先后使用2种或2种以上的麻醉药物。复合麻醉与联合麻醉不同，后者是指在同一麻醉过程中同时或先后采用2种或2种以上的麻醉技术。广义的复合麻醉包括狭义的复合麻醉和联合麻醉的定义，即在同一麻醉过程中，为了达到满意的麻醉效果而同时或先后使用两种或两种以上的麻醉药物和（或）麻醉技术，最常见的有吸入与静脉复合全身麻醉、局部麻醉复合全身麻醉以及不同局部麻醉的复合。

一、复合局部麻醉技术

利用不同局部麻醉技术的优点，可形成多种不同的复合方式，临床常见的不同局部麻醉技术的复合包括：①蛛网膜下隙联合硬脊膜外腔麻醉（CSEA），主要用于膈肌平面以下部位的手术，其中以下腹部、下肢、盆腔、会阴部手术为主；②硬脊膜外腔复合区域神经阻滞麻醉，多用于手术引起内脏牵拉反射或硬脊膜外腔麻醉效果不佳时的辅助方法，如硬膜外阻滞下行胆囊切除术，出现严重的胆心反射时，联合胆囊颈部的局部浸润麻醉；硬膜外麻醉下，妇科子宫颈操作时出现迷走反射时，联合阴部神经阻滞等；③硬脊膜外腔复合局部浸润麻醉，多用于硬脊膜外腔阻滞麻醉不够完善或尚未完全显效时，或患者病情危重而又不宜在硬膜外腔内注入足够剂量的局部麻醉药时使用；④神经阻滞麻醉复合表面麻醉，常见于眼科麻醉；⑤神经阻滞复合区域阻滞麻醉，如上肢手术行臂丛阻滞效果欠佳时，可联合区域阻滞。

二、局部麻醉复合全身麻醉技术

局部麻醉根据局部麻醉药作用的周围神经范围，分为表面麻醉、局部浸润麻醉、区域阻滞、椎管内阻滞，根据需要，静脉或吸入全身麻醉可以单独或联合与这些非全身麻醉方法复合，形成连续硬膜外麻醉与静吸复合麻醉复合、连续硬膜外麻醉与静脉全身麻醉复合、连续硬膜外麻醉与吸入全身麻醉复合、神经阻滞与吸入全身麻醉复合、神经阻滞与静脉全身麻醉复合等多种麻醉方法，临床上最常见的是硬膜外麻醉与全身麻醉复合。

三、静吸复合全身麻醉技术

根据诱导和维持时使用的麻醉方法，可分为静脉麻醉诱导、吸入麻醉维持；吸入麻醉诱导、静脉麻醉维持；静脉麻醉诱导、静吸复合麻醉维持；静吸复合诱导、静吸复合维持等多种方法。临床上常用静脉麻醉诱导、静吸复合麻醉或吸入麻醉维持。随着吸入麻醉药物的进步，吸入麻醉诱导或复合麻醉诱导的使用也在日益增多。

（刘任丽）

第二节　复合麻醉的特点

一、复合麻醉的优缺点

复合麻醉不仅可避免单一麻醉方法所致的用药量大、麻醉效果不满意、不良反应多、肌肉松弛作用难以达到满意暴露术野等问题，使麻醉过程达到镇痛、遗忘、肌肉松弛、自主反射抑制、生理功能稳定的满意水平，还充分利用各种麻醉药物和技术的优点，避免或减轻各自的缺点和不足，从而大大提高围手术期的安全性。

（一）复合麻醉的优点

复合麻醉的主要目的在于充分利用不同麻醉方法和药物的优点，避免各自的缺点，以维持手术过程中患者生理功能的稳定，因此，具体不同麻醉方法或药物的复合又各有优点，但总的来说复合麻醉具有以下优势。

（1）镇痛、镇静、催眠、遗忘等麻醉效果更完善。

（2）可更有效地控制疾病、手术、心理等因素造成的应激反应，维持术中稳定的生理功能，以提高患者围手术期的安全性。

（3）麻醉诱导过程更加平稳、安全、可控。

（4）减少各种麻醉药物的用量，从而减少不良反应。

（5）更好地满足不同手术的要求。

（6）术后苏醒更加平稳、迅速、完全。

（7）其他麻醉与硬膜外麻醉复合，可术后保留硬膜外导管进行术后镇痛。

（8）减少一定的麻醉费用。

（二）复合麻醉的缺点

虽然复合麻醉有以上众多优点，临床应用也十分广泛，但在临床应用中也发现不少不足与局限，甚至使用不当时会导致严重后果。

（1）不同麻醉药物复合时，一些无益的药理效应也可能出现协同作用，如阿片类与苯二氮䓬类、阿片类与丙泊酚复合应用，呼吸和循环抑制更加明显。

（2）不同麻醉方法可能引起的并发症在复合应用时都可能出现，如所有静脉麻醉和吸入麻醉可能出现的并发症，都可能出现于静吸复合麻醉中。

（3）由于复合用药，复合麻醉的深度判断缺乏肯定性标志，掌握不当可能导致患者术中知晓或延迟苏醒。局部麻醉与全身麻醉复合时，早期局部麻醉药中毒不易被发现。

（4）虽然全身麻醉的复合能使大多数患者的苏醒过程更加平稳和安全，但药物的相互复杂作用可能使苏醒期的临床表现也更趋复杂，例如，静脉复合麻醉、静吸复合麻醉时，多种药物阈下剂量的残留作用相互叠加而出现"再抑制"现象。

（5）复合麻醉由于涉及多种麻醉药物、麻醉方法的复合，而不同麻醉药物、麻醉技术和方法对机体内环境有不同的扰乱，因此，在选用复合麻醉药物和剂量、麻醉管理等方面对麻醉医师有较高的要求。

（6）基于上述原因，复合麻醉时要求麻醉医师更全面地监控患者的生命体征和麻醉深度，因而对麻醉硬件设施要求较一般麻醉方法高。

二、复合麻醉的应用原则

复合麻醉的优点突出，其发展是现代麻醉向理想麻醉迈进的重要方式。但各种麻醉药物、麻醉方法的复合也使麻醉本身更趋复杂化，应用不当将会导致严重后果，因此，在实施过程中应遵循一定的原则。

（一）优化复合麻醉方法

不同的麻醉方法具有各自的优缺点，不同麻醉方法复合的目的就是使之相互补充，弥补各自的不足，从而使麻醉效果更加完善。手术部位、手术创伤大小、患者全身情况、外科方面的要求、患者的要求等是不同麻醉方法以何种方法为主进行复合的选择依据。

（二）合理选用麻醉药物和剂量

复合麻醉常涉及多种麻醉药物，而各种药物具有不同的药动学和药效学，药物之间又存在比较复杂的相互作用关系。在选用复合麻醉药物时，首先要深刻了解每一种药物的药理学特点，并充分考虑到药物间的协同、相加、拮抗作用以及配伍禁忌，根据患者的病理生理情况和手术的要求选择麻醉药物的种类和剂量。

（三）优化复合用药

复合药物的种数越多，药物之间的相互作用越复杂，对机体的影响就越难以预料，不良反应的可能性也越高，并且在这种情况下，临床表现不典型，将增加判断和处理的困难，影响复合麻醉的安全性和可控性，相对增加患者围手术期间的危险性。在满足手术需要的前提下，原则上应尽量减少用药的种类，避免用药杂乱无章。

（四）准确判断麻醉深度

麻醉深度的分期由于复合用药而缺乏肯定的标志，特别是在复合全身麻醉需要肌肉松弛药作用的情况下更难以判断。因此，应根据药物的药动学、药物之间的影响规律，以及循环、脑电的变化情况判断麻醉深度，合理使用麻醉药物，尽可能避免麻醉过深或过浅和由此对患者造成的不利影响。有条件的可以进行药物浓度监测。

（五）加强麻醉管理

复合麻醉可充分利用不同麻醉方法和药物的优点，减少药物的用量，减少不良反应，但复合麻醉时，不同的麻醉方法会引起不同的生理改变，多种麻醉药物的使用更增加了药物代谢的复杂性，药物间的相互作用和影响，可能使药物代谢规律发生改变，甚至出现意外的药物不良反应或累加不良反应。因此，应做好麻醉前准备，注重麻醉期间的监护和管理，及时发现问题并予以适当处理,否则可能导致严重后果。

(六) 坚持个体化原则

复合麻醉用药复杂,同时可能使用多种麻醉方法,而每例患者的具体情况又不同,所以在实际应用中必须坚持个体化原则,应根据手术部位、创伤大小、患者精神状况、全身一般情况、外科方面的要求等合理选用复合麻醉方式。

(刘任丽)

第三节 局部麻醉复合

腰硬联合麻醉(CSEA)具有蛛网膜下隙阻滞和硬膜外间隙阻滞的双重特点,既有蛛网膜下隙阻滞起效快、阻滞效果好的优点,也可通过硬膜外置管提供长时间手术麻醉及术后镇痛。

CSEA 适用于下腹部的普外科和泌尿外科手术、髋关节手术、下肢手术、妇产科手术、肛门会阴部手术和术后镇痛。硬膜外间隙穿刺部位感染或全身严重感染的患者不能应用 CSEA。活动性凝血障碍不能使用 CSEA。高血压、低血容量和心血管疾病患者应该避免应用 CSEA。脊髓损伤、缺血或炎症的患者不宜使用 CSEA。

CSEA 有单点穿刺法和两点穿刺法。单点穿刺法多选择在 $L_2 \sim L_3$ 或 $L_3 \sim L_4$ 间隙穿刺,先用硬膜外间隙穿刺针进行硬膜外间隙穿刺,进入硬膜外间隙后,使用专用的蛛网膜下隙穿刺针通过硬膜外间隙穿刺针,刺破硬脊膜进入蛛网膜下隙,并注入局部麻醉药物,退出蛛网膜下隙穿刺针后经硬膜外穿刺针进行硬膜外置管。两点穿刺法则是根据手术部位的不同来选择某一间隙实施硬膜外间隙穿刺置管,然后选择 $L_2 \sim L_3$ 或 $L_3 \sim L_4$ 间隙穿刺实施 CSEA,方法与单点法相同。

(刘任丽)

第四节 局部麻醉复合全身麻醉

局部麻醉复合全身麻醉是近年来开展的一类新的麻醉方法,其充分保留了局部麻醉和全身麻醉各自的优点,可以在较浅的全身麻醉状态下保持较好的麻醉效果。

一、硬膜外麻醉复合全身麻醉

(一) 优点

(1) 硬膜外阻滞可有效地阻断手术伤害性刺激和减缓应急反应,但又是一种不完善的麻醉,常发生迷走神经反射或手术牵拉反射,平面过高可抑制呼吸,肌松效果不理想。静脉或静吸复合全身麻醉可使患者意识消失、顺行性遗忘,能保证有效通气和肌肉松弛效果,全身麻醉达到一定的深度还能有效阻断伤害性刺激引起的不良躯体反应。两者麻醉方法复合,可减少应激反应,提高麻醉质量。

(2) 明显减少硬膜外和全身麻醉用药量,减少不良反应。

(3) 苏醒快,拔管早,术后躁动发生率低。

（4）方便术后镇痛，避免剧痛对康复的不利影响。

（5）有利于术后呼吸功能的维护。

（6）术中维持心肌氧供需平衡，对冠心病患者有利。

（二）缺点

（1）操作较复杂费时。

（2）增加创伤和发生硬膜外阻滞并发症的可能。

（3）麻醉深度掌握不好反而易造成生命体征波动，出现低血压等心血管抑制作用，尤其在全身麻醉诱导前、硬膜外局部麻醉药用量掌握不好时。

（4）过度追求"浅麻醉"，有可能造成术中知晓。

（5）麻醉期间液体用量增加，可能造成水钠潴留。

（三）适应证

凡是在单纯硬膜外麻醉下能够完成的手术，即颈以下部位的手术均为其适应证，尤其是胸腰段的手术，不仅能保证患者的安全，满足手术的需要，而且取得了良好的临床效果。

（四）禁忌证

绝对禁忌证同硬膜外阻滞。相对禁忌证则包括各种短小手术，不必采用复杂的硬膜外麻醉复合全身麻醉。

（五）操作方法

一般根据手术部位选择相应的脊髓节段进行硬膜外间隙穿刺置管，待穿刺成功或硬膜外间隙注药出现阻滞平面后，再进行全身麻醉的诱导。具体操作方法与单纯硬膜外穿刺、全身麻醉诱导过程相同。

（六）药物的使用

1. 局部麻醉药的使用

硬膜外局部麻醉药种类和浓度应根据手术的部位、患者情况、手术对麻醉的要求以及硬膜外麻醉在麻醉维持中的作用而进行选择。如胸外科的肺叶切除、纵隔手术和食管手术等，硬膜外麻醉居次要地位，复合麻醉的主要目的是减少全身麻醉药可能给机体带来的不利影响，同时也有利于术后镇痛，因此可选用肌肉松弛作用相对较弱而时间维持相对较长的局部麻醉药，如较低浓度丁哌卡因（0.250% ~ 0.375%）、罗哌卡因单独或与低浓度利多卡因混合使用。而在硬膜外麻醉起主导作用的中上腹手术，如胃、肝、胆、脾、胰等部位手术时，复合麻醉的主要目的是利用全身麻醉来消除患者心理精神因素对患者和手术的影响，可按单纯硬膜外麻醉来选用局部麻醉药的种类及浓度。而全身麻醉的维持则只需要满足镇静和耐受气管插管的麻醉深度。

2. 全身麻醉药的使用

（1）硬膜外麻醉与静吸全身麻醉复合：按照全身麻醉的要求给予足量的术前抗胆碱药及镇静药。诱导一般采用静脉麻醉药、麻醉性镇痛药和肌肉松弛药，其中麻醉性镇痛药可酌情减少。气管插管后，维持阶段可用吸入复合静脉麻醉药，其吸入麻醉药的浓度和静脉麻醉药的用量可根据心率、血压的情况进行调节。可采用间断吸入或连续低流量吸入方式，复合持续输注、靶控输注或间断输注静脉麻醉药。由于硬膜外麻醉已具有较好的镇痛和肌肉松弛作用，在麻醉维持过程中，镇痛药和肌肉松弛药用量要减少一半以上。对创伤不大的手术，甚至不追加麻醉性镇痛药。在主要手术步骤完成后，就可以考虑停用全身麻醉药，一般手术结束患者可及时苏醒，此时可安全拔管。

（2）硬膜外麻醉与静脉全身麻醉复合：其基本使用范围与硬膜外麻醉与静吸全身麻醉复合相同。这种复合麻醉方法可分为气管插管和非气管插管两种情况。气管插管的方法是在麻醉诱导和维持阶段全部使用静脉麻醉药，而不使用吸入麻醉药。非气管插管的方法包括硬膜外麻醉复合神经安定镇痛药和基础麻醉复合硬膜外麻醉。前者一般用于中、下腹部及下肢手术，如阑尾炎切除术、肠梗阻肠端切除术或下肢手术等。后者适用于不能配合手术和麻醉的小儿患者，一般先行氯胺酮基础麻醉，再进行硬膜外麻醉，主要用于婴幼儿手术，但目前应用此方法有减少趋势，大多在此基础上置入喉罩。

（七）注意事项

（1）避免全身麻醉诱导与硬膜外麻醉峰效应重叠，以减少对循环功能的抑制，但有时也利用这一点来减轻插管时的心血管反应。在时间较充裕的情况下，应先给予硬膜外试验量，确定有麻醉平面后再实施全身麻醉为佳。

（2）避免同时追加全身和硬膜外麻醉药，从而避免由此引起的生命体征的波动。

（3）手术过程中应根据病情变化、手术需要等相应调节全身和硬膜外麻醉各自在麻醉过程中的地位。

（4）全身和硬膜外麻醉用药量均相应减少，避免麻醉过深引起苏醒延迟，但同时也要避免麻醉过浅、术中知晓的发生。研究表明，椎管内神经阻滞也显示有直接镇静效应，能够显著降低同等镇静所需的药量，在保证足够的麻醉深度下，利多卡因椎管内麻醉可降低七氟醚用量的34%；行硬膜外阻滞抑制伤害性刺激所引起的运动反应时所用的利多卡因的量可使七氟醚的 MAC 减少50%。有条件的可运用脑电双频指数（BIS）、脑电非线性指数（ENI）等手段进行麻醉深度监测，从而在保证麻醉需要的前提下减少麻醉药用量。

（5）麻醉诱导和维持方法以及用药不应千篇一律，应根据手术的需要、患者的病理生理特点及变化等灵活使用。

二、其他局部麻醉复合全身麻醉

如臂丛和颈丛神经阻滞等与吸入或静脉全身麻醉复合。常用于局部麻醉效果不佳、患者过度紧张、小儿等患者不能配合时。在给予足够量的静脉或吸入麻醉药后，应注意保持呼吸道通畅，必要时仍应进行气管插管或置入喉罩，以策安全。

（杨麦巧）

第五节　吸入与静脉复合全身麻醉

吸入与静脉复合全身麻醉又称为静吸复合麻醉，具体方法有多种。由于静脉麻醉起效快、维持时间短、对呼吸道无刺激性、患者舒适易接受，且吸入麻醉的深度易于控制和管理，故临床上常采用静脉麻醉诱导，吸入麻醉或静吸复合麻醉维持。术前准备与一般的全身麻醉相同。随着七氟醚等新型吸入麻醉药的出现，吸入麻醉诱导或静吸复合诱导在临床上的应用也逐渐增多。

一、麻醉诱导

1. 静脉诱导

一般采用静脉全身麻醉药、麻醉性镇痛药和肌肉松弛药复合，静脉全身麻醉药多为丙泊酚 1.5~2.5 mg/kg 或咪达唑仑 0.02~0.05 mg/kg。麻醉性镇痛药以芬太尼为主，诱导剂量一般为 2~4 μg/kg，也可用舒芬太尼、瑞芬太尼、阿芬太尼以及依诺伐等。肌肉松弛药除经典的琥珀胆碱外，维库溴铵、泮库溴铵、罗库溴铵、阿曲库铵等用于静脉麻醉诱导也逐渐增多。这些新型的非去极化肌肉松弛药不仅起效快、效果好、没有去极化肌肉松弛药引起的一系列不良反应，还具有中时效的肌肉松弛效果，因此在临床应用逐渐广泛。

2. 吸入、静吸复合诱导

由于经济费用高、操作复杂、患者不易接受等原因，这两种方法在临床应用相对有限，前者主要用于小儿麻醉，后者用于气管插管困难的患者。有研究者观测意识消失时间、诱导期间呼吸暂停发生率、诱导并发症、第一次喉罩插入成功率、患者满意度等指标，将七氟醚和丙泊酚的诱导效果进行比较，经 Meta 分析后得出，七氟醚和丙泊酚具有相似的诱导效应，但由于七氟醚术后恶心、呕吐发生较频繁，患者不满意倾向稍多，丙泊酚作为理想的麻醉诱导药仍然更具优势。

二、麻醉维持

1. 吸入麻醉维持

气管插管后，用吸入麻醉药维持麻醉。一般吸入 1~2 MAC 的挥发性麻醉药，常用恩氟烷和异氟烷，吸入浓度为 2%~3%，可同时吸入 50%~66% 的氧化亚氮，麻醉效果更好。目前已有麻醉效能更强、不良反应更小的挥发性麻醉药七氟烷和地氟烷用于临床。

2. 静脉麻醉维持

在麻醉诱导成功后，主要依靠静脉麻醉药、麻醉性镇痛药、肌肉松弛药维持麻醉。如吗啡或芬太尼复合麻醉、氯胺酮静脉复合麻醉以及神经安定镇痛麻醉等。目前临床上常用的丙泊酚复合瑞芬太尼进行靶控输注是较为理想的静脉麻醉维持方式。

3. 静吸复合麻醉维持

此法为目前国内常用的方法之一。此法或以吸入麻醉为主，辅以静脉麻醉或静脉复合麻醉；或以静脉麻醉或静脉复合麻醉为主，辅以吸入麻醉。例如，临床上常用的异氟醚丙泊酚（或咪达唑仑）—芬太尼（或瑞芬太尼）—维库溴铵复合模式中，异氟醚 1%~2% 吸入，丙泊酚 2~4 mg/（kg·h）或咪达唑仑，维库溴铵间断静脉注射以维持麻醉。其中异氟醚和丙泊酚可使患者意识消失，芬太尼提供镇痛，咪达唑仑可保证患者术中无记忆，维库溴铵使手术区域及呼吸肌肉松弛，从而便于手术和人工呼吸，同时还可通过调节吸入麻醉药的浓度维持适宜的麻醉深度。

三、注意事项

（1）实施静脉复合麻醉，应充分掌握各种麻醉药的药动学、药效学及不良反应，同时还应掌握药物之间的相互作用，根据需要，有时应避免药物的协同效应，有时需利用药物间的拮抗作用，或反之。根据患者的病情及手术要求合理选用不同静吸麻醉的复合方式，尽可能以最少的麻醉药用量达到最完善的麻醉效果，并将各种麻醉药的不良反应控制在最小范围，不能盲目扩大药物的适应证，做到合理、安全用药。

（2）为了确保患者安全，除短小手术、不用肌肉松弛药的手术外，实施静吸复合麻醉时均应进行气管内插管。

（3）静吸复合麻醉时，经典的乙醚麻醉分期已不适用，必须结合多种征象进行综合判断，有条件者可应用麻醉深度监测仪，如 BIS、ENI 等。必须确保一定的麻醉深度下使用肌肉松弛药，以避免术中知晓的发生。

（4）所有静脉和吸入麻醉可能出现的并发症都可能出现于静吸复合麻醉，因此，应高度警惕各种相关并发症的发生。

（5）静吸复合麻醉时药物的相互作用可能使苏醒期的临床表现更为复杂，应严格把握气管内导管的拔管指征，警惕多种药物残留作用叠加而致"再抑制"现象。

（6）为了使麻醉维持和苏醒衔接紧密，应根据各种药物的药效学特点及时停用长效药物，而改用七氟烷、地氟烷、氧化亚氮、丙泊酚、瑞芬太尼等苏醒迅速的麻醉药，手术结束时再停用这些短效药物，使患者迅速而平稳地苏醒。

（杨麦巧）

第八章

眼科手术麻醉

第一节　眼科麻醉基础与特点

一、眼的解剖基础

眶深度是视神经管前缘至眶下缘中点的距离，一般为 26.0 ~ 55.0 mm。眶上裂常在其中部且宽度最大，在其前部两侧缘逐渐汇合，可形成梭尖形、圆顶形或窄裂隙形的前端。眼与神经系统的解剖生理关系非常密切，球后麻醉一般采用眶下缘中外 1/3 交界处穿刺、向眶尖方向进针的方法，常规进针深度为 25.0 ~ 35.0 mm。眼神经阻滞是由眶上缘外侧（眶上裂前端前方）穿刺至眶上裂前部阻滞眼神经，一般进针 36.0 mm 以上即可达到眶上裂。如果眶上裂前端为窄裂隙形（宽 1 ~ 2 mm），当穿刺针头达到眶上裂后仍不容易探触到眶上裂。筛前神经麻醉是在眶上内角处穿刺、向后进针至筛前孔处阻滞筛前神经，筛前孔至眶内缘距离约为 15.6 mm，可作为进针深度参考。眶下神经阻滞麻醉常用方法是由眶下孔向眶下管进针。

眼肌有上直肌、下直肌、内直肌和外直肌，眼肌与其他骨骼肌不同，一个眼肌有数个神经肌接头，使用琥珀胆碱使眼肌痉挛性收缩持续时间较一般骨骼肌长。眼的神经是睫状长神经和睫状短神经，位于视神经外侧的睫状神经节内，形成神经丛后支配虹膜、睫状体、巩膜感觉，由三叉神经的眼支终末支睫状神经支配角膜感素，以及瞳孔开大肌、瞳孔括约肌和睫状肌的运动。动眼神经支配上直肌、下直肌、内直肌和下斜肌的运动。滑车神经支配上斜肌的运动。展神经支配眼外展肌的运动。面神经支配眼轮匝肌（眨眼动作）。在拇内收肌和眼裂肌群对比研究中，多数结果显示拇内收肌比眼轮匝肌和皱眉肌对非去极化肌肉松弛药更敏感。临床监测拇内收肌反应尚未完全恢复时，患者即可出现闭眼和皱眉的动作。因此，在进行眼部精细手术时，非去极化肌肉松弛药的用量要达到拇内收肌的强直刺激后计数（PTC）为 1，才能防止眼球运动。

二、眼心反射

眼心反射（OCR）是由于眼部受到刺激引起的心动过缓、心律失常或心脏停搏。在眼科手术中牵拉眼外肌时，90% 的患者可出现眼心反射，心律失常发生率可达 32% ~ 82%。在儿童手术中发生率较高。因手术牵拉眼外肌、眼球操作、眼压增高，OCR 最多发生于眼肌手术（斜视矫正）、视网膜剥离修复及眼球摘除术，球后阻滞麻醉及球后出血时也可诱发。眼心反射常见的心律失常为心动过缓，也有出现房性期前收缩或室性期前收缩二联律、结性节律、房室传导阻滞甚至心脏停搏。只要持续存在相关刺激，心律失常可反复发生。导致眼心反射发生率增高的因素有术前焦虑、麻醉减浅、缺氧、低血压和眼肌张力增高等。兴奋传入径路为：睫状神经节三叉神经的眼支→三叉神经节→第四脑室的三叉神经核。迷走神经是唯一的传出神经，因此眼心反射常同时伴有恶心、呕吐。

术中连续监测心电图，根据反射的严重程度进行治疗，如心动过缓或偶有异位节律而血压稳定，可不需治疗，出现严重心律失常应暂停手术刺激，如不能自行消失，则需静脉注射抗胆碱能药（阿托品 15 $\mu g/kg$），阿托品剂量不宜太大，以免诱发快速心律失常。

三、眼压

（一）正常眼压

眼压（IOP）是眼内容物对眼球角膜和巩膜产生的压力，巩膜无伸缩性，使眼球顺应性（弹性）差。眼内容积的细微变化可明显影响眼压。正常眼压波动在 10 ~ 20 mmHg 范围内。眼压取决于房水产生和排出的平衡，其影响因素有脉络膜血流量变化、玻璃体体积和眼外肌张力。眼内小梁阻止房水外流的阻力可能是保持眼压于正常范围的因素，但其调控机制尚不明确。生理范围的动脉血压波动对眼压的影响十分微弱，但持续性的高血压会导致眼压增高，低血压的发生也会使眼压明显下降。另外，静脉压的变化对眼压会产生较大的影响。眼内小血管扭曲致静脉阻塞，可影响房水外流和吸收，增加了脉络膜血管容量，从而使眼压增加。低氧血症通过舒张脉络膜血管使眼压增加。脉络膜动脉在高碳酸血症时舒张，在低碳酸血症时收缩，从而调节眼容积和压力。下列因素使眼压在正常范围内略有波动：体位，仰卧位时升高 1 mmHg；昼夜节律变化，2 ~ 3 mmHg；血压波动、低血压使眼压降低，而高血压时眼压增高 1 ~ 2 mmHg；呼吸，深吸气时眼压降低达 5 mmHg。

（二）房水循环与房水循环异常

房水是一种充满眼球前房和后房的澄清液体，总量约 0.3 mL。房水主要由睫状体中睫状突毛细血管的非色素上皮细胞分泌产生，平均分泌速率约 2 $\mu L/min$。房水通过扩散及分泌进入后房，越过瞳孔到达前房，再从前房的小梁网进入 Schlemm 管，然后通过集液管和房水静脉汇入巩膜表面的睫状前静脉，排入海绵窦及颈静脉，回流到血液循环。另有少部分从房角的睫状带经由葡萄膜巩膜途径引流和通过虹膜表面隐窝吸收。房水引流取决于流动的阻力和巩膜外静脉的压力。

眼内容积变化主要取决于房水及眼球血管（尤其是脉络膜血管），房水的生成与引流决定其容积。房水循环的改变可致眼压增高，称为青光眼。房水引流通道的阻塞是青光眼常见原因，青光眼极少因房水生成异常增多所致。急性青光眼系因引流房水的前房角突然堵塞，常伴有前房角解剖学狭窄。慢性青光眼常隐性发病，尽管在疾病早期周边视野渐进性消失，但前房角仍保持开放，同时小梁功能亦正常，慢性青光眼可能是先天性的，有家族史或随年龄增长而发病增多。眼压剧增时有碍脉络膜和视网膜血供及角膜的代谢，可发生视网膜缺血和角膜透光度减退的危险。对重症闭角型青光眼控制眼压尤其重要，眼压增高可使视盘血流减少而导致失明。术中"眼球开放"时，前房压力与大气压相等，后房压力占优势，当二者压差过大，伴晶体屏障的破坏，可产生玻璃体挤出，甚至严重出血。

脉络膜血管构成眼内容可变异的重要部分，在眼球内的作用酷似颅内血管。如同后者一样，麻醉药通过颅内血管影响颅内压，也会影响左、右眼压。过度通气（低碳酸血症）引起脉络膜血管收缩并降低眼压，通气不足（高碳酸血症）使脉络膜血管扩张并致眼压增高。低氧血症使眼球血管扩张而增高眼压。急性静脉淤血影响房水回流常引起眼压剧增。中枢神经系统可通过改变眼外肌张力、内分泌激素水平及血流动力学状态影响眼压。

（三）麻醉与眼压

许多药物改变房水生成与引流，进而影响眼压，眼压变化的程度又与给药途径和速度有关。

1. 全身麻醉药

吸入麻醉与静脉麻醉药对眼压作用迅速而明显。肌内注射、口服或直肠给药对眼压影响较小。多数药物显示其使用剂量与眼压相关，药物起始效应最小，然后迅速呈线性，出现平台效应，此时再增加剂量对眼压影响减弱或不增强效应。

吸入麻醉药降低眼压的机制包括减少房水产生、促进房水排出、中枢神经抑制及动脉血压降低。正常二氧化碳分压下异氟烷、七氟烷麻醉使眼压降低约40%，用恩氟烷时降低约35%。氧化亚氮能使体内气泡体积增大，如果在眼内存在气泡的情况下使用了氧化亚氮，可导致眼压极度升高以及视网膜中动脉闭塞而引起永久性失明。根据气体的类型、浓度还有体积的不同，眼内的气泡可能会存在2～3个月。因此，在使用氧化亚氮麻醉前，一定要确保眼内气泡已经完全被吸收或者确保在玻璃体视网膜手术过程中气泡不会注入眼内。这需要在手术前、手术中与眼科医师密切沟通。

较深的吸入麻醉或硫喷妥钠麻醉，出现剂量相关的眼压降低30%～40%。阿托品如静脉或眼内用药，可使瞳孔散大，眼压升高，故青光眼患者不用。而阿托品常用剂量0.4 mg肌内注射后，仅小剂量0.000 4 mg被眼内吸收，对闭角型青光眼眼压影响不大。氯胺酮有明显增高眼压作用，多数认为与其增高血压有关。氯胺酮会造成眼球和眼睑震颤，因此应谨慎应用于眼科手术中。在一些研究中发现，使用地西泮或哌替啶肌内注射，注射氯胺酮后成人的眼压几乎没有变化。应用氯胺酮麻醉，有20%可不同程度地抑制呼吸或出现低氧血症，麻醉过程中应吸氧，常规监测血氧饱和度，密切监测呼吸，在区域麻醉中这些监测很重要。

2. 肌肉松弛药

在眼球开放处伤手术中应用琥珀胆碱一直是存在争议的。在眼部正常的手术中，使用琥珀胆碱诱导1～4分钟后常会使眼压升高6～8 mmHg。而气管插管会进一步增高眼压。一般在操作结束后5～7分钟眼压会降至正常。在开放性眼球损伤中，由于琥珀胆碱会使眼外肌痉挛收缩致眼压升高，甚至可能致眼内容脱出，尽管眼压升高的现象出现在肌肉痉挛之后，但琥珀胆碱的应用还是被认为会影响眼内容物。另外，琥珀胆碱会造成脉络膜血流增加，中心静脉压升高，房水流出阻力增高。预先用适量非去极化肌肉松弛药，辅用地西泮和利多卡因不能完全消除琥珀胆碱增高眼压的作用。尽管如此，对眼球穿透伤预先用非去极化肌肉松弛药的患者，未见有应用琥珀胆碱引起玻璃体脱出的报告，眼球穿透伤患者麻醉诱导中是否用琥珀胆碱尚有争议。总的来说，对眼球穿透伤与青光眼应忌用琥珀胆碱。

非去极化肌肉松弛药阻滞眼外肌张力使眼压降低，对眼穿透伤患者气管内麻醉前经评估无气道困难可能时，可单选中短效非去极化肌肉松弛药。

情绪激动、屏气或在全身麻醉诱导不平稳时都使球内静脉淤血而增高眼压,咳嗽、恶心、呕吐、Valsalva 试验(压迫颈内静脉)或激动可使眼压增高至 30~40 mmHg。

3. 麻醉操作

麻醉面罩或手指压迫、眼眶肿瘤等外力压迫、眼外肌牵拉或球后出血等亦使眼压增高。置入喉镜和气管插管会对眼压产生较大的影响。在眼部正常的手术中,该操作可使眼压瞬间增高 10~15 mmHg,合用琥珀胆碱眼压会进一步升高。在术前预防性应用硝苯地平或加深麻醉可以减弱气管插管对眼压的升高作用。

应用喉罩在置管和拔管时对眼压变化较气管插管和拔管时影响小,但对头面部的眼科手术,喉罩控制气道并不妥善。用纤维支气管镜经喉罩观察,9% 的患者可清晰地发现食管开放,提示麻醉过程有胃内容反流可能,而且眼部手术开始后麻醉医师不易对呼吸道进行管理。故对眼科手术,特别是急诊饱胃的患者不主张采用喉罩。

动脉血二氧化碳分压对眼压有很大影响,过度通气造成低碳酸血症,通过影响脉络膜血流使眼压降低。

4. 手术操作

当眼球开放伤时,眼压会降低,甚至降到大气压力水平。这时需要关注的是脉络膜和玻璃体的相对体积。如果在眼球开放时该体积增加,那玻璃体有可能损毁。但外界对眼球的压力导致玻璃体变形也会导致眼压增加。注意眼科手术中,开放眼球过程应避免眼压升高。眼压极低时又妨碍白内障手术时人工晶体植入,对角膜移植手术操作亦产生困难,所以维持正常的眼压在眼科手术中很重要。

四、眼科用药的全身作用

眼科局部用药,药物经眼结膜吸收缓慢,但经鼻泪管以至鼻黏膜表面吸收犹如静脉用药,会更快出现作用。麻醉医师应了解围手术期眼科用药药理特点,尤其是全身作用和不良反应,术中行相应的监测和治疗。

围手术期眼科局部运用扩瞳药,如去氧肾上腺素,肾上腺素,β 肾上腺素能受体阻滞药,如噻吗心安,α_2 肾上腺素能受体激动药,如阿泊拉、可乐定,抗胆碱酯酶药,如碘化二乙氧磷酰硫胆碱(Echothiophateiodide),毒蕈碱激动药,如阿托品与东莨菪碱,碳酸酐酶抑制药,如乙酰唑胺等。药物经迅速吸收后可很快出现相应的全身不良反应,诱发心血管系统症状。

去氧肾上腺素扩瞳药浓度超过 5% 时扩瞳作用不再增强,10% 的去氧肾上腺素 1 滴含5 mg(100 mg/mL ÷ 20 滴/mL)可引起严重并发症,如心肌梗死,其他如高血压、反射性心动过缓及心律失常。

局部用 2% 肾上腺素可减少房水分泌并改善其引流,降低开角型青光眼眼压。1 滴溶液含肾上腺素 0.5~1.0 mg,吸收后可引起高血压、心动过速、室性期前收缩和面色苍白。

β 肾上腺素能受体阻滞药噻吗心安可减少房水分泌,不影响瞳孔大小,患者可感头晕目眩、疲乏、定向障碍,对中枢神经系统有抑制作用。因 β 受体阻滞作用引起心血管功能失调,包括心动过缓、心悸、心脏传导阻滞及心力衰竭,个别有加重哮喘作用,尤需注意有用于新生儿引起呼吸暂停的报道。

阿泊拉、可乐定用于治疗青光眼可使房水分泌减少,改善引流,吸收后全身作用有明显镇静及嗜睡，长期用药可能发生高血压反跳。

碘磷灵是长效抗胆碱酯酶药，用于治疗青光眼，使瞳孔缩小，促进房水引流，作用持续达 4～6 周，停药后 3 周血浆胆碱酯酶活力仅维持正常值的 50%。如使用琥珀胆碱，可致相对过量，作用时间延长 2～3 倍。酯类局部麻醉药（普鲁卡因、氯普鲁卡因）也使肌肉松弛药作用明显延长，宜选用酰胺类局部麻醉药（利多卡因、布比卡因、啰哌卡因）。

毒蕈碱激动药有长效扩瞳作用。1% 阿托品 1 滴含 0.2～0.5 mg；0.5% 东莨菪碱 1 滴含 0.2 mg，对小儿及老年患者都可出现全身症状，如心动过速、面色潮红、口渴及皮肤干燥。东莨菪碱可使老年患者出现激动不安。

碳酸酐酶抑制药乙酰醋胺干扰房水生成，降低眼压，静脉注射 3 分钟起效，20～30 分钟达最大效应，持续 5～6 小时，除了可致代谢性酸中毒及排钠、排钾外，长时期用药可发生消化不良，对肾脏疾病，脱水及血钠、钾失衡患者应慎用或忌用。

控制眼科局部用药浓度与剂量，眼内给药后压迫眼内眦以阻止药液进入鼻泪管，可减少鼻黏膜对药物的吸收，预防眼内用药所致的全身不良反应。

五、眼科手术麻醉特点

（1）高龄以及婴幼儿居多，而且常伴有不同的并发症，如高血压、冠心病（心绞痛）和糖尿病等。小儿常伴有先天性畸形，如先天性心脏病。这些都影响麻醉手术的安全性，对此应重视术前评估。

（2）术中要求严格制动，因不经意活动可损伤眼显微解剖结构，严重者可致盲。要求充分镇痛和保持眼球静止。

（3）眼内手术需控制眼压，避免解剖移位，影响手术和疗效。

（4）成人眼科手术绝大多数可在局部麻醉（区域阻滞）下手术，因此要重视对特殊病情的监测和治疗。

（5）急症眼外伤手术，尤其是小儿，常存在饱胃情况。

（6）患者由于失明，更易有焦虑不安心理，应关注其心理和行为状况。

（7）头面部手术术野小，且有手术巾覆盖，全身麻醉时必须保持气道通畅，急诊、小儿及饱腹患者更应提高警惕。

（8）监测与防治眼心反射，减少麻醉用药和操作对眼压的影响。

（9）注意眼科用药的全身效应，手术中严密监测生命体征。

（10）苏醒期避免呛咳、恶心、呕吐。无论选用何种麻醉方式，都需要达到以上的麻醉管理目标。

（赵　丽）

第二节　眼科手术麻醉要点

一、麻醉前准备

（一）术前访视

眼科手术患者年龄分布有两个极端，成人以 60 岁以上老年白内障患者为主，随社会人口老龄化，80 岁以上高龄患者亦趋增多，由于老年患者常伴各种系统性疾病，如高血压、冠心病、糖尿病、慢性阻塞性肺疾病（COPD）、关节炎、骨质疏松、脑血管病、帕金森病、老年痴呆症、肾功能不全、前列腺肥大及肝脏疾患，心血管病与糖尿病需长期治疗，因高龄及视力障碍又使有关系统性疾病未能实施正规治疗，全身情况不佳，给手术麻醉增加了风险。小儿中以婴幼儿先天性白内障及青光眼为主。不少婴幼儿先天性眼病常伴其他系统性先天性畸形，先天性心脏病发病率高，先天性斜视时肌病发病率增高，亦易发生恶性高热。这两类患者的并存疾病无疑都要求麻醉医师在手术前对病情认真评估，制订个体化的麻醉方案。

术前评估应包括：了解眼病诊断。内科系统疾病史、化验、检查资料，不能自理的老年人和小儿，其家属常能补充提供更完善的资料。对并发症应评估病情是否处于最稳定状态以及近期药物治疗剂量与用法，将患者手术前情况调节到尽可能佳的状态，如血压、血糖、电解质等。糖尿病患者注意控制血糖，避免严重高血糖或低血糖。收缩压大于 180 mmHg 和（或）舒张压大于 110 mmHg 的高血压患者，建议延迟择期手术。口服抗血小板或抗凝药物，如阿司匹林、华法林等的患者，应该根据患者具体情况决定是否停药。对非住院手术患者可记录术前评估、围手术期和术前用药；根据患者情况和麻醉方法的不同补充相应检查项目，如心电图、胸部 X 线摄片、肺功能、心脏超声等。有高危系统性疾病但又必需接受眼科手术的患者，应充分评估心肺功能，术前对家属详细阐述可能发生的高危或意外情况，如心力衰竭、心肌梗死、严重心律失常等，同时应取得患者理解和配合，根据术前评估决定术中监测和麻醉处理方案。

（二）麻醉前用药

用药目的是镇静、镇吐、减少分泌和稳定眼压，根据患者病情、年龄、体重决定用药并辅用必要的内科药物。

阿托品、东莨菪碱和格隆溴铵都可减少呼吸道分泌，有镇吐作用。阿托品并有防治眼心反射效果。斜视手术等术后恶心、呕吐发生率高，呕吐又影响眼压，对眼内手术中及术毕不利，东莨菪碱不宜用于老年患者。吩噻嗪类药和氟哌利多神经安定类药有镇静、镇吐作用，氟哌利多、甲氧氯普胺还可用于治疗术后恶心、呕吐。术前用药选择应权衡药理作用利弊得失，如吗啡、哌替啶有镇静作用，但尤其对女性易致恶心、呕吐，对眼科手术不利，宜与镇吐药辅用，非住院手术患者应忌用该镇痛药。青光眼术前静脉滴注 20% 甘露醇可减少房水生成并降低眼压。

二、麻醉选择和处理

眼科手术根据患者年龄、心理状态（合作程度及对手术和麻醉的焦虑）、手术特点、住院或非住院手术分别选用区域阻滞麻醉或全身麻醉。按惯例局部麻醉都由手术医师实施，即使在麻醉技术设施较好的综合性医院及眼科中心，对成年人而言，局部麻醉是眼科手术首选方法。

（一）区域阻滞麻醉

区域阻滞麻醉分为结膜囊表面麻醉和球后神经阻滞两种。

1. 结膜囊表面麻醉

滴注法表面麻醉用1%丁卡因、0.75%布比卡因或4%利多卡因。每5～10分钟结膜囊滴注1次，共3次，必要时辅用1%利多卡因1～2 mL结膜下注射。

2. 球后神经阻滞

（1）方法：注射法局部麻醉已成为老年多发病——白内障手术（白内障超声乳化摘除及人工晶状体植入术）的主选方法。球后阻滞是将总量大于10 mL的局部麻醉药（2%利多卡因+0.5%或0.75%布比卡因1∶1混合液+1∶200 000肾上腺素+5 μL/mL透明质酸酶）注入球后锥形眼眶内。通过CT研究观察局部麻醉穿刺针定位及局部麻醉药扩散范围，在眼球固定向前凝视位经颞下球后穿刺注药（用专用短斜面25G、长36 mm眼科局部麻醉针），局部麻醉药扩散至球后及球周围间隙并向前可进入眼睑，球后阻滞可麻痹第Ⅲ、Ⅳ及Ⅵ对脑神经。睫状神经节及睫状神经、眼外肌均同时阻滞。

在视神经眼眶入口处硬膜分为两层，壁层硬膜融合为（眼）眶骨膜，脏层硬膜披覆视神经成为视神经鞘向前延续为Tenon包膜。因此，球后阻滞注药部位介于眶尖（锥形眼眶的顶部）和眶隔（沿整个眶缘附着的纤维膜，与上睑的提上睑肌和下眼睑的睑板相连）二者之间，实质是眶硬膜外阻滞麻醉。球后阻滞只需局部麻醉针超过眼球中纬线（相当于眼球赤道线），局部麻醉药就能直接浸润到球后间隙，达到足够的眼科手术麻醉要求，注药后10分钟出现麻醉作用，少数患者（约10%）可能需重复注药阻滞1次。

（2）并发症：如熟悉解剖与麻醉方法谨慎操作，球后阻滞并发症罕见，但也有可能出现严重并发症，如眼心反射、巩膜穿孔、眼球刺破、视神经损伤、球后血肿、局部麻醉药误入脑脊液阻滞脑干（球后呼吸暂停综合征），后者需急救，支持呼吸、循环至麻醉作用消失。对解剖异常的眼球应特别警惕，如眼轴长度大于26 mm的近视眼。在眼球后麻醉期间，麻醉药进入上颌窦可以是自然的、医源性或外伤缺陷性的。眼球后麻醉并发症可能是严重的，甚至是致命的。所以，出现问题应及时发现并积极治疗，避免产生不良后果。文献记述眼球后麻醉引起的中枢神经系统并发症，可能导致患者精神状态的变化，以及颤抖、呼吸暂停、癫痫发作、昏迷、恶心、呕吐，甚至心搏、呼吸骤停。根据报道，眼球后麻醉引起呼吸停止的发病率在0.09%～0.79%，甚至更高。脑干阻滞的发病率在1∶350和1∶500。大多数情况下，中枢神经系统并发症的发病机制认为是麻醉药的直接扩散；但在某些情况下，发生的原因可能是麻醉药误入血管内，特别是注药几秒后相关症状立即出现。

解剖学与放射学的研究表明，在眼球后麻醉期间，麻醉药可沿硬膜外下腔扩散到视神经中枢。有个案报道，患者麻醉后在脑脊液中发现麻醉药的代谢产物。眼球后麻醉的2～40分钟出现相关症状，严重的并发症是无可预计的，所以，缓慢注药、注药前回抽、生命体征的维持与监测是必要的。

（二）麻醉监控镇静的管理

麻醉监控镇静（MAC）是指患者接受局部麻醉或无局部麻醉的情况下，由麻醉医生对患者进行镇静、镇痛并对其进行生命体征监测，MAC 对眼科手术极为有效。眼科手术的特点和非住院手术麻醉对质量和效率的考量已成为首要问题，对此，麻醉医师已探索出有效、快速、平稳、良好的麻醉用药方法，即可控、恢复迅速、不良反应少，并在严密监测下实施麻醉处理，为手术创造了良好的条件。

局部麻醉药神经阻滞操作时间短，但进针时的疼痛或作用欠佳时，患者可发生焦虑不安、心动过速及血压升高，有时可致其他并发症或意外。据 2 217 例白内障序贯手术患者比较其全身麻醉与区域阻滞麻醉死亡率与重大并发症发病率二者之间无明显差异。关键是根据患者的个体情况选择最适合的麻醉方法。局部麻醉手术中很少出现血氧饱和度降低、血流动力学波动，术后恶心、呕吐较少，术后有镇痛作用。全身麻醉辅用局部麻醉对眼科手术无明显应激反应。但对有严重心肺疾患的患者，应尽可能避免采用全身麻醉，这些患者更易发生术后恶心、呕吐，可考虑选择"监测下的麻醉处理"。监测下的麻醉处理的首要目的是镇痛、镇静并稳定血流动力学，使患者安静不动。

监测下的麻醉处理选用镇痛、镇静、抗焦虑药以及催眠剂量的丙泊酚，使患者安静嗜睡，全程（以至苏醒）监测心电图、无创血压、动脉血氧饱和度并吸氧。丙泊酚和短效阿片类药联合用药，可达到眼科手术监测下麻醉处理的要求。

瑞芬太尼（或芬太尼）镇痛时效短，血流动力学稳定，二者配伍使用，可使小剂量用药作用互补并避免不良反应，丙泊酚并有镇吐作用，同时拮抗阿片类药的恶心、呕吐作用。通常停药后 10 分钟内可恢复至原有意识状态，撤离手术室时就可准备离院。亦适应非住院手术和连台手术要求。该方法因手术中未行气管插管，呼吸监测很重要，最好能利用一种非气管插管呼气末二氧化碳监测吸氧装置，在吸氧的同时监测呼气末二氧化碳，可根据呼气末二氧化碳曲线及时发现呼吸抑制，该方法比血氧饱和度监测可更早地反映呼吸抑制情况。

（三）全身麻醉

1. 全身麻醉

适应证包括：①婴幼儿及不能合作的小儿手术；②成人长时间视网膜手术（大于 3 小时）；③不能合作（智力障碍）或运动障碍（震颤、帕金森综合征）患者；④不能平卧的患者；⑤要求眼肌完全松弛制动的手术；⑥颌面损伤伴眼球穿透伤，不能实施区域阻滞的患者；⑦高度近视（眼球前后径增大），凝血障碍等。

2. 选择气管插管

全身麻醉时，需关注老年患者并存心肺疾病，肝、肾功能下降，应选择对循环和肝、肾功能影响小的麻醉药，如咪达唑仑、芬太尼、依托咪酯、丙泊酚、顺阿曲库铵，吸入麻醉药异氟烷和七氟烷均能降低眼压，也是麻醉维持的选择药物。麻醉维持中如常规辅用区域阻滞麻醉，则既可以减少全身麻醉药的用量，又可起到手术后镇痛的效果。丙泊酚可明显降低术后恶心、呕吐发生率。右美托咪定（DEX）是一种新型的高选择性 α_2 肾上腺素能受体激动剂，可产生剂量依赖性的镇静、镇痛和抗焦虑作用。因其具有稳定血流动力学、抑制交感神经和减少麻醉剂与阿片类药量的作用，已在临床实践中显示出一定的优越性和应用价值。不给予负荷剂量持续输注右美托咪定可避免循环波动，尤其适合危重或老年患者，但对血压偏低、心率偏慢的患者应慎用。眼内及显微手术时即使发生轻微活动或躁动，也可能发生眼内组织损伤的灾难性后果，所以应维持良好的肌肉松弛，有条件时监测肌肉松弛药的阻滞效果，维持 PTC 为零的较深肌松状态。眼科全身麻醉手术应在适当深麻醉条件下拔管，所谓适当深麻醉指患者在清醒前即予拔除气管导管。应避免用传统拔管术——全身麻醉减浅、吸痰诱发呛咳、挣扎、苏醒、完成拔管，该过程增加眼压，甚至诱发眼内解剖异位，影响手术效果。吸痰应在肌肉松弛药作用未消失时进行，在肌松作用消失后，自主呼吸恢复，潮气量、呼吸频率接近正常，血氧饱和度在脱机状态下能维持正常范围，维持一定深度的镇静、镇痛，在平静状态下拔管，避免吸痰拔管引起的挣扎、呛咳反应，对循环的干扰小。"适当深度麻醉"时患者处于记忆缺失、镇痛及镇静状态，胸腹式呼吸慢而规律，此时拔管对气管刺激反应最小，但因气管反射未恢复，故应警惕有误吸的可能，拔管后应在麻醉恢复室继续严密监测生命体征，直至患者意识完全清醒，方可送回病房。对饱腹的急诊患者不宜选择"适当深度麻醉拔管术"。

（赵　丽）

第三节　常见眼科手术麻醉

一、开放性眼外伤

开放性眼外伤的患者多伴有饱胃，因此反流误吸的风险增加。建议使用快速顺序诱导或改良的快速顺序诱导来实施麻醉。但要注意喉镜和插管时的心血管抑制和眼心反射。拔管时宜保持患者侧卧位，尽量清醒拔管，但围手术期应避免眼压突然升高，以免眼内容物膨出，造成失明。小儿以及因颌面损伤伴眼球穿透伤不能实施区域阻滞的患者需实施全身麻醉。全身麻醉诱导气管插管和术毕拔管可能发生呕吐、反流误吸意外，全身麻醉处理不当使眼压升高，可能导致玻璃体脱位的危险。应警惕有无其他重要脏器损伤。全身麻醉宜选快诱导气管内插管，尽管琥珀胆碱辅助气管插管暴露满意，但可使眼压与胃内压增高。对眼球穿透伤避免使用琥珀胆碱，为此，可先用非去极化肌肉松弛药预处理方案，再用琥珀胆碱不引起眼压升高，适用于眼球穿透伤或饱胃急诊手术，并为麻醉界普遍接受及认可，此后未见有因该预处理方案引起玻璃体脱位的有关报道。非去极化肌肉松弛药中起效快速的罗库溴铵是较理想药物，1.2 mg/kg 的剂量静脉注射后约 1 分钟（0.6 mg/kg 给药后需 60～90 秒）可供插管，不增高眼压，缺点是该剂量肌松作用维持时间长，为 45～60 分钟。

二、斜视手术

斜视手术患者发生恶性高热的风险以及术后恶心、呕吐的发生率增加，术中容易发生眼心反射。多数斜视患者会合并其他先天性疾病。避免使用氯化琥珀胆碱。非去极化肌肉松弛药，不会诱发恶性高热，更适用于这类患儿的麻醉。

三、白内障和青光眼手术

（一）白内障摘除术麻醉

患者常合并心血管疾病、糖尿病以及肺部疾病等其他疾病。小儿多为先天性白内障，术中可能发生眼心反射，应注意监测血压、心率，并酌情给予相应处理。白内障摘除术时间短和微创，多数在球后神经阻滞下完成，但老年心血管疾病等患者术中应吸氧并加强监测。对于先天性白内障的小儿或不能合作的患者，可以选择全身麻醉。

（二）青光眼手术患者麻醉

青光眼分为开角型（慢性）和闭角型（急性），后者需急症手术，开放房角，降低眼压（IOP），挽救病眼视力。围手术期需用降低眼压药物。处理要点：围手术期持续缩瞳，避免静脉充血，警惕抗青光眼药物和麻醉药物之间的相互作用。避免咳嗽、恶心、呕吐。一般剂量阿托品因瞳孔扩大，对开角型和闭角型青光眼 IOP 影响较小，但东莨菪碱作用较阿托品强，闭角型青光眼患者不可使用。禁用肾上腺素、胆碱能阻滞药、氯胺酮、琥珀胆碱和安定类镇静药。

四、视网膜手术

视网膜手术通常时间较长，可以在局部麻醉或全身麻醉下完成。若诱发眼心反射，应立即停止手术刺激，直到患者心率恢复正常。可以使用阿托品或格隆溴铵抑制迷走神经反射。全身麻醉过程中使用氧化亚氮，应在眼球注气前 15 ~ 20 分钟停止吸入。如果没有及时停用，氧化亚氮可快速进入六氟化硫气泡，眼球内气体小泡会迅速膨胀，增加 IOP；同样，停用后，氧化亚氮快速地弥散出六氟化硫气泡，导致气体小泡快速缩小而失去支撑视网膜的作用。一般气泡在眼内存留时间为 10 ~ 28 天，这段时间内如要进行全身麻醉仍应避免使用氧化亚氮。手术过程中应控制好 IOP，以免产生脉络膜出血等并发症。

五、小儿眼科手术麻醉

小儿最常施行的眼科手术包括眼附属器（斜视、睑下垂）、眼前段（急性异物）手术。除手术外，还有各种常需反复进行的检查，如测眼压、眼科检查等。小儿年龄不应作为手术禁忌证，有手术指征时，均应根据小儿年龄、解剖、生理、病理特点选择麻醉方法和麻醉用药。

（一）麻醉前准备

1. 麻醉前访视

应向最了解小儿体质、喂养、既往史的家属获取有关信息及病史。特别应注意小儿体质情况，有些眼病是少见的先天性综合征并发多种畸形，如斜视手术眼心反射及恶性高热发生率增高（后者小儿 1 : 15 000，成人 1 : 50 000）。Lowe 眼脑肾综合征可与白内障或青光眼并存，肾损害后可致水、电解质紊乱和药物排泄障碍。先天性白内障可与先天性心脏病并发。访视时尤需全面收集多项资料或建议补充特殊检查。特别注意的是，小儿手术前应避免上呼吸道感染，哪怕是卡他症状，也不可小视。因为小儿呼吸道的解剖特点，少量的分泌物也会导致麻醉后呼吸道阻塞。特别是不做气管插管的静脉或肌内注射麻醉，更易发生呼吸道不通畅、血氧饱和度下降，如处理不及时，可导致生命危险。

2. 禁饮禁食

小儿禁食的时间：在麻醉诱导前 2 ~ 3 小时，可饮用清液体；禁食母乳 4 小时；奶制品禁食 6 小时；固体食物禁食 8 小时。应尽量避免由于长时间禁食带来的不利影响。小儿禁食的时间与年龄、体重、营养状况有关。

（二）麻醉前用药

抗胆碱能药：阿托品 20 μg/kg，口服、静脉注射、肌内注射都不影响血药浓度。镇静药：咪达唑仑口服糖浆溶液，上海交通大学医学院附属儿童医学中心采用咪达唑仑针剂和甜味糖浆混合液作为手术前口服用药，常用剂量0.25～0.50 mg/kg，最大剂量为15 mg，可达到很好的镇静效果，小儿也容易接受。氯胺酮3～5 mg/kg，但应注意氯胺酮可升高眼压。

（三）麻醉方法和管理

与头部手术一样，小儿的头侧交给了眼科医师，所以麻醉医师应根据手术时间的长短、呼吸道是否能有效控制选择麻醉方法。无论选择何种麻醉方法，麻醉前都应仔细检查麻醉机呼吸回路、气源、吸引设备、监测仪器并设定报警上下限及报警音量。准备气管插管用具。

1. 对短时间小手术不需气管插管

可选用氯胺酮静脉注射1～2 mg/kg或肌内注射4～6 mg/kg，联合咪达唑仑0.05～0.10 mg/kg。注意氯胺酮可致呼吸道分泌物增加，术前用药应常规使用阿托品。虽然氯胺酮有轻微升高眼压的作用，但在临床工作中，小儿眼部手术仍在应用，必须在用药前了解患儿眼压的情况并与眼科医师沟通，注意眼压的轻微变化是否对手术有影响。手术中要保持呼吸道通畅。监测脉搏血氧饱和度、血压，常规吸氧。因未行气管插管，呼吸道的管理很重要，可采用非气管插管呼气末二氧化碳分压（PetCO$_2$）监测吸氧装置，在吸氧的同时监测呼气末二氧化碳，根据呼气末二氧化碳曲线，可及时发现呼吸的变化，该方法比血氧饱和度监测可更早地反映呼吸抑制情况。这对小儿不插管的麻醉更有价值。

2. 时间较长的手术考虑气管插管全身麻醉

在一般的小儿麻醉均会选择氯胺酮，因其有眼压增高的作用，较长时间的眼科手术慎重选择。麻醉诱导可选用咪达唑仑0.2～0.3 mg/kg、芬太尼2～3 μg/kg、肌肉松弛药罗库溴铵0.6～1.2 mg/kg行气管插管，也可采取复合吸入七氟烷完成诱导。麻醉维持可用静吸复合麻醉。3岁以上小儿可用丙泊酚诱导2 mg/kg，12～18 mg/（kg·h）维持。小儿七氟烷麻醉中注射右美托咪定0.5 μg/kg（输注时间大于10分钟），可明显减少麻醉后躁动及麻醉苏醒期间的血流动力学变化，且不增加不良反应。右美托咪定具有镇静、镇痛和抗焦虑作用，麻醉中应用可减少麻醉性镇静药的用量，没有呼吸抑制作用。全身麻醉手术常规辅用球后阻滞为主的区域麻醉，可减少全身麻醉药用量。小儿手术中应输注含糖平衡液，4～5 mL/（kg·h）。

压力调节容量控制模式（PRVC）适用于没有自主呼吸的婴幼儿，小儿潮气量一般为5～7 mL/kg，呼吸频率30～40次/分钟。通气量儿童为120～130 mL/kg，婴儿为130～150 mL/kg。通气量还应以呼气末二氧化碳在正常范围进行适当调节。

注意固定好气管导管，检查导管与麻醉机的各连接口是否接紧，防止脱落。手术中监测心电图、无创血压、动脉血氧饱和度、呼气末二氧化碳分压、直肠或鼻咽温度，避免低氧血症、高碳酸血症，以尽量减少眼内血管容量的变化对眼压的影响。如果手术时间长，还应监测尿量。

3. 术后管理

眼科手术应避免拔管时的呛咳导致眼压增高，所以应注意以下方面。①拔管指征：肌肉松弛药作用消失（可以应用新斯的明与阿托品拮抗非去极化肌肉松弛药的作用，不会引起眼压增高），自主呼吸恢复，潮气量接近正常，吸氧浓度降低的情况下，血氧饱和度维持正常，在"适当深度麻醉"状态下拔管。②恶心、呕吐的处理：3岁以下患儿恶心、呕吐发生率较高。吸入麻醉药是发生恶心、呕吐的高危因素，丙泊酚的使用则可有效降低术后恶心、呕吐。还可使用药物预防恶心、呕吐的发生，氟哌利多有很好的止吐作用，但使非住院手术小儿离院时间可能延迟。预防恶心、呕吐药物的常用剂量见表 8-1。③镇痛：充分的镇痛对于控制眼压和预防出血也是很重要的。④恢复摄食：完全苏醒可以少量饮水，2 小时后可进少量易消化的食物。根据恶心、呕吐的情况决定是否停止输液，一般在第一次进食后方可停止输液。

表 8-1　预防恶心、呕吐药物的常用剂量

药物	常用剂量
地塞米松	150 μg/kg
甲氧氯普胺	0.5 mg/kg
多拉司琼	350 μg/kg
恩丹西琼	50~100 μg/kg
氟哌利多	50~75 μg/kg

六、手术室外操作和日间手术麻醉

理想的手术室外操作和日间手术麻醉应具备的特点：①手术时间短，1 小时以内；②麻醉过程平稳；③手术后患儿恢复快而完全；④无麻醉后并发症；⑤很好的术后镇痛。对于一些小儿有时不能很好地配合眼部的检查，如眼压测定、眼部拆线等，需要在麻醉下完成。日间手术多数患儿往往手术当天才到医院，需进行必要的麻醉前评估，了解既往病史，发育情况，特别要向家属说明小儿麻醉前禁食的重要性。大多数手术室外操作仅需适当镇静即可，但有时手术时间延长或刺激加大，术中需加深麻醉，所以不论手术时间长短，均需准备必要的抢救药物和设备，如氧气、吸引器、面罩、人工呼吸器、插管用具、血氧饱和度监测仪等。咪达唑仑、氯胺酮、丙泊酚都是可选的麻醉药物。麻醉结束，小儿离院时的状况也应关注，小儿应完全清醒后方可离院，并向家属交代相关注意事项，如告知要避免呕吐，嘱发生呕吐时应采取的体位及可进食的时间等。

七、其他眼科手术麻醉

（一）角膜移植手术

角膜移植手术分为全层和板层角膜移植，仰卧位手术时间较长。成人合作患者可在局部麻醉下完成。紧张、不能耐受长时间手术或有咳嗽症状者以及小儿应实施喉罩通气全身麻醉。

（二）眼肿瘤手术

良性肿瘤可在局部麻醉或麻醉监控镇静的管理下完成。复杂及小儿眼肿瘤手术需实施全身麻醉。恶性脉络膜黑色素瘤在全身麻醉下进行手术，估计手术出血多，必要时行控制性降压。术中严格制动，维持血流动力学稳定，确保手术顺利完成。

（李　林）

第四节　眼科围麻醉期并发症

一、眼科手术的并发症

（一）出血

多发生于既往有血管疾病的患者。预防出血的措施包括：高血压患者术前应经过内科的正规治疗并将血压控制在理想状态；需行局部神经阻滞的患者，应尽量选择球周神经阻滞；对需行球后神经阻滞的患者，应在穿刺后手指压迫眼球一段时间；术中避免患者眼球的活动。

（二）眼球穿孔

多见于高度近视、既往有视网膜粘连或眼眶狭窄凹陷的患者。

（三）视神经损伤

多是由于视网膜中央动脉阻塞引起，眼压（IOP）升高，压迫视网膜，是造成视网膜中央动脉阻塞的常见原因。早期发现和及时治疗是关键，包括静脉给予乙酰唑胺、呋塞米、甘露醇、激素类药物，或经视神经外科减压等。

（四）麻醉过程中的眼损伤

主要表现为术后眼痛。暴露在外的角膜特别容易磨损。可采用涂抹眼膏、麻醉中用胶带闭合眼睑、麻醉苏醒期不让患者揉眼等措施以减少角膜磨损。急性青光眼可能由于散瞳药物的使用造成。患者俯卧，外在压力作用于眼球时易引起缺血性眼损伤。手术及麻醉过程中应使用合适的头圈以避免外来压力对眼球的压迫。眼科手术过程中，患者意外的活动多由于咳嗽或对气管导管的反应所引起，易造成眼的损伤。

二、非眼科手术的眼部并发症

围手术期视力丧失是一种罕见的潜在性和灾难性的并发症。

（一）肾移植后眼部并发症

主要与年龄、引起肾衰竭的原发病、体内毒性物质的长期累积及激素和免疫抑制剂的长期应用有关。血液透析可造成自发性脉络膜上腔出血，引起眼压的急性升高。由于慢性肾衰竭患者需长期血液透析，一旦存在浅前房和房角窄等解剖特点，每次透析后均可能出现眼压升高。肾移植后患者可发生开角型青光眼。

（二）俯卧位的眼部并发症

脊柱手术和颅后窝患者因手术需要，常被安置于俯卧位，因摆放不当或忽视对患者眼部的保护，术后常引起眼部并发症。应正确放置头架并注意术中体位，用海绵垫条保护，避免压迫眼球和摩擦误伤眼部。危险因素可能与作用于眼球的直接压力导致眼压升高，超过了视网膜的灌注压有关。另外，高血压、糖尿病、神经外科手术时间、麻醉药的肌肉松弛作用等均可能导致脊柱外科手术患者术后出现眼部并发症甚至失明。

（三）鼻窦内镜手术眼部并发症

发生率为5.7%~6.5%，其中大部分为眼部并发症，包括纸样板损伤、内直肌损伤、鼻泪管损伤、眼眶血肿、视力丧失等。错误辨认解剖结构或术中出血较多，术野不清楚，操作时带有一定盲目性，这些均容易导致并发症的发生。在内镜蝶窦手术时发生的视神经损伤往往导致严重的后果；眼部并发症多为手术过程中的误伤所致，但有部分眼部并发症的发生，如中央眼动脉痉挛，可能与局部麻醉用药有关。局部麻醉用药不当造成眼部并发症的可能原因是：①在局部麻醉剂中加入过量的血管收缩剂，有可能造成眼部血管的痉挛；②局部麻醉剂中加入的血管收缩剂不足，引起术中出血过多、视野不清，导致手术误伤；③局部麻醉效果欠佳时，患者常因疼痛不能良好配合手术而造成误伤。因此，选择合适的麻醉方法对于眼部并发症的预防具有重要意义。

（四）麻醉手术后失明

1. 暂时性失明

氯胺酮引起的暂时性失明虽较少见，且不留后遗症，但仍会给患者带来一些不良影响，有关其具体机制，目前尚无定论。有学者认为与丘脑特异投射系统受抑制有关，氯胺酮选择性地直接作用于外侧膝状体、视辐射和皮质视觉区，而产生所谓的皮质盲。也有学者认为应从微循环的角度来解释，可能与氯胺酮所致视网膜微动脉收缩、血细胞聚集、血液淤滞有关。这种情况可随着氯胺酮代谢排出、低血容量纠正或趋于正常后消失，患者视力也随之恢复。因此，对于明确的青光眼或其他眼病史患者，应尽可能地选择其他的麻醉药和麻醉方法。

2. 缺血性失明

文献报道，麻醉手术后可并发缺血性失明，主要原因为较长时间失血性低血压休克，使眼动脉血流灌注不足。另外，也可由于体位使眼部受压、中心静脉压过高，以及体外循环后眼中央静脉栓塞致失明。术后缺血性失明的预后较差，如缺血性视神经病变是脊柱手术后视力丧失的最常见原因，大部分患者是相对健康的。96%的病例失血量在1 000 mL以上，麻醉持续时间超过6小时。对接受长时间俯卧位脊柱手术以及心脏手术的患者，应在术前告知其视力丧失的风险。应提高警惕，加强防护。

（李　林）

第九章

神经外科手术麻醉

大脑是人体的中枢，颅脑在受到损伤或出现病变的情况下极易导致严重后果，甚至对患者生命造成威胁。对于理想状况下的颅脑外科手术来说，通常要求患者麻醉处理过程应平稳、迅速，血流动力学能够保持稳定，患者脑代谢与颅内压得到有效控制而不致增加，保持脑灌注压，且对神经系统无明显不良反应。停药后患者能够快速清醒而无伴发的精神症状或兴奋状态，同时也无呼吸抑制及药物残余效果。

第一节　神经外科手术麻醉基础

一、脑代谢、脑血流和颅内压

脑代谢包括糖代谢和能量代谢。脑代谢每分钟需要耗氧量占全身总耗氧量的20%；正常情况下，脑组织主要依赖糖的有氧氧化供给能量，而脑中糖原含量很少，所以必须依赖血糖的供应。血糖下降50%即可导致昏迷，任何原因引起脑组织血流急剧减少或中断时，脑内可利用的氧将在6～7秒内消耗殆尽，流向脑的血流中断几分钟即可导致死亡。温度升高，脑代谢及脑耗氧量增加；温度降低，脑代谢及脑耗氧量降低，脑血流也随之降低。

脑血流量（CBF）等于脑灌注压（CPP）除以脑血管阻力（CVR）。CPP等于平均动脉压（MAP）减去颅内压（ICP）或中心静脉压（CVP），即 $CPP = MAP - ICP$。正常脑组织每分钟CBF约为750 mL，占心排血量的15%。当MAP在70～150 mmHg时，脑血管随血压变化而舒缩，即脑血流的自动调节机制。PaO_2 在50～400 mmHg范围内波动时，脑血流不变；低于50 mmHg，脑血管扩张，脑血流增加；高于400 mmHg，脑血管收缩；$PaCO_2$ 降低使脑血管收缩，并对抗低氧血症的脑血管扩张作用，但 $PaCO_2$ 低于25 mmHg，合并低氧血症时，可加重低氧血症对脑细胞的损害。$PaCO_2$ 在25～55 mmHg时，正常成人的脑血容量可以发生约20 mL的变化。

ICP是指颅腔内容物对颅腔壁的压力。颅腔内物主要由脑组织、血液和脑脊液组成。ICP的变化受多种生理因素的影响。

二、麻醉对脑血流、脑代谢和颅内压的影响

麻醉过程中影响脑血流、脑代谢和颅内压的因素包括体位因素、通气方式、气道吸引、

体温、液体管理和血压管理等。各种麻醉方法和麻醉技术对脑血管自身调节和对二氧化碳反应性的抑制程度均不相同，因此对脑血流和颅内压的影响也不尽相同。

（一）吸入麻醉药

在低于 1MAC 浓度下，对 CBF 影响很小，随着呼气末吸入性麻醉药浓度的增加，出现不同程度的脑血管扩张。吸入 60%～70% 氧化亚氮可以产生脑血管扩张和 ICP 升高，使脑耗氧代谢率（$CMRO_2$）增加。当与静脉麻醉药联合使用时，可以减弱或阻断这种与氧化亚氮相关的 CBF 和 ICP 增高。氧化亚氮可引起或加重张力性气颅，造成气栓和 ICP 急剧增高。挥发性麻醉药随着吸入浓度的升高，通过直接扩张血管作用使 CBF 逐渐增加，直到发生全身性低血压，导致 CPP 减低，甚至使脑血管自动调节功能减弱或消失。但挥发性麻醉药可能使脑血管仍保持对二氧化碳的反应性，使颅内顺应性下降的患者（颅内大面积挫伤、血肿等）增加脑缺血的危险。安氟烷可使 $CMRO_2$ 呈剂量依赖性降低。4%～5% 的安氟烷可以引起脑电图等电位，而且易诱发癫痫发作，癫痫发作时可使脑代谢增加 400%。1.6MAC 异氟烷使 CBF 增加 1 倍，高浓度异氟烷会使 ICP 增加。异氟烷可以降低脑代谢率，与其他挥发性麻醉药相比，扩血管作用较轻，因此是一种适用于神经外科麻醉的药物。1.5% 七氟烷对 CBF、ICP、CVR 及 $CMRO_2$ 无明显影响，此时脑血管对二氧化碳的反应性仍敏感。地氟烷对脑的影响与异氟烷类似。

（二）静脉麻醉药

大部分静脉麻醉药以剂量依赖方式引起 CBF 和 $CMRO_2$ 降低，并与中枢神经系统抑制相一致。巴比妥类由于抑制中枢神经的电活动而最大限度地降低 $CMRO_2$，至今仍是神经保护的主要药物之一。氯胺酮是静脉麻醉药物中唯一能够兴奋脑功能的药物，可以使 CBF、$CMRO_2$ 和 ICP 均增加。因为氯胺酮兴奋大脑边缘区和丘脑，有致幻和致抽搐作用，会引起相应的脑电图改变，脑深部电极可记录到癫痫脑电波，并引发癫痫发作。丙泊酚、依托咪酯和苯二氮䓬类药物对脑血流和脑代谢的影响与巴比妥类药物类似。丙泊酚对 CBF 的作用强于对脑代谢的作用，有显著性的抗惊厥作用，并且消除半衰期短，适用于神经外科麻醉。小剂量的依托咪酯即可诱发癫痫患者癫痫灶活性，因此有癫痫史患者应避免使用。苯二氮䓬类药物可以安全地用于颅内压升高的患者。

（三）麻醉性镇痛药

对脑血流和脑代谢影响轻微，但大剂量时可以诱发癫痫活动。$PaCO_2$ 正常时，吗啡能使 CBF 减少，ICP 降低；但当 $PaCO_2$ 升高时，CBF 增加，ICP 升高，且吗啡易产生延迟的镇静作用，不适用于神经外科麻醉。哌替啶的代谢产物去甲哌替啶可诱发癫痫，神经外科患者应慎用。

（四）利多卡因

可以降低 CBF、$CMRO_2$ 和 ICP。可预防各种不良刺激引发的急性颅内压升高，也可用于预防气管内插管时的应激反应。应防止利多卡因重复给药产生的神经毒性引起的惊厥。

（五）肌肉松弛药

对脑血管和颅内压无直接的作用。神经外科麻醉选用肌肉松弛药时，要考虑患者的病理生理改变、肌肉松弛药的心血管作用以及组胺释放程度。非去极化肌肉松弛药对脑血管的影响是通过组胺释放。组胺可引起 MAP 降低，导致 CPP 降低，同时扩张脑血管、升高颅内压。筒箭毒碱释放组胺的作用最强，泮库溴铵、阿曲库铵、维库溴铵等组胺释放作用很小。去极化肌肉松弛药琥珀胆碱静脉注射后，颅内压通常会小幅度升高，持续数十秒，数分钟后开始回落。加深麻醉或预先应用非去极化肌肉松弛药可以预防颅内压升高。

（张　兵）

第二节　神经外科手术麻醉要点

颅脑手术的麻醉管理包括使患者镇静、遗忘和制动，控制颅内压（ICP）和维持脑灌注压，以及创造适宜的手术条件，故颅脑手术麻醉要求：①诱导和维持平稳；②保持气道通畅；③降低颅内压；④维持水和电解质平衡；⑤尽快使患者清醒，拔除气管导管，以便进行神经系统的评估。

一、术前准备

1. 呼吸系统

控制急、慢性呼吸道感染，观察颅底病变是否对呼吸造成影响，记录呼吸频率、幅度、形式，有无呼吸道梗阻表现。常规进行血气分析，了解有无低氧血症或高碳酸血症及酸碱平衡失调。对术前已出现呼吸困难者，要分清病因，如系颅内高压引起，应降低颅内压，并调整头位以保持呼吸道通畅，必要时尽快行气管内插管和人工辅助呼吸。如患者昏迷、脑损伤严重或伴有颅内出血，估计术后难以在短期内清醒，宜尽早行气管切开术。脑外伤误吸患者，在气管插管或切开后尽早清理呼吸道，进行呼吸道冲洗及抗感染治疗，以减少术后呼吸系统并发症。

2. 循环系统

尽可能控制血压，治疗心律失常，改善心功能。注意有无长期应用脱水剂所造成的血容量不足，维持正常血容量。一般闭合性脑损伤、颅内肿瘤患者极少出现低血压、休克，但颅脑外伤合并严重的其他损伤，如肝破裂、脾破裂、大骨折等，常会出现低血容量性休克，应及时输液、输血。急诊患者术前尽可能纠正血容量。

3. 水、电解质和酸碱平衡

颅内肿瘤患者可能长期限制液体，进食差，应用脱水剂及类固醇激素，从而造成水、电解质紊乱，故对此类患者术前应常规行动脉血气分析及血电解质检查，并尽可能纠正。长期颅内压增高、频繁呕吐、不能进食者，在脱水治疗的同时补充电解质，配合输液、输血、血浆或白蛋白，特别注意纠正低钾血症，改善全身状况后再行手术。

4. 内分泌系统

（1）糖尿病可并发酮症酸中毒、高钾血症和低钠血症，并发症主要包括冠状动脉、脑血管和外周血管病变。也可产生心肌缺血、直立性低血压、胃肠蠕动减弱和膀胱张力下降等。术前应纠正酮症酸中毒或高渗性昏迷。手术应尽可能安排在早晨第一例手术，术前应维持血糖水平在 6.8 ~ 11.0 mmol/L，糖尿病患者胃排空延迟，应预防误吸。

（2）垂体疾病常见有垂体腺瘤引起功能亢进，表现为肢端肥大症；垂体卒中等引起垂体功能减退；神经垂体分泌抗利尿激素不足引起尿崩症。肢端肥大症患者由于口唇、舌、会厌、声带等软组织过度生长，引起气管插管困难和声门下气管狭窄。术前必须认真评估气道，面罩通气与气管插管常会遇到困难，需做好纤维支气管镜或逆行气管插管的准备。垂体功能低下者围手术期必须给予糖皮质激素治疗。尿崩症患者应密切监测尿量、血容量、水和电解质，尤其是血钠的变化，如有异常，应尽可能予以纠正。

5. 肝肾系统

术前尽力纠正包括凝血障碍、未控制的腹水、水和电解质失衡、肾衰竭、肝性脑病和营养不良等。肝肾功能障碍可导致麻醉药药动学和药效学的变化，故麻醉诱导和维持所需剂量应根据患者反应确定，同时由于低碳酸血症和正压通气都可减少肝血流，故全身麻醉患者应注意通气量的调节。

二、麻醉前用药

颅脑手术患者麻醉前用药应慎重，有颅内压升高的患者不必使用。颅内血管疾病、脑动脉瘤患者需要镇静，可于术前 30 分钟肌内注射苯巴比妥钠 2 mg/kg，东莨菪碱 0.3 mg。应避免使用麻醉性镇痛药。

三、麻醉选择

（一）气管插管全身麻醉

有效的面罩通气是麻醉诱导安全的保证，避免高血压、低血压、低氧、高碳酸血症和呛咳。静脉诱导药常以咪达唑仑（0.05 mg/kg）和异丙酚（1~2 mg/kg）或依托咪酯（0.2~0.3 mg/kg）；麻醉性镇痛药常用芬太尼（5~10 μg/kg）。肌肉松弛药常用 2~3 倍 ED_{95} 罗库溴铵，气管插管前静脉注射利多卡因（1~1.5 mg/kg）可减轻气管插管引起的心血管反应和 ICP 升高。神经外科手术时难以接近气道，应加强气道管理，体位安置后检查呼吸音是否对称，气道压力和阻力是否正常，以及通气量是否适宜。呼吸回路所有的接头处应保证紧密连接。在颅骨和硬膜切开后麻醉应适当减少麻醉药剂量。长效麻醉性镇痛药和镇静药在手术结束前 1 小时应避免使用，以利于手术结束后神经系统检查和防止术后长时间反应迟钝和通气不足，可用吸入麻醉药异氟烷、七氟烷或地氟烷，也可用短效静脉麻醉药维持麻醉，以减少术中知晓及控制高血压。术中间断给予肌肉松弛药以防止患者躁动。肌肉松弛药作用应维持到头部包扎完毕。术毕，应使患者尽快苏醒，避免呛咳、挣扎。血压升高者除加深麻醉外，也可用抗高血压药治疗。

（二）局部麻醉

局部麻醉主要用于硬膜下血肿、头皮肿块等不进颅腔的手术及内镜或立体定向手术。目前最常采用利多卡因，常用浓度为 0.5~1.0% 加 1:（200 000~400 000）肾上腺素，最大剂量不超过 500 mg。年老体弱者局部麻醉药用量应减少，以免发生局部麻醉药不良反应。罗哌卡因由于其毒性低、时效长，应用逐渐增多，常用浓度为 0.25%~0.50%，最大剂量不超过 200 mg。

四、术中管理

(一) 呼吸、循环管理

1. 呼吸

测定呼吸频率、潮气量、气道压以及吸入气和呼出气的氧、二氧化碳和麻醉气体的浓度，并常规监测脉搏血氧饱和度，较长时间手术宜定时行动脉血气分析，以便调整通气、氧合、酸碱平衡的情况，尤其要关注控制性降压和低温麻醉，以及出血较多的患者。

2. 循环

对手术创伤大、出血多、时间长和拟行控制性降压和脑血管手术的患者，应用桡动脉穿刺直接动脉测压，深静脉穿刺置管监测中心静脉压，术中不定时统计输入的晶体液量、胶体液量以及出血量、尿量等。

3. 肾功能

术前常规留置导尿，定时观察尿量，其可作为脏器灌注的重要指标，并可间接判断循环容量。

(二) 维持麻醉平稳

采用静吸复合麻醉，镇静药、镇痛药与肌肉松弛药联合应用，以保证术中麻醉平稳和易于调节、管理。静脉麻醉药均可降低颅内压，但颅内压很高或脑血管对 CO_2 失去反应及低碳酸血症时过度通气可使降颅压效果不明显。1.5 MAC 七氟烷比 1.5 MAC 异氟烷吸入麻醉药期间，动态脑自动调节功能保护较好，但大于 2.0 MAC 七氟烷可导致脑血管自主调节功能失调；地氟烷在 1.5~2.0 MAC 时，会引起颅内压轻度升高。一般认为吸入麻醉药浓度低于 1 MAC 时，可安全地应用于颅脑手术。

(三) 输血、补液

颅脑外科手术中补液总体原则是维持正常的血容量，并形成一个恰当的血浆高渗状态。晶胶体比例为 1∶1~2∶1，晶体液以醋酸林格液为最佳，胶体液可选用羟乙基淀粉和明胶制剂，并根据出血量和血细胞比容决定是否输血。估计出血较多的患者（>600 mL），应考虑进行血液稀释、自身输血和血液回收。

五、术后复苏

手术麻醉结束后气管拔管原则为患者清醒，呼吸、循环功能稳定、平衡，方可考虑拔除气管导管。术后需要保留气管导管的情况见于：脑干实质及邻近区域手术后有呼吸功能障碍者；后组脑神经损伤，出现吞咽困难或呛咳反射明显减弱者；颈段和上胸段脊髓手术后呼吸肌麻痹或咳嗽无力者；严重颅脑外伤伴有脑脊液鼻漏或口鼻出血者；经蝶窦垂体手术或经口斜坡手术后压迫止血或渗血较多，尚未完全清醒者；其他原因引起的呼吸功能障碍，术后需要机械通气者。

麻醉手术期间常规生命体征监测包括心电图、脉搏血氧饱和度、动脉血压及呼气末二氧化碳分压。脑电双频指数（BIS）用于全身麻醉深度监测，与镇静深度有较好的相关性，可应用以维持稳定的镇静深度。

（张　兵）

第三节　常见神经外科手术麻醉

一、颅内动脉瘤

颅内动脉瘤系指脑动脉壁的异常膨出部分，病因多为先天性畸形，其次是感染和动脉硬化。是引起自发性蛛网膜下隙出血（SAH）的最常见原因。30%～50%的患者在SAH后容易发生低血容量，且程度与临床分级和颅内高压程度相关；另外，SAH患者可能存在中枢性盐丢失综合征，术前应尽可能纠正，治疗包括输注等渗或高渗盐水以改善脑灌注。

患者手术治疗前，对一般情况较好的患者可在严密监测下静脉给予小剂量镇痛药（芬太尼25～50μg）或苯二氮䓬类药物（咪达唑仑1～2mg）。一般情况较差的患者不给予术前给药。麻醉诱导期的关键问题是预防动脉瘤破裂，诱导过程要保持平稳，抑制气管插管时的呛咳反射及其引起的高血压，保证足够的脑灌注压，降低动脉瘤跨壁压的变化。除了氯胺酮和氯化琥珀胆碱不宜使用外（因为有可能引起短暂突然升高的颅内压），其他常用静脉麻醉药都可以应用。麻醉维持一般常联合应用丙泊酚、麻醉性镇痛药、非去极化肌肉松弛药和（或）<1MAC的吸入麻醉药。维持一定的麻醉深度，调控血压，降低脑组织张力。手术期间，在显微镜下进行动脉瘤操作期间，用硝普钠、艾司洛尔、尼卡地平、异氟烷进行控制性降压，可降低动脉瘤壁张力，有利于手术操作，降低动脉瘤破裂的机会，术中应维持麻醉平稳。

麻醉苏醒期应特别注意避免呛咳、屏气、二氧化碳升高和高血压。一般情况较好的患者手术结束后可在复苏室拔除气管导管。在拔管时要特别预防血压升高，较常用的方法为气管拔管前静脉注射利多卡因1～2mg/kg和（或）艾司洛尔0.5～1.0mg/kg及尼卡地平0.5mg。颅内动脉瘤手术后脑血管痉挛的发生率很高，术毕不要急于催醒，避免刺激引起的呛咳、高血压及高碳酸血症等不良反应，尽量维持苏醒过程平稳，减少术后并发症。

二、动静脉畸形

颅内动静脉畸形（AVM）是一种先天性非肿瘤性的血管异常。其发病部位在幕上远比幕下为多。AVM的最大危险性是出血、癫痫和神经功能缺损。

AVM麻醉多选用全身麻醉。由于AVM切除术中可能出血较多，尤其是供血丰富的巨大AVM，所以在手术开始前要放置好各种监测管道和仪器。开放两条外周静脉，保证输液通畅；放置中心静脉导管，监测CVP；动脉置管监测血压；留置尿管，监测尿量；必要时放置漂浮导管监测PCWP和心排血量；也可采用无创法测定心排血量；监测鼻咽温度和凝血功能。

麻醉诱导和维持与颅内动脉瘤相似。手术过程中麻醉管理要点包括：①AVM切除或栓塞前要保持血流动力学平稳，防止破裂出血；②AVM切除中要严密监测出血量，给予控制性降压，减少出血，及时补充血容量，纠正水、电解质和凝血功能的紊乱；③AVM切除或栓塞后，周围脑组织供血恢复，会出现充血、水肿，甚至出血，称为正常灌注压突破综合征（NPPBS）。直径大于4cm的AVM的发生率为19%～37%。NPPBS的治疗包括适当降低血压、降低颅内压、术中和术后给予巴比妥类药物和亚低温等。

三、颅后窝手术

颅后窝手术的术野暴露困难、手术精细复杂、患者体位特殊及易发生呼吸、循环功能紊乱等，因此，对麻醉要求较高。麻醉的原则包括：①维持血流动力学平稳；②避免颅内压增高；③维持脑灌注和脑氧合；④确保术野静止不动；⑤易于外科手术中显露肿瘤；⑥易于神经电生理监测脑功能和神经功能；⑦及时补充血容量，积极预防和治疗凝血功能障碍；⑧麻醉苏醒平稳、安全、快速，便于术后早期神经功能评估；⑨术后加强通气道管理。

麻醉诱导应力求迅速、平稳，既要对心血管功能抑制较轻，又应避免呛咳、屏气等升高颅压的因素。常用药物为丙泊酚、芬太尼（或舒芬太尼）和罗库溴铵。气管插管时应避免暴力托枕部及头过度后仰，否则有延髓过度受压的危险。诱导后手术前可应用长效局部麻醉药（如 0.5% 罗哌卡因）进行头皮神经阻滞和（或）切口浸润，可减少上头架、术中及术后阿片类药物用量，有助于维持循环稳定。

颅后窝手术常用的体位包括侧卧位和俯卧位。无论选择哪种体位，均应保证颅内静脉回流、避免神经和组织压伤、对呼吸影响小。俯卧位时应特别注意有效通气量的监测。手术时为了更好地暴露术野，通常会拉伸或扭曲颈部，这样会使气管内导管进入主支气管或者使气管内导管在咽后部打折。因此，术中必须注意对气道的管理，一定要在体位固定好后再次确认导管位置及是否通畅，术中应加强气道压力和呼气末二氧化碳监测。

手术中麻醉维持的原则是通过降低脑氧代谢（$CMRO_2$）、脑血流量（CBF）来降低脑部张力，维持最佳的颅内环境。低浓度（0.5~0.8 MAC）吸入麻醉药与小剂量静脉镇静催眠药及镇痛药复合，可以取长补短，常用于颅后窝手术的麻醉。手术操作对脑干和脑神经的刺激极易引起循环和呼吸的突然变化。如果停止牵拉即可复原，一般不需要使用抗心律失常药。必要时可应用格隆溴铵、阿托品和麻黄碱对症处理。术中严重的高血压通常见于手术刺激脑神经时。手术过程中可采用控制性降压以减少术野出血。

四、经鼻蝶垂体瘤切除术

大部分在显微镜下进行，要求术野清晰，麻醉应维持一定深度，防止因术中呛咳而引起出血。宜选择短效、速效的麻醉药物，便于术毕患者咳嗽、吞咽反射及早恢复，彻底清醒。术后患者鼻孔被纱条填塞，需经口呼吸。术毕发生脑脊液鼻漏可能是术中损伤了鞍膈，或者是拔管前患者剧烈咳嗽致手术区填塞物脱落。因此，术毕应在深麻醉下清理气道，拔管时尽量减少吸引，避免剧烈呛咳或用力。

五、现代立体定向手术

麻醉地点常要在病房—手术室—CT 室—手术室变换，这给麻醉监测和管理带来一定困难。选择全身麻醉的主要原因是尽量减少患者体动所致的定位不准确。

六、脑膜瘤切除术

脑膜瘤切除术时常常出血比较多，尤其是涉及大的血管时，术前的评估和准备尤为重要。术中应行直接动脉测压，并建立足够的血管通路，监测 CVP、ECG、HR、$PetCO_2$ 和尿量。术前适当的血液稀释结合术中控制性降压，维持 MAP 在 55~60 mmHg（原有高血压者，控制在术前血压的 70% 为宜）。开颅前快速静脉滴注 20% 甘露醇 0.5~1.0 g/kg，使 ICP 降低。麻醉维持的目标是维持血流动力学稳定，维持脑灌注压，避免升高 ICP；通过降低 CMRO$_2$、CBF 来降低脑部张力；配合神经功能监测，避免麻醉过深影响监测敏感度。麻醉苏醒期应尽量维持颅内或颅外稳态，避免诱发脑出血和影响 ICP、CBF 的因素，如咳嗽、呼吸对抗、高血压等。

七、颈动脉内膜剥脱术

颈动脉内膜剥脱术（CEA）不仅因存在脑缺血的危险性，且大多为高龄，常伴有高血压、冠心病、糖尿病和肾功能不全等，因此术前仔细评估患者情况和术中正确处理十分重要。患者术前常服用多种药物，如抗血小板药、抗高血压药、脑血管扩张药，因此术前要了解患者用药类型、品种、剂量以及与麻醉药之间可能发生的药物相互作用，原则上各种治疗用药均应持续至术日晨，不要随便停药，可按情况适当减量，以保持病情稳定。

一般在颈动脉狭窄 ≥70% 并有明显症状时进行手术。可在颈丛神经阻滞下完成，浅丛和深丛均需阻滞，切口表面再用局部浸润麻醉，以保证切皮无痛。术中适当给少量镇静、镇痛药。颈丛神经阻滞的优点是患者清醒，是最好的神经功能评定指标。但由于头后仰及体位等不适，需要患者合作，有时镇痛不全，患者烦躁不安，颈短、肥胖者呼吸道不易保持通畅，可采用全身麻醉复合颈丛神经阻滞，减少全身麻醉药用量，循环稳定，术毕清醒早，有利于神经功能评定。

全身麻醉是颈动脉内膜剥脱术常用的麻醉方法。目前多采用小剂量咪达唑仑、芬太尼、丙泊酚和罗库溴铵诱导，可降低脑代谢、脑组织的氧耗，同时可降低脑血流和颅内压，对脑缺血可能有保护作用。为缓和气管插管时的应激反应，可加用艾司洛尔 0.5 mg/kg，可改善因气管插管应激反应引起的血压升高、心率增快以及心肌收缩性的改变。麻醉维持目前大多认为可采用静吸复合麻醉，吸入麻醉药可选用异氟烷或七氟烷，浓度小于 1 MAC，结合小剂量丙泊酚、麻醉性镇痛药和中短效肌肉松弛药，以保证血流动力学稳定。由于血管硬化及手术刺激颈动脉压力感受器，术中应严密监测，避免缺氧和二氧化碳潴留，维持血压接近术前水平。

当颈动脉阻断时，血液供应到同侧大脑皮质主要取决于通过 Willis 环的侧支血流，若侧支循环血流不足，就会引起脑缺血和神经功能障碍。为预防缺血，有主张常规在颈动脉内膜剥脱区远近端暂时性放置分流导管。但至今对患者是否使用分流保护措施意见尚不一致。选择性地按需采用分流术，主要依据监测脑电图、诱发电位和颈动脉阻断后远心端动脉压力而做决定。

八、颅脑和颈椎外伤手术

麻醉处理应以恢复并维持循环和呼吸稳定、降低和控制颅内高压和维持脑氧供需平衡为目标。全身麻醉主张采用对呼吸、循环影响较小的静吸复合全身麻醉，保证充分供氧。麻醉深度以浅到中度为宜。高血压是颅脑外伤患者因 ICP 增高，机体为维持脑灌注压而产生的代偿反应，术中一旦打开颅骨瓣减压，可使血压骤降。

（一）颅脑外伤患者麻醉

（1）对于保持自主呼吸的脑外伤患者，术前一般不给镇静药，仅用阿托品或东莨菪碱等。对躁动、难以控制的患者，可适当给予镇静药，但应警惕呼吸抑制。

（2）严重脑外伤常合并颈椎损伤，可影响呼吸功能，必须保证在颈椎曲线原位不变的条件下进行紧急气管内插管。

（3）对所有颅脑外伤患者均应视为饱胃，麻醉前应插胃管，并尽可能清除胃内容物，诱导插管期应防止误吸。插管后清除气道内分泌物。对于病情危重、反应极差或呼吸微弱甚至停止的患者，可直接或表面麻醉后行气管内插管。

（4）麻醉中应维持液体平衡，及时纠正电解质和酸碱平衡紊乱。

（5）患者术前意识存在、呼吸正常，术毕患者清醒者可考虑拔除气管导管。对于术毕尚未清醒、意识抑制较深和颅内创伤严重的患者，宜保留气管插管或行气管切开，以便于术后呼吸管理。

（二）颈脊髓手术麻醉

（1）急性颈髓损伤手术麻醉，首先要注意颈部固定与保护，防止骨折移位后加重脊髓损伤。诱导后需选用合适的插管方式，保证颈部相对固定，可考虑纤维支气管镜插管，或逆行插管；如插管条件欠佳，可行气管切开。

（2）急性脊髓损伤禁用琥珀胆碱，常用静吸复合麻醉，有利于血流动力学稳定和术毕尽快苏醒。

（3）术中应补充容量，维持血流动力学稳定，必要时可用升压药维持平均动脉压在 $80 \sim 100$ mmHg，避免高血糖症，以保证脊髓血液的充分供应、避免加重神经组织缺血性损伤。

（4）在高位颈髓尤其是 C_4 节段以上脊髓损伤患者，术后往往需采用机械通气支持呼吸。

九、脑功能区手术

需要术中唤醒，最常使用的方法是清醒镇静麻醉和全凭静脉麻醉（TIVA）。

清醒镇静麻醉在切口局部浸润麻醉和（或）头部神经阻滞的基础上应用镇静药或镇痛药，不仅可减轻患者的恐惧、焦虑及术中疼痛，还能消除对伤害性刺激的记忆，从而提高患者的舒适度和接受程度，并且患者术中可遵医嘱做出反应，配合手术。常用的镇静药或镇痛药有氟哌利多、咪达唑仑、丙泊酚、芬太尼、右美托咪定。静脉靶控输注（TCI）是目前镇静镇痛的主要方法之一。丙泊酚用于唤醒手术的清醒镇静麻醉时，血浆靶浓度为 $1 \sim 2$ μg/mL。

对于不能耐受清醒镇静唤醒麻醉的患者可采用全凭静脉麻醉。以丙泊酚和瑞芬太尼 TCI 输注的全凭静脉麻醉是目前唤醒麻醉的主要方法之一。这两种药物的血药浓度、效应关系见表 9-1。

表 9-1　常用药物血浆浓度与临床效应之间的关系

药物	诱导麻醉	切皮	自主呼吸	清醒	镇痛或镇静
丙泊酚（μg/mL）	$4 \sim 6$	$2 \sim 6$	—	$0.8 \sim 1.8$	$1 \sim 3$
瑞芬太尼（ng/mL）	$4 \sim 8$	$4 \sim 6$	< 3	—	$1 \sim 2$

（张　焕）

第四节 神经外科围麻醉期并发症

一、出血性休克

一般闭合性脑损伤、颅内肿瘤患者极少出现低血压休克，但颅脑外伤合并严重的其他损伤，如肝、脾破裂、严重骨折等常会出现低血容量性休克，应在积极治疗原发病的基础上及时输液、输血。急诊患者术前尽可能纠正血容量。补液总体原则同前所述，尽量维持正常的血容量，并形成一个恰当的血浆高渗状态。常用等张晶体液及胶体液，慎用低张液。同时避免血容量过多，以免引起高血压和脑水肿。目标导向液体治疗有利于患者的预后。

二、心律失常

1. 心动过速

术前失血、应用甘露醇降颅压等治疗导致患者处于低血容量状态，常伴有心动过速。气管插管、头架固定、切皮、锯颅骨等刺激可引起剧烈的交感神经反应，导致血压升高、心率加快。麻醉过程中应维持适当的血容量、足够的麻醉深度，艾司洛尔可有效预防心动过速。

2. 心动过缓

有研究报道，在对其他哺乳动物的研究中发现，三叉神经尾侧脊束核可以接受三叉神经、迷走神经等的传入纤维，该核的传出纤维除了投射至丘脑的腹后内侧核等部位以外，还可投射至迷走神经背核，根据解剖结构三叉神经外科手术可能引发心动过缓。因此，在三叉神经手术中，热刺激、剪切三叉神经根导致的神经冲动会按照三叉神经感觉根—三叉神经脊束核—迷走神经背核—迷走神经—心肌的通路进行传导，进而引起三叉神经反射，造成窦性心动过缓。所以，术中要严密监测，以便及时采取措施，如若发生，可暂停手术操作，减少牵拉，静脉注射阿托品 0.5 mg 来提升心率。

三、神经源性肺水肿

神经源性肺水肿（NPE）指继发于中枢神经系统损伤所致的突发性颅内压增高引起的急性肺水肿，而无原发性心、肺、肾等疾病，是颅内疾病的严重并发症。尤以颅脑外伤和急性脑血管意外后多见。与呼吸窘迫综合征（ARDS）临床表现相似，有以下特点：①发病急，常在原发病后较短时间内出现；②病情进展迅速，常难以控制，病死率高；③肺水肿的严重程度与原发病密切相关；④由于患者存在颅内疾病，意识不清，有时咳嗽反射消失，造成肺水肿的早期症状，如呼吸窘迫、被迫呛咳、咳痰、烦躁和焦虑不安等，不能主诉或被观察到，而在出现大量泡沫痰、血性痰、两肺大量啰音、低氧发绀时才被诊断，因而造成早期诊断困难；同时，由于上述原因也造成 NPE 实际发生率要高于临床检出率；⑤有时严重肺水肿可掩盖原发病，易造成误诊，特别是有意识障碍的蛛网膜下隙出血，因此肺水肿伴意识障碍者，应考虑到 NPE 可能，必要时行头颅 CT、MRI 或腰椎穿刺检查。

主要诊断依据：①患者出现意识障碍、恶心、呕吐、瞳孔改变、视乳头水肿等颅内压增高症状；②颅脑损伤后突然出现呼吸窘迫、发绀和（或）咳粉红色泡沫痰；③两肺布满湿啰音；④早期胸部 X 线摄片见轻度间质性改变，晚期大片云雾状阴影；⑤发病过程中无过量、过速输液，也无原发心、肺疾病；⑥血气分析，动脉血氧分压 <60 mmHg，动脉血二氧化碳分压 >50 mmHg。

NPE 的治疗应包括原发病与肺水肿两方面。应早期同时积极处理颅内高压和肺水肿。①病因治疗：迅速有效地降低颅内压。快速静脉滴注 20% 甘露醇，对有手术指征的脑出血可行微创颅内血肿清除术或外科开颅血肿清除术。蛛网膜下隙出血可做腰椎穿刺行脑脊液净化治疗。②肺水肿治疗：保持呼吸道通畅，及时吸痰，必要时行气管切开。高浓度面罩吸氧，予强心苷，如毛花苷丙增加心肌收缩力。必要时予硝普钠、酚妥拉明等血管扩张药控制血压，改善微循环，降低肺循环负荷。也可应用东莨菪碱及氨茶碱。皮质激素可有效降低毛细血管通透性，减少渗出，减轻肺水肿。给予有效抗生素防止肺部感染，调节水电解质平衡，加强护理，这是抢救成功与否的关键因素之一。

四、其他

1. 肺栓塞

颅脑手术创伤大，麻醉手术时间长，术后卧床时间较长，导致周围静脉扩张，静脉血液流速减慢；麻醉及手术创伤导致组织因子释放，激活外源性凝血系统，出现高凝状态；术后为减轻脑水肿所致颅内高压症状，常使用脱水药物，止血药物使用时间长，术前、术中输血，部分颅脑肿瘤术后可出现尿崩症等，这些因素均导致血液处于高凝状态，所以神经外科手术患者术后静脉血栓发生率高，随之肺栓塞风险大大增加。但是否应该预防性抗凝治疗存在争议。

2. 术后恶心、呕吐

神经外科手术后 PONV 发生率较高。频繁的恶心、呕吐可导致水、电解质紊乱，颅内压升高，增加误吸、颅内血肿和出血的风险，因此有效地预防术后恶心、呕吐十分重要。可使用5-HT$_3$受体拮抗剂，如格拉司琼（3 mg）、雷莫司琼（0.3 mg）或多巴胺 2 型（D$_2$）受体拮抗剂，如氟哌利多（0.625 ~ 1 mg），或激素类药物，如地塞米松（5 ~ 10 mg）以预防恶心、呕吐。

（张　焕）

第十章

胸外科手术麻醉

第一节　胸外科手术术前评估与麻醉选择

　　良好的术前准备既可保证患者接受手术的最佳时机，又利于术中麻醉管理与减少术后并发症。术前准备包括两个方面的内容，即术前评估与麻醉选择。

一、术前评估

　　术前评估的目的在于了解患者对于手术、麻醉的耐受能力，为制订麻醉方案提供依据。术前评估以患者病史、体格检查、实验室检查与特殊检查为依据，对患者3个方面作出评估，包括主要器官功能、体能状况及手术风险。评估结果决定了患者是按计划手术，还是需要暂缓手术进一步准备及不适宜手术。胸内手术患者的术后并发症主要为心血管和呼吸系统并发症，下面主要介绍呼吸系统与心血管系统的术前评估。

（一）呼吸系统

　　主要通过呼吸系统疾病的症状、体格检查与肺功能检查等全面了解呼吸系统的功能，以评估手术效果、手术风险与术后需呼吸支持的时间。

　　接受开胸手术的患者常伴有呼吸系统疾病的症状，主要包括咳嗽、咳痰、咯血与呼吸困难。咳嗽、咳痰是呼吸道激惹的表现，多因感染、肿瘤刺激或压迫引起。咳嗽伴咳痰表明呼吸道炎症反应的存在，而肿瘤压迫与异物刺激多引起干咳。术前评估应了解咳嗽与咳痰的性质。术前咳痰量大时应使用双腔支气管导管以防止手术中患肺痰液流向健肺。现在大咯血虽不常见，但若发生，容易造成窒息的严重后果，因此咯血患者的麻醉也应使用双腔支气管导管。此外，对于术前长期存在肺不张的患者，术中及术后要做好预防复张性肺水肿的准备，有时也需要双腔支气管导管实施肺隔离。炎症、水肿、支气管痉挛等均可造成呼吸困难，呼吸困难的程度可反映呼吸系统病变的严重程度。

　　体格检查中应注意患者的一般情况（有无发绀、营养不良、杵状指等）、判断气管插管的难度，观察呼吸频率与呼吸幅度。胸部X线检查对判断气管移位、受压的情况有帮助，还能明确肺大疱、肺脓肿、肺气肿、肺不张、肺实变等情况。

　　呼吸系统的特殊检查包括气管、支气管镜检查，支气管造影与肺功能测定等。气管、支气管镜检查与造影有利于明确病变的性质与范围，而肺功能检查用于判断呼吸功能受损的程度。

曾有许多学者致力于寻找出一种具有足够灵敏性、特异性的评估方法来预测所有行肺切除术后的呼吸功能，遗憾的是至今尚未有一种单一的方法可以达到这一目的。因此，对于呼吸功能只能进行包括呼吸动力学、气体交换、心肺功能储备3方面的综合评估。

呼吸动力学评估中常规肺功能检查是开胸手术前必不可少的检查项目，是预测术后呼吸衰竭等并发症的初步筛选。一般认为，当肺活量（VC）占预计值百分率（VC%）<50%、MVV占预计值百分率（MVV%）<50%、第1秒用力呼气容积（FEV$_1$）<1.0 L或FEV$_1$%<50%时开胸手术的风险较大。有学者以MVV作为通气障碍的指标来判断手术的危险性，认为MVV%>70%时无手术禁忌，50%~69%者应慎重考虑，30%~49%者应尽量保守或避免手术，30%以下者为手术禁忌。Miller等连续分析500例肺癌患者肺切除手术的资料，提出了不同手术切除范围的肺功能指标的要求，即全肺切除需MVV%>50%、FEV$_1$>2.0 L；肺叶切除MVV%>40%、FEV$_1$>1.0 L；楔形或肺段切除MVV%>40%、FEV$_1$>0.6 L。Keagy等认为术前FEV$_1$降低是引起术后并发症的重要因素。

肺一氧化碳弥散量（DLCO）对开胸手术后肺部并发症的预测。1988年，Ferguson等认为DLCO能预计术后死亡率和肺部并发症，如DLCO占预计值<60%，不论其他肺功能指标正常与否，应避免较大范围的切肺手术。Markos等则认为DLCO是预计术后呼吸衰竭的最佳指标。Berry等的研究认为肺功能检查指标FEV$_1$和DLCO占预计值<60%可以预测肺癌患者开胸肺切除术后并发症，但不能预测胸腔镜下肺切除术后的并发症。

术前动脉血气分析对预计术后风险无特异性。传统观点认为，有高碳酸血症者提示有慢性呼吸通气衰竭，不宜行肺切除术，也有人提出PaO$_2$<6.65 kPa或7.98 kPa时禁止开胸手术。但是Dunn等认为这些标准并不是绝对的，因为部分肺癌患者可因肺不张导致右向左分流而引起缺氧，切除癌肿后低氧血症反可改善。但总体来说，高碳酸血症患者（PaCO$_2$>5.985 kPa）术后呼吸系统并发症和死亡的危险性增加，手术需谨慎。由于仅中度肺功能损害而出现严重动脉血气异常者少见，故FEV$_1$%<60%时术前应行动脉血气分析。此外，对于配合欠佳的患者，肺功能检查误差较大，此时术前动脉血气分析的意义就较大。术前动脉血气分析对于肺功能不全患者术中、术后的处理都有明显的指导意义，应列为常规检查。

肺癌对肺功能的影响取决于肿瘤生长部位、肿瘤的大小和侵犯范围。术前除了考虑肿瘤因素外，还应考虑患者的全身状况、年龄、并发症、麻醉、手术技巧和围手术期的处理等因素。术前肺功能检查对预计术后的情况是必要的，可为肺切除高危患者的筛选和术前积极准备提供依据，对肺功能低于肺切除标准者则还需行进一步的肺功能评估。

1. 放射性核素定量肺扫描（RQLS）

RQLS可估计肺脏各区域的肺血管数量和分布情况，了解两肺乃至局部血管形态及功能改变，并能估计被切除肺占全肺灌注分布的比例，对决定能否进行手术切除和切除范围，以及预计术后保留肺功能情况有重要的指导意义。若再行肺通气显像，可进一步了解肺内通气功能情况，并可计算出各区域的通气与血流灌注的比值。RQLS创伤性小、安全、方便，能从多项指标上比较准确地判断不同范围肺切除后丧失和保留的肺功能情况，是临床非常规性肺功能检查的首选项目。

2. 暂时性闭塞一侧肺动脉试验（TUPAO）

TUPAO是通过右心导管顶端气囊暂时性地闭塞术侧肺动脉，然后测定肺循环压力和血管阻力的改变。TUPAO后，若肺动脉压（PAP）只轻微增高，而这种增高又是暂时的，说明肺毛细血管网的顺应性好，若 PAP 明显和持续上升，一般认为 $PAP > 2.926\ kPa$、$PaO_2 < 7.98\ kPa$，预计术后患者发生心力衰竭的可能性极大，不宜行全肺切除。

3. 心肺运动试验

心肺运动试验可比较精确地反映心、肺、肌肉、骨骼等的功能情况，从而较全面地判断患者对开胸手术的耐受性。术前运动能力是术后并发症发病率和死亡率较为敏感的预测参数。运动试验时可测定许多参数，评估开胸手术后风险较为精确的参数是最大摄氧量（VO_{2max}）。一般认为，运动试验中如 $VO_2\ max > 20\ mL/（kg \cdot min）$ 者术后发生心肺并发症的危险性较小，$10 \sim 20\ mL/（kg \cdot min）$ 者为中度危险性，$< 10\ mL/（kg \cdot min）$ 者即使肺功能其他指标未提示手术禁忌，其手术危险性仍较大。

由于肺癌多见于老年人或伴有 COPD 等心肺疾病的患者，并不是所有患者都能胜任极量运动试验以测定 $VO_2\ max$，对那些不能行运动试验的患者可以行 6 分钟步行距离或登楼试验做初步判断。肺切除术后并发症和围手术期预后受到多种因素影响，因此，多因素综合评估较单因素分析更为合理。

（二）心血管系统

胸内手术以肿瘤切除术为多，尤其是肺癌的高发，使胸内手术中老年患者的比例增加，对老年患者行肺切除术主要考虑手术治疗风险/效益的关系。强调术前健康状况、肿瘤分期较年龄和生存率更为重要。老年肺癌患者选择手术治疗的理由：①研究显示，早期肺癌是致死性疾病，即便年龄超过 80 岁，其主要的死因仍与肺癌的进展有关而非其他原因；②肺癌在老年患者往往较年轻患者的分期上更早，鳞癌的发病率更高，其特点为生长慢、有潜在转移，切除病灶对患者有利；③随着围手术期处理的进步，老年患者肺切除后，心、肺并发症的发生率已控制在可接受的范围内。因此，心血管系统功能的评估要结合老年患者心血管系统功能的变化特点。随着年龄的增长，主动脉、心肌和心脏传导系统的结构发生与年龄相关的心脏储备功能的下降（如压力传感器的敏感性下降、心脏对儿茶酚胺的反应下降、心脏脂肪浸润、纤维化、淀粉质样变致使心脏传导异常、外周血管阻抗增加），即便术前心脏功能正常，在围手术期应激状态下其代偿能力也是有限的。开胸手术（大动脉手术排除）在手术危险分层中被列为中度风险手术，即发生围手术期心血管病风险在 $1\% \sim 5\%$。对伴有心血管疾病患者拟实施胸内手术时，可依据其临床危险因素、心脏疾病情况和活动时的能量需求（METs）等来综合评估。

1. 临床危险因素

分为心脏疾病活动期、中等风险和次要风险。心脏疾病活动期应先处理心脏问题，然后再择期行非心脏手术。中等风险包括缺血性心脏病史、代偿性心力衰竭或既往心力衰竭病史、脑血管疾病史、糖尿病史、肾功能不全史、心肌梗死史或心电图示病理性 Q 波。次要风险因素（目前未被证实增加围手术期风险）包括高龄（≥70 岁）、心电图异常（左室肥厚、左束支传导阻滞、ST-T 异常等）、非窦性心律失常及未控制的高血压。

2. 体能储备

体能储备与机体的心肺功能密切相关，反映活动能力的储备。常用活动时的能量需求（METs）来评估。1 例年龄 40 岁，体重 70 kg 的成年人，静息状态下的基本能耗为 3.5 mL（kg·min），相当于 1MET。METs > 10 为功能储备优；METs $7 \sim 10$ 为功能储备良好；METs $4 \sim 6$ 时功能储备中等；METs < 4 则为功能储备差，非心脏手术时心脏意外的风险明显增大。

如果患者无症状，每天可以跑步 30 分钟，无须做进一步检查。对于因疾病不能运动时功能储备为"不确定"，可采用无创心脏应激试验来评估。

二、常见胸内手术的麻醉特点

常见胸内手术包括全肺切除、肺叶切除、肺段切除、食管手术、纵隔手术等，传统手术多采用开胸入路，开胸对呼吸、循环功能可产生明显影响。手术操作对纵隔内结构的牵拉与压迫可引起不良神经反射。术前疾病本身影响呼吸、循环功能，手术可加重这种不良影响，因此胸内手术的麻醉处理与管理要求较高。为方便手术操作与保护健肺，胸内手术多采用全身麻醉、肺隔离技术。现今胸内微创手术开展日趋增多，肺隔离技术已成为胸腔镜下乃至达芬奇机器人辅助下手术的必要条件。

三、麻醉选择

胸内手术的麻醉方法以气管内插管全身麻醉为主。麻醉诱导可根据患者病情选择静脉诱导、吸入诱导及静吸复合诱导的方法。麻醉维持也可采用静脉、吸入及静吸复合的方法，常使用肌肉松弛药以保证充分的肌肉松弛。全身麻醉联合胸段硬膜外阻滞或椎旁神经阻滞与全身麻醉配合不仅有利于加强镇痛作用、减少术中麻醉药的用量，还有利于术后镇痛，促进患者的恢复。虽有非气管内插管硬膜外、局部麻醉与镇静复合麻醉配合胸腔镜下成功行肺叶切除、淋巴结清扫等胸外科常见复杂手术的报道，但毕竟有一定的局限性，术中要求胸外科医师进行迷走神经的阻滞以抑制咳嗽反射，其有效性、安全性及真正的效益/成本比有待进一步的实践检验。

（杨丽萍）

第二节　胸外科手术麻醉要点

一、麻醉前准备

（一）呼吸系统准备

1. 急性呼吸系统感染是择期手术的禁忌证

为了避免气道高反应，择期手术宜安排在急性呼吸系统感染治愈至少 2 周以后。

2. 关于戒烟

对于吸烟的患者，术前理想的禁烟时间为 8 周。证据显示，只有在戒烟 8 周之后才能显现降低术后呼吸系统并发症的作用，但临床上患者对于肿瘤的恐惧常难以有耐心等待 8 周后手术。因此，对于只能短时间戒烟者也鼓励其戒烟，以减少吸烟对心血管系统的不良影响及促进肺纤毛运动。

3. 腹式呼吸与体能锻炼

对于开胸手术患者训练其正确的腹式呼吸，采取登楼训练以增强体能。

4. 治疗原有呼吸系统疾病

缓解支气管痉挛、控制呼吸道与肺部炎症、排痰、胸部体位引流、物理治疗及纠正营养不良等。

（二）伴有心血管系统疾病患者的术前准备

1. 冠心病

除了发生急性冠脉综合征的患者，非心脏手术前行冠状动脉重建在预防围手术期心脏意外事件上并无明显有益的作用。因此，术前应注意以下方面。①对于无明显症状的患者，即便有患冠心病的高危风险或可疑冠心病，也无须在开胸术前重建冠脉，故没有必要在限期胸内手术前明确诊断，但在围手术期处理中应将其视为冠心病患者而加强监护治疗。②对于冠状动脉搭桥术后或冠状动脉介入术后的患者应该了解其现有症状、既往外科或内科的术式、所用支架性质（裸支架或药物洗脱支架）、所用治疗药物的名称、类型、持续时间，并根据患者的手术及血液检查结果在开胸手术前做好治疗药物的调整及血液制品和药物的准备。放置了冠脉支架的患者术前往往常规在接受氯吡格雷和阿司匹林的双重抗血小板治疗。非心脏手术前继续用药会增加围手术期出血的风险，突然停药则增加冠脉支架内血栓形成的风险，尤其是非心脏手术激活凝血，使得机体处于高凝状态时。一般开胸手术氯吡格雷停用 5～7 天，阿司匹林可持续应用。对于急症手术大量出血时除了输注血小板，可以尝试输注重组活化凝血因子Ⅶ，但在术后应严密注意监测心肌缺血。如果在放置冠脉药物支架 1 年内需行非心脏手术，而又必须停止双重抗血小板药物治疗时，如高危患者，包括近期放置药物洗脱支架、有支架内血栓史、无保护的左主干或分叉支架，则可以短期使用Ⅱ b/Ⅲ a 受体阻断药来过渡，在术前尽可能短期内停用抗血小板药物，在术后尽快恢复抗血小板药物治疗；另一种可供选择的方案为双重抗血小板治疗改变为阿司匹林和低分子肝素治疗。此外，应准备床头警示牌，告知医护人员及患者处于冠状动脉支架内血栓形成的风险中，以便及时发现问题、及时处理。③患者发生急性冠状动脉综合征需在非心脏手术前行冠状动脉重建术。

2. 高血压

虽说术前高血压预示着术后并发症发生率增加，但尚无资料确定术前高血压治疗到何种程度可以降低术后并发症。有心血管风险的择期手术患者应优化其术前状况，包括血压的控制、电解质调整、血糖控制、戒烟、营养、可能的降脂治疗等。对于高血压靶器官损伤的急性期（如心力衰竭、心肌缺血、急性肾功能不全、视盘水肿/脑病）的患者应暂停择期手术，待治疗稳定后再施行手术。对于收缩压超过 23.94 kPa 和（或）舒张压超过 14.63 kPa 的高危患者（既往有脑卒中、心脏疾病活动期）也应谨慎地取消手术，直至血压和心血管情况优化。对于收缩压超过 23.94 kPa 和（或）舒张压超过 14.63 kPa 的低危患者，可以在手术前应用苯二氮䓬类药物（抗焦虑药），并用 β 受体阻滞药或二氢吡啶类钙通道阻滞药（尼卡地平或地尔硫䓬）适当地降低血压（一般降压幅度不超过 20%）。不推荐静脉用肼苯哒嗪等可导致潜在不可预知低血压的药物。术前抗高血压治疗应持续至术日（尤其是 β 受体阻滞药、钙通道阻滞药），但为了避免术中发生严重的低血压，在手术前 10 小时应停用 α_1 受体阻滞剂。

3. 瓣膜性心脏病

术前通过病史、体格检查及超声心动图能够明确瓣膜病变的严重程度及对心功能的影响。对于轻、中度二尖瓣狭窄，围手术期仅需控制心率，延长舒张期充盈时间，避免肺水肿。对于严重二尖瓣狭窄患者可考虑先行二尖瓣球囊扩张或手术治疗。对于二尖瓣关闭不全或主动脉瓣关闭不全，应量化反流程度，适当降低后负荷，适当保持心率，避免后负荷增加、心动过缓使反流量增加。主动脉瓣狭窄对开胸非心脏手术风险较大，如果主动脉瓣狭窄已有症状，择期手术应延期或取消。即便无症状，如在 1 年内未做瓣膜及心功能评估者，应先进行检查评估。对于非心脏手术前无法行瓣膜手术的患者，围手术期急性心肌梗死的风险增加，一旦心搏骤停，较难复苏，应慎重，必要时可考虑主动脉瓣球囊扩张。

4. 先天性心脏病和肺血管疾病

对于此类患者实施开胸术前风险评估的研究并不多。围手术期处理的重点应避免使肺血管阻力增高。

5. 围手术期心律失常

主要发生在老年人。虽然近年来有证据表明，无症状的室性心律失常并非心脏手术后心脏并发症增加的直接原因，但是术前心律失常常常提示需要查清其潜在的心肺疾病、心肌缺血或心肌梗死的初始阶段、药物中毒或代谢紊乱等。对于三度房室传导阻滞、二度Ⅱ型（莫氏Ⅱ型）房室传导阻滞的患者，在非心脏手术前宜安置起搏器。对于房室传导阻滞、左和（或）右束支传导阻滞，左束支传导阻滞并发或不并发一度房室传导阻滞的患者，如果不伴有晕厥或进一步的房室传导阻滞，可在有创动脉压监测下实施麻醉，麻醉中避免加重房室传导阻滞的情况，如心肌氧供不足、电解质紊乱等，对于此类患者可备用经皮心脏起搏装置以防不测。对于已经安置永久性起搏器的患者，术前应请心内科医师检测起搏器功能，必要时根据手术大小调节起搏器的心率、起搏模式，将起搏器调整为非同步模式（VOO 或 DOO）。术中一方面保护起搏器免遭其他电器的损害，另一方面要防止其他电器，尤其是电灼器对起搏器的干扰。对已经安装植入型心律转复除颤器（ICD）的患者，术前应关闭心动过速治疗程序。

6. 心肌病

术前评估应对心肌病的病理生理过程有充分的理解，明确围手术期血流动力学处理的目标导向。肥厚型梗阻性心肌病存在血容量降低、系统血管阻力降低可导致左心室容量降低，增加流出道梗阻。充盈压降低可能导致肥厚的心室顺应性降低，搏出量明显减少。β受体激动药增加动力性流出道梗阻的程度，降低舒张期充盈，应避免使用。对于此类患者围手术期独立的危险因素是外科风险度分级和外科手术的持续时间，故应尽可能简化手术、缩短手术时间。

二、麻醉期间的呼吸管理

（一）保持呼吸道的通畅

胸内手术多采用肺隔离技术，故首先应有足够的麻醉深度，以使双腔支气管导管或支气管阻塞导管准确到位。术中依据气道压力、呼气末二氧化碳波形的持续监测及时发现并处理导管移位、气道分泌物增加等呼吸道受阻的情况。在手术的重要步骤中有时需要麻醉医师暂停呼吸来保证手术的顺利进行，有时则需要外科医师在手术台上调整气管导管的位置或直接台上行气管或支气管插管，而在气道吻合结束时需要麻醉医师轻柔膨肺来协助外科医师检查是否存在吻合口漏，在关胸前则应再次吸净呼吸道分泌物后充分膨肺，因此台上、台下医师间的配合甚为重要。

（二）保证有效通气的同时预防急性肺损伤

主要采用保护性肺通气策略。

（三）促进术后尽早恢复有效的自主呼吸

正常、有效的自主呼吸有赖于中枢神经系统调节下的呼吸运动。全身麻醉药及阿片类药物对于中枢神经系统的抑制、肌肉松弛药对于呼吸运动肌肉的阻滞及开胸手术对于呼吸功能的损害都可影响患者有效自主呼吸的恢复。因此，在制订麻醉方案时就应考虑这些因素，通过合理的麻醉管理方法，达到术中保持患者无知晓、无疼痛、肌肉松弛、无体动、无咳嗽、自主神经抑制适度，手术结束后又能够使患者的意识、自主呼吸迅速恢复，且无明显的疼痛、躁动、恶心、呕吐及不良记忆。

三、麻醉期间的循环管理

（一）胸内手术对循环系统的影响

开胸前，胸腔两侧压力相等，纵隔位于胸腔中间。开胸后，开胸侧胸腔变为正压，而非开胸侧胸腔仍为负压，结果使纵隔移向非开胸侧胸腔。此时，如为自主呼吸，吸气时非开胸侧胸腔负压增加，纵隔向非开胸侧胸腔移位更明显；呼气时非开胸侧胸腔压力增加超过开胸侧胸腔压力，使纵隔向开胸侧胸腔移位，纵隔随呼吸的变化在两侧胸腔之间交替移动，称为纵隔摆动。纵隔摆动容易造成大血管扭曲。腔静脉扭曲可引起回心血量减少，使心排血量降低；大动脉扭曲则直接造成血压下降。因此，开胸手术需要采用气管内插管全身麻醉、正压机械通气以减轻纵隔摆动所致的血流动力学紊乱。何建行等报道，已成功开展了非气管插管静脉麻醉微创胸腔镜下肺叶切除术，术中要求外科医师进行迷走神经阻滞以抑制咳嗽反射，但该麻醉方式仅适用于部分患者，且存在呼吸、循环抑制的风险。

即便采用了全身麻醉、机械通气，胸内操作对于纵隔内结构的牵拉、压迫、电灼刺激及单肺通气的影响等仍可对循环系统产生明显的干扰，容易造成低血压、心肌缺血、心律失常等。因此，胸内手术中应持续监测心电图、脉搏血氧饱和度、呼气末二氧化碳、有创动脉血压、中心静脉压等。术后搬动患者时也应动作轻柔，尤其是对全肺切除后的患者。

（二）胸内手术循环管理的方法

1. 严密监测

心电图电极位置必须让位于手术野，因此需要更加注意心电图波形的动态变化。心电图可以发现心率、心律及 ST-T 的改变。有创动脉压监测应作为开胸手术所必备的监测。依据上海市胸科医院连续 12 832 例普胸手术发现，围麻醉期心搏骤停的发生率为 0.1%，多发生在肺门周围操作期间，而此时恰逢使用电凝、心电图受到干扰的情况下，有创动脉压监测可不受电凝的干扰，从动脉压力波形改变的瞬间观察到血压的骤降，此时让术者暂停手术，分析心电图波形即可得到心搏骤停类型的诊断，在心脏按压的同时，针对心搏停止、无脉电活动及心室纤颤采用相应的心脏复苏措施，一般均可获得良好的治疗效果。心肺复苏期间有创动脉压还可以直接观察到心脏按压的效果，对于后续治疗有明显的指导意义。此外，有创动脉压监测便于单肺通气期间血气分析血样的获取。中心静脉压监测常作为临床液体管理的主要监测方法，胸内手术中要考虑胸内手术操作对中心静脉压的影响，因此，开胸手术中更加强调中心静脉压的动态观察，结合患者的心功能状况、手术操作、有创动脉压及呼气末二氧化碳等来判断中心静脉压数值的意义更有价值。此外，在紧急状况下，中心静脉通路能够为药物迅速起效提供便捷的给药途径。脉搏血氧饱和度和呼气末二氧化碳监测不仅是呼吸功能监测的主要指标，同时两者提供的信息也有利于循环管理。通过观察脉搏血氧饱和度的波形可以获悉心脏收缩强弱、外周血管舒缩及是否存在血容量不足的初步信息；呼气末二氧化碳则是肺血流量减少甚为敏感的指标，术中应同步监测有创动脉压与呼气末二氧化碳，如果术中呼气末二氧化碳突然下降，随之血压下降，要考虑肺栓塞的可能；如果血压下降在前，呼气末二氧化碳随后下降，则肺血流的下降则是全身血流下降的一部分。血气分析检查则是单肺通气管理的一部分，在抽取动脉血时应同步记录呼气末二氧化碳的数值，这样可以动态观察动脉血二氧化碳与呼气末二氧化碳的差值，借此了解肺通气的有效性。术中容易被忽略，但却是最简单、有效的监测，即呼吸音的听诊，在麻醉前、中、后均应重视。`

2. 循环功能的调节

以满足机体有效灌注为循环管理的目的，维持好心脏的心泵功能、血容量、血管的完整性及正常的舒缩功能这三者之间的平衡。就心脏而言，周而复始、有序、协调的收缩与舒张是实现正常心泵功能的前提，为此保证心脏自身正常的血供、前后负荷、营养成分、水及电解质都是必要的，因此，防治心肌缺血、心律失常及代谢、水电解质紊乱等都是维持正常循环功能重要的组成部分。相对而言，由于监测技术的发展，心脏异常情况较容易发现。血管的完整性及正常的舒缩功能需要根据病理生理、手术流程及动脉压力波形或脉搏血氧饱和度波形、末梢毛细血管充盈度等的观察来综合判断，如感染晚期低血压患者可能已经存在毛细血管通透性增加（相当于血管的完整性破坏）。血容量的补充首先考虑"量"，然后考虑"质"，"量"必须与心功能和血管的容积相适宜，本着节约用血的原则，容量补充可用人工代血浆，"质"则为血液的有形成分及凝血因子、纤维蛋白等，按需补充，维持水、电解质、酸碱平衡。

3. 备好抢救用药、仪器

常规将麻黄碱、阿托品、利多卡因分别抽好在注射器内备用，此外，在手术室内应能够随时取到肾上腺素等其他抢救药品。在手术室固定场所备好随时可用、性能良好的除颤仪等。

四、术后管理

（一）术后管理模式

手术结束后麻醉管理的目标就是要让患者安全、无痛、舒适地从麻醉状态中快速恢复到正常的生理状态，而无严重不良反应。胸内手术因其手术创伤大，对患者循环和呼吸系统功能的干扰大，潜在的问题有术后剧烈疼痛、恶心、呕吐、低氧血症、体温异常、意识障碍和血流动力学不稳定等，需要专业人员迅速诊断与治疗。麻醉后恢复室（PACU）的管理模式，不仅可以提高麻醉后患者的安全性，而且可以提高手术室的使用效率，合理利用医疗资源。

（二）呼吸问题的处理

PACU呼吸问题的处理目标是避免缺氧与减少手术后呼吸系统并发症，如果患者自身能够保持气道通畅（保护性反射恢复，注意食管手术潜在吞咽、咳嗽反射恢复延迟）、神经肌肉接头功能恢复（确认无肌松残余作用）、麻醉药对呼吸的抑制作用消退，在充分膨肺之后可以考虑拔除气管导管。但在此处理过程中应避免缺氧，在吸痰、拔管过程中始终供氧。对于胸内手术患者可用潮气量、胸廓起伏、呼吸频率及手握力等来判断潮气量恢复是否足够，没有必要在患者手术恢复早期最需要充分氧供的时候用脱氧自主呼吸观察氧饱和度是否能够维持的方法来判断。

PACU 要求气管导管拔除前谨慎评估以下事项。①确保拔管后能够保持呼吸道通畅；准备加压面罩和口鼻咽通气道，必要时备喉罩；在拔管前应在一定麻醉深度下清除呼吸道分泌物，包括气管、支气管和口腔，必要时进行气管镜检查；双腔支气管导管在不需要肺隔离后，应将小套囊放气，再次清理呼吸道。②确保拔管后能够保证足够的通气与氧合，带管自主呼吸如下：自主呼吸恢复平稳，呼吸频率 < 25 次/分钟，潮气量 > 8 mL/kg（可借助呼吸机采用 CPAP 通气模式，将压力参数设置为 0，通过监测数值来判断）；尚未拮抗肌肉松弛药，如 TOF 在 0.75 ~ 0.90，可拮抗 1 次，使 TOF > 0.90；气体交换达标：FiO_2 40%，血气分析 $PaCO_2$ < 5.985 kPa（既往有 COPD 者 < 6.65 kPa），PaO_2 > 13.3 ~ 26.6 kPa，SpO_2 为 99% ~ 100%。③拔管前吸氧，适当膨肺，拔管后面罩吸氧，如患者已清醒，可鼓励深吸气、咳嗽交替进行后予面罩吸氧。④循环系统拔管前要求血流动力学稳定，无明显活动性出血，胸腔引流量应 < 100 mL/h。PACU 是清醒后拔管还是麻醉状态中拔管，要因人而异，开放气道的难易程度是重要的考虑因素，其次考虑的是患者的心脏能否承受气管导管刺激所致的应激反应。麻醉早期应用右美托咪定可为清醒拔管创造良好的镇静条件。

拔管后要注意观察是否潜在气道并发症。对气管塌陷或出现严重的皮下气肿、纵隔气肿，可能需要再次气管插管，故在拔管前应常规准备气管插管器具，对于存在困难气道的患者，拔管应慎重，必要时在导管内留置交换导管并准备相应的可视喉镜等设备。对于气管或支气管重建患者特殊的体位造成再次插管困难，应保留气管导管直至患者自主呼吸恢复并能够良好配合。

对术前肺功能减退、术中出血、输血量大、手术创伤大等潜在急性肺损伤患者，可考虑带气管导管回 ICU 行呼吸支持治疗。

（三）循环问题的处理

PACU 中可以通过监测心电图、血压、中心静脉压及观察患者的末梢循环等来判断患者的循环功能。胸腔引流液的量、色均是观察的重点。拔管前后的吸痰要注意既要吸净分泌物，又要防止患者剧烈咳嗽造成血管结扎线脱落。如果血压突然下降，首先要排除出血，如果大出血，及时开胸止血能够挽救患者的生命，一旦拖延则有可能延误抢救时机。血压是反映循环功能的综合指标，血压降低一定要查明原因，切忌仅用升压药治标。在 PACU 中最常见的循环系统并发症是高血压，尤其是术前有高血压且控制不佳的患者，排除疼痛因素外，可以用硝酸盐类或钙通道阻断药或乌拉地尔等控制血压，以免引起心脑血管意外。其次，胸科手术中，较常见的是心律失常，尤其是房颤，对于无严重器质性疾病的房颤患者，在 PACU 中首先调整其内环境，包括水、电解质、酸碱、血气、温度等，然后可以在镇静下行电复律，以消除房颤的危害。对于全肺切除术后的患者，在搬动和改变体位时，注意操作轻柔，避免纵隔摆动对生命体征的干扰。

（四）疼痛的处理

术后镇痛是胸内手术麻醉管理中不可或缺的重要组成部分。术后镇痛不仅可改善患者的呼吸功能，增加通气量，还有利于咳嗽、排痰，减少术后肺部并发症。目前采用多模式全程镇痛的模式，静脉自控镇痛（PICA）、硬膜外自控镇痛（PECA）、椎旁神经或肋间神经阻滞等镇痛方法及中枢、外周镇痛药的联合应用可发挥良好的镇痛作用，使胸科手术后疼痛已非PACU中的主要问题，偶有患者主诉疼痛，加用少量镇痛药多能缓解。

（五）苏醒延迟与躁动的处理

苏醒延迟偶见于老年肝功能不良者，应用氟马西尼可能促进恢复。躁动重在预防，术前良好准备，完善的麻醉计划，恰当的麻醉用药，术中良好的循环、呼吸功能维护，对于预防躁动乃至术后谵妄均有意义。小剂量右美托咪定 1 μg/kg 在麻醉早期应用，不但可以减少术中麻醉用药，而且其加强镇静、镇痛效果对于预防术后躁动、谵妄及寒战不适均有良好的作用。

（六）低体温的处理

低体温多见，偶有寒战。可采用周身覆盖、吹热风式加温的方式以避免寒战带来的不利；如有寒战，应用适量哌替啶或曲马多，多能缓解。

（七）恶心、呕吐的处理

在PACU中少见。但在手术后当晚及次日女性患者容易发生。预防性应用地塞米松及中枢性抗呕吐药有一定的作用。对于食管疾病患者在拔除气管导管前一定要注意胃管的通畅，以防误吸。

（八）尿失禁与尿潴留的处理

注意观察，如果存在尿失禁，应注意更换尿垫，尿潴留多见于男性患者，导尿处理简单，但要注意预防并发症。

（九）PACU 转出标准与患者的转送

每例患者在转出 PACU 之前必须进行充分评估，汇总分析。呼吸道的保护反射一定要恢复良好，通气和氧合能力良好，以保证在无监测条件下能克服轻微的病情变化，血压、心率和外周末梢灌注良好，体温正常不是必须的指标，但是应无寒战，镇痛充分，呕吐得到控制，已经超过最后一次用药15分钟以上。根据患者情况决定返回病房或ICU。由于个体差异，根据患者临床情况做出判断更加重要，如果对诊断和安全性存在疑问，应该推迟转出PACU 或入 ICU 继续监护治疗。

（杨丽萍）

第三节 特殊胸外科疾病的麻醉

一、湿肺

湿肺指伴有大量脓痰或分泌物的肺部疾患。常见的疾患有支气管扩张、肺脓肿、肺囊肿、部分肺结核大出血。湿肺患者麻醉中可能出现呼吸道梗阻、肺不张、感染向健肺的扩散。为防止上述情况发生，全身麻醉必须用双腔支气管导管行肺隔离技术，以便术中能够良好吸引。支气管阻塞导管仅用于双腔支气管导管插管困难的患者，此类患者在肺内手术结束后，手术医师应在手术台上从气道切口处吸净残余分泌物。即便如此，在抽瘪阻塞导管套囊的瞬间，仍潜在分泌物进入健侧的风险，应注意做好防范。

控制感染、结合体位引流与雾化吸入促进排痰在术前准备中甚为重要。麻醉诱导一般采用静脉复合诱导的方法，诱导力求平稳。麻醉维持可采用静吸复合维持或全凭静脉麻醉。术中注意分泌物的及时清除。分泌物黏稠、不易吸引时可向气道注入少量生理盐水，痰液稀释后较易吸引。由于双腔支气管导管管径细，应选用较细、有侧孔的吸痰管，吸痰管置入气管导管前应予润滑。在手术结束后可更换单腔气管导管，用较粗管径纤维支气管镜检查并吸净气道内分泌物，以利于患者的康复。

二、大咯血

大咯血是指 24 小时出血量达 600 mL 以上的呼吸道出血。大咯血多见于支气管扩张、肺结核、肺脓肿、外伤或肿瘤。大咯血的主要死因是窒息，多数大咯血的发生并无征兆，一旦发生，应立即控制呼吸道。麻醉诱导一般采用快速诱导，气管插管应使用双腔支气管导管。插管后应及时吸引出血并保证充分供氧。由于手术中要反复吸引，麻醉维持以静脉麻醉较理想，同时应建立可靠的静脉通路维持循环血容量。手术切除出血灶后，如果术前出血多，术毕也宜更换单腔气管导管，用较粗管径纤维支气管镜检查并吸净气道残余血凝块，以促进患者康复。

三、肺大疱

肺大疱是指肺泡组织受破坏形成的肺内充满气体的囊泡。因肺组织发育不良形成的肺大疱适宜外科治疗，慢性阻塞性肺疾患所致的肺大疱应严格掌握手术指征。

肺大疱破裂已发生气胸者，术前应行胸腔闭式引流。肺大疱与支气管相通时，正压通气可造成肺大疱急剧扩大甚至破裂，导致张力性气胸的发生，所以肺大疱患者麻醉诱导时应避免过高正压通气，慎防肺大疱破裂，一旦发现脉搏血氧饱和度下降或严重血压下降要考虑到肺大疱破裂的可能，应立刻行胸腔闭式引流，紧急情况下脱开气管导管减压，然后重新通气。由于氧化亚氮有扩大闭合体腔容量的作用，肺大疱患者麻醉中不宜使用氧化亚氮。

四、支气管胸膜瘘

支气管胸膜瘘是指支气管与胸膜腔之间发生异常交通的情况，可由肺脓肿、肺大疱破裂引起，更多见于肺切除术后吻合口漏。由于吸入气体可经瘘口排出，因此有形成张力性气胸的可能，术前应行胸腔闭式引流。麻醉管理上，在建立与支气管胸膜瘘瘘口隔绝的通气道前应保留自主呼吸，否则无法正常通气；因此类患者术前常合并呼吸道感染，故宜选用健肺侧双腔支气管导管，麻醉前应用右美托咪定、丙泊酚、瑞芬太尼静脉麻醉诱导或七氟烷吸入诱导，可以提供足够的麻醉深度，为双腔支气管导管的插管提供便利，保证健肺通气后再应用肌肉松弛药。手术结束拔管前清理呼吸道。

五、膈疝

先天性膈疝多见于新生儿，成人膈疝则多因外伤所致。膈疝患者经常病情复杂，新生儿常并发其他畸形及肺发育不良，成人外伤则常并发多发伤，加上膈疝时腹腔内容物疝入胸腔，不仅造成消化道梗阻，使呕吐、误吸的危险增加，同时因胸腔受压，使肺压缩而影响肺功能及循环功能。膈疝患者麻醉前应综合评估，插管过程中防止误吸，有创动脉压监测作为常规监测的一部分，有适宜的导管应实施肺隔离管理，精细调整呼吸、循环功能，并要做好防治复张性肺水肿及术后呼吸、循环支持治疗。

六、食管贲门成形

食管下段贲门长期痉挛可造成食管扩张，潴留大量未消化的食物。因为患者存在慢性反流，多并发肺部慢性炎症。麻醉应注意防止误吸。

七、胸腔镜及达芬奇手术系统手术

（一）胸腔镜手术

1. 胸腔镜手术的优势

1921 年瑞典医师 Jacobeus 报道，他将胸腔镜用于肺结核和胸腔积液的诊断与治疗。早期胸腔镜经侧胸小切口造成人工气胸，经该小切口插入胸腔镜对胸腔内进行观察，因操作时间较短，故多在局部麻醉、保留患者自主呼吸下完成。

随着胸外科麻醉、手术及医疗器械的进步，胸内大多数疾病在胸腔镜下治疗成为可能。主要的进步表现在麻醉方面：①肺隔离技术、控制呼吸、神经肌肉松弛药、双腔支气管导管、阻塞导管、纤维支气管镜及术后镇痛技术等的进步对胸腔镜手术的发展起了重要的作用；②外科方面，在 20 世纪 90 年代早期，视频胸腔镜（VATS）亮相作为最重要的微创技术的发展，使肺和纵隔等复杂手术得以在胸腔镜下完成；③医疗器械方面，广角、高清纤维光学视频设备、内镜吻合器、腔镜钉等设备、激光、超声刀等均有助于胸腔镜下诊断和治疗技术的提高。与传统开胸手术比较，VATS 手术创伤明显减小，可以改善术后肺功能，减轻手术后疼痛，降低术后早期并发症发生率和病死率，缩短在 ICU 的时间和总住院时间；对于夹杂严重内科疾病，如心脏病、严重肺疾患、肾脏病、外周血管病和糖尿病的高危患者，可能不能耐受创伤大、术后并发症较高的开胸手术，而可以承受在 VATS 下实施手术，这样也使得更多的危重患者得到了手术治疗。胸腔镜手术是胸外科手术步入微创手术的重要标志。胸腔镜微创手术以自己独特的优势目前已被广泛应用于胸外科疾病的临床治疗，也为各种胸科疾病患者提供了不同手术的新选择。

2. 术中管理

开胸手术的麻醉管理原则同样适用。采用全身麻醉、控制呼吸和肺隔离技术。术中监测包括心电图（ECG）、脉搏血氧饱和度（SpO_2）、无创血压（NIBP）、呼气末二氧化碳（$ETCO_2$）。研究显示，在 VATS 中仅用 NIBP，然而这些研究中的患者多为一些相对健康的患者及简单的手术，因此监测项目的选择取决于患者先前存在的合并症及手术的复杂程度。可选用有创监测，如有创动脉压（IBP）、中心静脉压（CVP）甚至肺动脉压（PAP）监测。但对于肺动脉导管测量所获取数据的正确解读是非常重要的。胸腔镜术中缺氧性肺血管收缩、单肺通气、手术操作及导管位置均可影响测量值，一般不进行常规监测。经食管超声心动图监测有助于评估心脏充盈和心脏功能，可用于未涉及食管手术的患者。VATS 可在局部麻醉、区域阻滞、全身麻醉下进行，麻醉方法的选择更多取决于患者心肺功能及手术的复杂性。不同的区域麻醉技术单独或联合可以成功用于胸腔镜手术的麻醉，如椎旁神经阻滞、肋间神经阻滞加同侧星状神经节阻滞、胸部硬膜外和局部浸润等。局部麻醉技术仅用于经谨慎选择的短暂的 VATS。不合作或潜在困难气道的患者不应该考虑单独使用局部麻醉。潜在的并发症包括局部麻醉失败、呼吸抑制（缺氧、高碳酸血症）、继发于气胸和纵隔移位所致的血流动力学恶化。

绝大多数麻醉医师选择全身麻醉、控制呼吸、肺隔离技术来实施 VATS 麻醉。由于手术医师必须在闭合的胸腔内操作，因此，有效肺隔离和手术侧肺萎陷是 VATS 的基础。

与吸入空气、氧气混合气比较，在单肺通气前吸入纯氧更有助于手术侧的肺萎陷，尤其是患者肺的弹性回缩力较差或有慢性阻塞性肺疾患时。VATS 时，潮气量的选择调节在 5 ~ 7 mL/kg，以将纵隔移位限制在最低程度。麻醉药的选择取决于患者的全身状况、手术时间的长短及对术毕拔管等综合因素的考虑。术后早期拔管，尽可能早地恢复患者的自主呼吸，这对预防术后肺部并发症有意义。

3. 术后处理

虽然胸腔镜手术创伤减轻，但也有报道并不减轻术后疼痛，可能与 Trocar 及胸管放置的位置有关，因此仍应重视术后镇痛，以防疼痛致呼吸运动减弱而造成呼吸系统并发症的发生。疼痛范围包括胸膜，如胸膜剥脱或胸膜硬化残留、限制，自发性气胸复张也可造成剧痛，对这些患者应强化镇痛措施。多模式全程镇痛包括术前评估，麻醉医师应预期 VATS 潜在的并发症并做好准备应对，限制不良预后。对麻醉医师而言，最终目标是既能提供满足手术条件的麻醉环境，又能够在单肺通气中改善氧合及血流动力学、更早地拔管和理想的术后镇痛。

（二）达芬奇手术系统（Da Vinci S）手术

达芬奇手术系统（Da Vinci S）是 2000 年通过美国 FDA 批准用于临床的机器人系统，由医师控制台、床旁机械臂塔和视频系统 3 部分组成。手术过程中经 Trocar 插入床旁机械臂及内镜成像系统后，手术者在医师控制台通过三维成像系统控制机械手臂进行手术操作。近年来该系统也应用于胸内手术中，已经开展的手术包括肺癌、食管癌根治术及纵隔肿瘤切除等，其三维成像是普通胸腔镜所不能比拟的。麻醉处理的原则同开胸及胸腔镜手术，但存在气道解剖异常或严重肺功能受损，无法实施肺隔离、单肺通气者应列为禁忌。该手术属于精细操作，手术所需时间较长，因此需要面对长时间肺隔离和单肺通气问题，应谨慎对待，必要时间断膨肺，单肺通气结束后宜用肺复张策略以降低术后肺部并发症。此外，该系统体积庞大，麻醉机、监护仪的摆放位置常让位于床旁机械臂塔和视频系统，给麻醉医师的工作带来不便，故麻醉医师要选择好适宜的麻醉与监护的位置，能够及时发现患者病情的变化并处理，有效的手术团队的沟通更是不可或缺。

八、支气管肺灌洗术

支气管肺灌洗术常用于肺泡蛋白质沉积症、尘肺等的治疗。由于支气管肺灌洗术需要在双腔支气管导管实施肺隔离的前提下进行，因此需要进行全身麻醉。

此类患者术前多存在缺氧，一般不用术前药。可采用静脉复合诱导下插入双腔支气管导管。麻醉维持可采用全凭静脉麻醉，也可采用吸入麻醉，使用肌肉松弛药保持肌肉松弛。

两肺病变程度不一时先灌洗病变较重侧肺，两肺病变程度相同时先灌洗左肺。

灌洗中应保持患者体温，必要时使用加温设备。灌洗液为温热的等渗生理盐水。为防止手术中灌洗液渗漏入对侧肺，双腔支气管导管必须准确到位，套囊密封良好，纤维支气管镜可准确定位。灌洗中，引流液中出现气泡、灌洗液量与引流液量出现差异、通气肺出现水泡音伴脉搏血氧饱和度下降常提示发生渗漏，应立即改变患者体位，将灌洗液尽快吸出，彻底吸引双肺并通气。渗漏不多的情况下经上述处理后脉搏血氧饱和度可迅速回升，重新调整双腔支气管导管位置、保证肺隔离良好后可继续灌洗。但如渗漏严重，经引流、吸引、通气处理后氧合仍不能改善的患者应终止灌洗，改单腔气管导管通气，并给予呼气末正压（PEEP）通气支持。

灌洗结束后应彻底吸引灌洗肺，进行潮气量肺通气以促进灌洗肺肺泡的重新膨胀。待灌洗肺顺应性恢复至灌洗水平后再考虑拔管。

（赵巧倩）

第十一章

心脏手术麻醉

第一节　心脏术前药物治疗及其对麻醉的影响

一、抗高血压药

抗高血压药包括利尿药、肾上腺素能受体阻滞药、血管扩张药和血管紧张素转换酶抑制药（ACEI）等多种药物，其中许多药物都可与麻醉用药发生相互作用。为避免术中出现严重的循环抑制，既往曾强调术前必须停用抗高血压药。但在实际工作中发现，术前突然停用抗高血压药，容易出现高血压反跳现象，更不利于维持围手术期循环功能的稳定，对患者安全的威胁也更大。因此，目前多主张持续服用抗高血压药至手术当天，以控制患者血压处于适当的水平。但术中必须注意抗高血压药对麻醉产生的可能影响，选择适当的麻醉方法和麻醉药物，以避免加重对循环功能的抑制。

1. 利尿药

利尿药可干扰机体正常的水、电解质代谢，造成不同程度的水、电解质代谢失调，破坏机体正常的内稳态。如果患者术前长期服用利尿药，且未及时纠正机体的缺水时，患者的体液容量可明显减少，从而对各种麻醉药的心肌抑制和血管扩张效应异常敏感，术中极易发生低血压。长期服用利尿药可引起机体的电解质紊乱，尤其以血浆钾离子浓度异常最为重要，也最为常见。尽管不一定造成低钾血症，但排钾利尿药将引起全身总体钾含量的下降，从而增强非去极化肌肉松弛药的效能，引起肌肉麻痹的时间延长。机体缺钾还可诱发心律失常，增强强心苷类药物的不良反应。因此，这类患者术前宜适量补钾，而且只要患者体内不存在血镁增高，最好还同时补镁。长期服用螺内酯、氨苯蝶啶等保钾利尿药可造成高钾血症，使患者出现进行性肌无力、心脏传导障碍和室性心律失常等症状，尤其在使用琥珀胆碱后，血钾水平还可进一步升高，甚至可诱发致死性心律失常。因此，术前需要将患者的血钾水平控制在 5.5 mmol/L 之内。

2. β 受体阻滞药

β 受体阻滞药是一类治疗心血管疾病的常见药物。若患者术前已长期使用该药，则需持续用药至手术当天，以防止突然停药后出现"反跳"现象而造成更为严重的危害。对于围手术期需要使用该药的患者，术中一定要警惕不良药物相互作用的发生，以避免造成严重的心肌抑制。

β受体阻滞药与全身麻醉药在抑制心室肌功能和心肌电生理活性方面具有协同或相加效应，且与全身麻醉药的剂量相关。在低血容量的情况下，更易于发生循环危象。全身麻醉后机体血流动力学的改变可影响到β受体阻滞药的药动学过程，使其清除率下降，血药浓度增高。β受体阻滞药与全身麻醉药相互作用产生的心肌抑制效应还与机体内源性儿茶酚胺的释放有关。应用氯胺酮等药物进行麻醉时，机体通过刺激儿茶酚胺的释放维持循环功能，所以一旦体内β受体的功能被阻断，内源性儿茶酚胺的释放不但不能起到代偿性作用，反而可因外周的α受体优势，加重这些全身麻醉药对心肌的抑制作用。术中一旦出现严重的低血压和心动过缓，应首选阿托品进行治疗，可反复静脉注射小剂量阿托品，一般每5分钟注射0.5 mg，最大剂量不超过2.0 mg。如仍旧不能纠正，则可考虑使用小剂量的肾上腺素 [0.02～0.04 μg/（kg·min）]、多巴酚丁胺、羟基苯心安等β受体激动药来逆转循环功能的抑制。但切忌应用α受体激动药，以免引起外周血管阻力骤增，更加重心脏的负荷。

有膜稳定效能的β受体阻滞药（如普萘洛尔）可降低神经—肌肉接头后膜对乙酰胆碱的敏感性，强化肌肉松弛药对神经—肌肉传递的阻断作用，延长其肌松效应。但由于阿曲库铵可使β受体阻滞药的心肌抑制作用增强，所以术中应避免配伍应用这两类药物。此外，抗胆碱酯酶药的M样作用能与β受体阻滞药的心肌作用相加，有时可引起严重的心动过缓和低血压。

由于β受体阻滞药可降低心排血量，抑制肝微粒体酶的活性，从而降低机体对局部麻醉药的清除率，增加其血浆浓度。例如，口服普萘洛尔可使利多卡因的血浆稳态浓度提高30%，使丁哌卡因的清除率降低35%。为此，术中宜减少局部麻醉药的用量，以避免发生不良反应，同时也能减轻其对β受体阻滞药心肌抑制效应的增强作用。配伍应用β受体阻滞药时，局部麻醉药液中不宜加入肾上腺素。因一旦肾上腺素的β效应被阻断，α受体作用便趋于优势，可引起周围血管收缩，血压升高，并反射性地增加迷走神经张力，引发心率减慢和房室传导阻滞，有致命的危险。

3. 钙通道阻滞药

钙通道阻滞药与挥发性麻醉药均能干扰细胞膜上钙离子的流动，配伍应用后在抑制心肌功能和扩张血管方面可呈相加效应。其中，维拉帕米、地尔硫䓬等与氟烷、恩氟烷作用相似，都产生较明显的心肌抑制效应，而硝苯地平、尼卡地平等则更近似于异氟烷，可产生明显的血管扩张效应。钙通道阻滞药与恩氟烷合用对心肌的抑制较氟烷或异氟烷强，氟烷与维拉帕米、地尔硫䓬合用时对心肌的抑制作用比硝苯地平或尼卡地平合用时强，而异氟烷与硝苯地平合用时则可因明显的血管扩张效应而产生严重的低血压。

吸入高浓度全身麻醉药可抑制机体的压力反射，削弱机体对钙通道阻滞药降压效应的代偿，将影响患者术中血流动力学的稳定。尽管配伍应用时可引起机体动脉血压的下降，但全身麻醉下使用钙通道阻滞药对冠状动脉血流的影响将取决于冠状动脉灌注压下降和冠状动脉扩张两者之间的平衡。如异氟烷麻醉时使用尼卡地平，虽然动脉血压下降，但心肌血流量却升高。此外，异氟烷或氟烷与维拉帕米合用可使肺血管的缺氧性收缩反应降低40%～90%，所以慢性阻塞性肺疾病患者做胸科手术时应慎用这两类药物。

吸入全身麻醉药可明显加重钙通道阻滞药对心脏传导系统的抑制，甚至可引起严重的心动过缓（<30次/分钟）、房室传导阻滞和窦性停搏等致命性心律失常。钙通道阻滞药可抑制中枢神经系统内肾上腺素的释放，影响脑内阿片受体的功能，从而增强麻醉药和阿片类镇

痛药的中枢抑制作用。钙通道阻滞药与人剂量阿片类药物配伍应用不会产生严重的不良反应。尽管钙通道阻滞药不影响机体的肌抽搐反应，但它可通过抑制钙离子内流引发的乙酰胆碱释放，增强肌肉松弛药的作用。这种效应与抗生素的肌松效应非常相似。

4. 血管紧张素转换酶抑制药

长期服用血管紧张素转换酶抑制药，有可能引起机体肾素—血管紧张素—醛固酮系统功能的抑制，使患者对麻醉药循环抑制效应的敏感性明显增加，可造成患者术中血压的突然下降，尤其是在体液大量丢失或机体的神经—内分泌应激性反应因受各种疾病或药物影响而遭到抑制时，更易发生严重的低血压反应。长期服用 ACEI 还可耗竭血管中的血管紧张素-Ⅱ，增强血管内皮细胞的扩血管功能，造成机体对肾上腺素能药物的反应性下降。因此，术中宜适量减少麻醉药的用量，减慢麻醉药的注（滴）药速度，以便为机体发挥代偿作用留有充裕的反应时间，同时还应注意及时补足液体。

5. 其他

利舍平可消耗体内儿茶酚胺的储存，使服用该药的患者对麻醉药的心血管抑制作用非常敏感，术中很容易发生血压下降和心率减慢，故需特别警惕。采用椎管内阻滞麻醉时，低血压反应则更为普遍，且程度也较为严重。一旦服用利舍平的患者在手术中出现低血压，在选用药物治疗时应格外慎重。若使用直接作用的拟交感神经药，如肾上腺素、去甲肾上腺素等，可发生增敏效应和引起血压骤升，而使用间接作用的拟交感神经药（如麻黄碱）升压效应却往往并不明显。利舍平可增强吸入全身麻醉药的麻醉效能，使其 MAC 减少 20% ~ 30%；但由于它能降低机体的惊厥阈，术中不宜吸入高浓度的恩氟烷。胍乙啶的降压机制与利舍平相仿，只是不能通过血脑屏障，故无中枢性作用。该药可增加患者对交感神经阻滞效应的敏感性，引起容量血管扩张，而且能造成机体反射性血压调节机制的障碍，所以麻醉时低血压反应可能很明显。与利舍平一样，胍乙啶也能改变拟交感神经药的作用效能，在配伍应用氯胺酮、可卡因、潘库溴铵等有拟交感神经活性的药物时，也会出现血压过度升高。

二、α_2 受体激动药

目前，α_2 受体激动药已很少用于治疗高血压，但作为一种麻醉辅助药，它在临床麻醉和疼痛治疗中的应用却越来越广泛，甚至还有人单独使用高选择性的 α_2 受体激动药——右美托咪定在 ICU 中代替丙泊酚或咪达唑仑用于危重患者长时间的镇静。α_2 受体激动药除有镇静、镇痛作用外，还有降血压、抗焦虑、抗惊厥和抗休克等多种效能。

α_2 受体激动药可产生与苯二氮䓬类药物相似的良好的抗焦虑和镇静作用；而且该药可作用于脑干蓝斑肾上腺素能神经元突触前膜的 α_2 受体，降低中枢交感神经张力，以协同作用方式增强全身麻醉药的效应，减少麻醉诱导和维持时麻醉药用量，所以可作为麻醉前用药。但由于其改变麻醉药效能的作用有"封顶"效应，所以术前不宜使用大剂量的 α_2 受体激动药。术前使用 α_2 受体激动药还有助于减轻喉镜暴露和气管插管时的不良反应，有效地降低此时体内儿茶酚胺、皮质醇和 β-内啡肽等应激性激素的分泌，以维持血流动力学的稳定，加速术后的苏醒。

无论给药途径如何，α_2 受体激动药均能通过 α_2 受体的介导干扰体内 P 物质的释放，影响 5-羟色胺能神经元和胆碱能神经元的功能，从而实现对体内抗伤害反应机制的调节，产生强效的镇痛效应，并增强阿片类药物的镇痛功能。可乐定还能增加椎管内使用阿片类药物

的镇痛功效。α_2 受体激动药只与 δ 受体激动药产生协同性的抗伤害作用，而与 μ 受体或 κ 受体激动药只产生相加效应。

三、抗心律失常药

各种抗心律失常药都可影响机体血流动力学的稳定，而许多麻醉药对心肌的电生理功能也有影响，所以它们在配伍应用时将产生非常复杂的相互作用，不但可造成机体循环状态的剧烈变化，甚至能加重已有的心律失常或诱发新的心律失常。

麻醉期间发生室性心律失常时，常首选利多卡因治疗。但由于多数麻醉药可减少肝血流，降低利多卡因的清除，提高其血浆浓度，所以麻醉中使用利多卡因应酌情减量，以预防利多卡因的不良反应，尤其在静脉持续滴注利多卡因时，更应如此。

四、强心苷类药物

麻醉药可能会改变强心苷类药物的毒性。动物实验发现，氟烷、恩氟烷、甲氧氟烷、氯胺酮、芬太尼和氟哌利多可减少使用强心苷后心律失常的发生，而环丙烷的作用则恰恰相反；苯巴比妥对其无影响，但可通过酶诱导作用加速强心苷的代谢速率，降低其血药浓度。通常情况下，清醒状态下能达到满意疗效的强心苷剂量，在麻醉后往往显得用量不足；麻醉状态下剂量适宜的强心苷在清醒后则呈现过量的表现。此外，使用地高辛或洋地黄毒苷的患者，尤其已达洋地黄化时，再使用氯琥珀胆碱可因一过性高血钾反应发生心律失常，严重者甚至可出现心室停搏。

强心苷类药物可与其他许多药物发生相互作用。例如，拟交感神经药（特别是 β 受体激动药）在提高心肌自律性的同时，可增强强心苷类药物的毒性；氟烷、新斯的明等药物则可因迷走神经样作用而加重强心苷类药物的减慢心率效应，诱发心动过缓；强心苷类药物与利舍平、胍乙啶等儿茶酚胺耗竭药配伍应用可引起心动过缓、房室传导阻滞，甚至出现窦性停搏。奎尼丁、胺碘酮和地西泮等高蛋白结合率药物可因蛋白置换作用提高血浆中游离型地高辛的浓度，因而易于出现洋地黄中毒现象。

长期使用排钾利尿药或机体肺通气功能异常都可使患者体内出现低钾血症、低镁血症和酸碱平衡失调，从而增加强心苷类药物的毒性，保钾利尿药则可降低地高辛的清除率，升高其血药浓度。使用强心苷的患者必须禁用儿茶酚胺类药物、甲状腺激素、溴苄铵或钙盐，即使是大量输血后补充小剂量钙盐也应谨慎，以免诱发严重心律失常。对于年老、体重过轻或肝肾功能欠佳的患者，必须减少强心苷类药物的用量，与其他药物配伍应用时则更应小心。患预激综合征的患者和使用维拉帕米的患者均应禁用强心苷类药物。

五、拟交感神经药

卤族挥发性麻醉药可增强心肌对拟交感神经药的敏感性，增加术中心律失常的发生率。为了预防这种不良反应，术中需要使用肾上腺素时，不宜选用氟烷进行麻醉，而以选用异氟烷和七氟烷最为恰当，恩氟烷则次之；即使吸入异氟烷，术中肾上腺素的用量也应限制在 $\leq$ 3 $\mu g/$（kg·30min）的水平。挥发性麻醉药增强心肌对肾上腺素敏感性的特性可受许多药物的影响。如硫喷妥钠、钙盐和抗胆碱能药可增加吸入全身麻醉时使用肾上腺素诱发心律失常的可能性，而镁盐、普萘洛尔、钙通道阻滞药和可增强迷走神经张力的药物则能减少其发生，尤其是在应用硫喷妥钠进行麻醉诱导后，挥发性麻醉药更易促使肾上腺素诱发心律失常。

有些静脉麻醉药，如硫喷妥钠、丙泊酚等，也有与卤族挥发性麻醉药相似的特性，可使心肌对肾上腺素的致心律失常效应增敏。丙泊酚对肾上腺素致心律失常作用的增敏效应与氟烷相当。为此，术中选用硫喷妥钠或丙泊酚麻醉时，应严格控制肾上腺素的用药剂量，或替换使用依托咪酯、咪达唑仑等其他静脉麻醉药物，以减少心律失常的发生。

六、抗感染药物

许多抗生素都具有增强肌肉松弛药作用的效应，但所依赖的机制和效能的强弱却各不相同。氨基糖苷类抗生素在神经—肌肉前膜可发挥类似镁离子的作用，阻碍运动神经末梢的钙离子内流，从而影响乙酰胆碱的释放。此外，它还有接头后膜的膜稳定作用。所以配伍应用氨基糖苷类抗生素可增强非去极化肌肉松弛药的肌松效应，延长其作用时间。在抗生素对神经—肌肉接头功能的影响中，尤以多黏菌素的作用最强。它具有影响接头前膜和后膜的双重效应，配伍应用后引起的肌松效应不能被钙离子或胆碱酯酶抑制药拮抗。林可霉素和克林霉素可增强非去极化肌肉松弛药的作用，但不能增强去极化肌肉松弛药的效能，而且其部分效应可被钙离子或胆碱酯酶抑制药所拮抗。青霉素类和头孢菌素类抗生素在临床常用剂量范围内不会明显地增强肌肉松弛药的作用。

七、其他药物

（一）支气管扩张药

氨茶碱通过抑制磷酸二酯酶以松弛支气管平滑肌，常用于治疗哮喘和肺部阻塞性疾病。由于其治疗窗窄，毒性较大，临床上已逐步被选择性 β_2 受体激动药取代。据报道，在吸入全身麻醉中配伍应用氨茶碱，5%～10%的患者出现心律失常，其血药浓度都超过了治疗范围，尤其在已用麻黄碱或去甲肾上腺素后再用氨茶碱时，更易诱发心律失常。研究证实，挥发性全身麻醉药可抑制茶碱在肝的代谢，明显延长其清除半衰期（氟烷为3.3倍，恩氟烷为1.6倍），并增加心肌对该药的敏感性，导致心律失常。所以吸入全身麻醉时应慎用茶碱，尤其不宜再配伍应用其他拟交感神经药物。

（二）H_2 受体阻滞药

H_2 受体阻滞药——西咪替丁是一种强效肝药酶抑制药。它可通过其咪唑环上的氮原子直接与细胞色素 P450 酶血红素上的铁原子结合，实现对该生物酶功能的抑制，使阿片类药、苯二氮草类药、利多卡因和华法林等多种药物的生物转化（Ⅰ相反应）过程受到抑制。所以西咪替丁与这些药物配伍应用时，可使其血药浓度增加，疗效增强。

（三）激素类药物

巴比妥类药物不但可通过抑制促肾上腺皮质激素的功能而降低自体皮质激素的分泌，还能通过酶促作用降低皮质激素类药物的效应。皮质激素与噻嗪类利尿药配伍应用，可加剧机体钠的丢失，增强肌肉松弛药的作用，提高强心苷的毒性，还能诱发肝昏迷。此外，肾上腺皮质激素可降低机体的癫痫阈值，术中最好不与恩氟烷和氯胺酮配伍应用。

（四）抗凝药物

肝素是心血管外科手术中常用的抗凝药。在酸性环境下肝素容易失活，所以不宜与其他药物或溶液随意混合使用。与葡萄糖溶液混合时间过长的肝素也不能再使用。右旋糖酐有抑制红细胞和血小板聚集的作用，可防止血栓的形成，与肝素合用时可增强肝素的抗凝活性，增加患者的出血倾向，应适当减少肝素的用量。临床上常用鱼精蛋白来中和肝素的作用，一般 10 分钟内以 50 mg 为限，注射速度应控制在 20 mg/min 以内。注射速度过快则容易引起血压降低、皮肤潮红、心动过速，甚至出现呼吸困难等。口服抗凝药的治疗指数低，一些药物可通过不同方式改变其吸收、蛋白结合和代谢等过程，以改变其抗凝活性。阿司匹林和氯丙嗪等药物可置换与血浆蛋白结合的香豆素类抗凝药，使其游离形式药物的浓度增高，抗凝作用增强；巴比妥类药物、苯妥英钠等肝药酶诱导药可加速华法林的代谢和灭活，配伍应用时必须加大用药剂量才能达到预期的抗凝作用；而酶抑制药——西咪替丁则可减慢华法林的代谢，增加其血药浓度，合用时应适当减量。

（范红娜）

第二节　先天性心脏病手术麻醉

一、麻醉药物的选择

麻醉药物大多可改变先天性心脏病（简称先心病）患儿血流压力阻力关系。先心病患儿麻醉中，维持足够的前负荷是小儿先心病麻醉中血流动力学稳定的前提，根据心内分流、肺血流或主动脉血流特点调节体、肺血管阻力关系，可促进肺血氧合，保证全身氧供，同时应避免心肌过度抑制和心率较大的波动。确定了血流动力学目标后，选择合适药物并制订出合理的麻醉方案。

选择麻醉用药除考虑理想血流动力学变化外，还需综合考虑其他因素，如疾病严重程度、心血管功能状态、年龄、有无静脉通路、入室时精神状态和有无气道梗阻等。挥发性麻醉药引起心肌抑制，降低心排血量，使心室排空能力受限。心肌抑制使心室不能产生有效心内压，心腔间压差发生改变，从而改变分流的方向和性质。另外，这种心肌抑制有时可产生有益的血流动力学作用，如在法洛四联症肌性流出道肥厚梗阻患儿使用氟烷麻醉，由于氟烷抑制心肌收缩力、减慢心率，可缓解右室流出道梗阻、改善肺血流、缓解缺氧程度。心动过速和低血容量时心腔充盈度减小，心肌过度收缩可加重肌性流出道梗阻。

1. 吸入麻醉药

严重心脏病小儿不应使用强力挥发性麻醉药，轻、中度心脏病患儿可耐受缓慢及低浓度吸入挥发性麻醉药。除经呼吸道吸入外，也可吹入心肺机而维持全身麻醉，可选用 N_2O、氟烷、恩氟烷、异氟烷、七氟烷或地氟烷等。全身麻醉诱导较迅速，可避免患儿因穿刺等操作而引起哭闹和缺氧；麻醉苏醒较快，利于早期拔除气管导管；但对循环功能抑制较明显，血清氟离子浓度较高，对肾、肝功能可能不利。N_2O 可用于麻醉诱导和维持，但从转流开始即应停止吸入，以防发生张力性气胸或气栓等并发症。

2. 静脉麻醉药

氯胺酮可经口服、肌内注射及静脉注射等途径用药，兴奋交感神经，使心率增快，心肌收缩力增强，故对心功能差的患儿较容易维持心率和血压。由于此独特的血流动力学效应，而且可维持自主呼吸，常用于发绀型患儿麻醉诱导和心导管检查。氯胺酮对呼吸系统抑制较轻，并可松弛支气管平滑肌。使用氯胺酮时只要保持气道通畅，维持足够通气量，对肺血管阻力无明显影响。气道梗阻在婴幼儿较易出现，氯胺酮静脉给药过快可引起小婴儿窒息。术前给予阿托品或东莨菪碱可避免氯胺酮分泌物增多而引起的喉痉挛。氯胺酮的相对禁忌证有冠状动脉异常和严重主动脉瓣狭窄致冠脉血流不足者、左心发育不良伴主动脉瓣关闭和降主动脉发育不良等。由于冠状动脉相对缺血，易出现心室纤颤，氯胺酮引起的心动过速和儿茶酚胺释放使心室纤颤危险增加。术后呕吐是氯胺酮最常见的不良反应，其发生率为 1/3。

其他静脉麻醉药有依托咪酯、咪达唑仑、羟丁酸钠、异丙酚等，仅有安静入睡、遗忘、应激反应迟钝等作用。因无镇痛效应，很少单独应用，但可与吸入麻醉药和镇痛药合用。

3. 麻醉性镇痛药

镇痛作用强，消除疼痛和焦虑，可使患儿安静甚至入睡。成人应用吗啡 10 mg 可使痛阈提高 50%，但意识并不消失；剂量稍大则明显抑制呼吸、循环、消化等系统，但较小剂量使用仍属安全。充血性心力衰竭和（或）发绀的先心病患儿，吗啡和氧化亚氮合用不抑制心肌收缩力，可产生较满意的镇痛作用，对交感神经系统也无抑制作用。单独使用吗啡使静脉血管容量增加，周围血管阻力降低。小量吗啡（0.1 mg/kg）可使患儿从手术室平稳地转移到监护室，从而避免手术结束时麻醉突然变浅，且对术后通气无明显影响。此外，哌替啶、芬太尼、苏芬太尼、阿芬太尼、瑞芬太尼等麻醉性镇痛药也常用于先天性心脏病手术麻醉。芬太尼的镇痛效价是吗啡的 100~180 倍，哌替啶的 550~1 000 倍；镇痛剂量为 2~10 µg/kg，麻醉剂量为 30~100 µg/kg，对心肌和循环的影响轻微，已广泛用于心血管手术麻醉及术后镇痛。大剂量芬太尼麻醉可用于所有严重先心病患儿心脏手术。芬太尼麻醉在新生儿和婴幼儿可提供稳定的血流动力学状态，并可抑制神经体液应激反应。早产儿行动脉导管结扎时，大剂量芬太尼麻醉效果较好。在高危足月新生儿和严重充血性心力衰竭月龄较大婴儿，大剂量芬太尼（可高达 75 µg/kg）和泮库溴铵合用，麻醉中血流动力学改变很小，对手术刺激仅有轻度反应。泮库溴铵的迷走阻断作用与芬太尼的迷走兴奋作用抵消，因此二者合用效果满意。芬太尼的呼吸抑制作用明显，与咪达唑仑 0.05 mg/kg 合用尤其明显，即使仅 2 µg/kg 也会出现呼吸抑制。因此，使用大剂量麻醉性镇痛药时，术后必须有机械通气支持。大剂量芬太尼可引起胸壁及腹壁肌肉僵硬而阻碍通气甚至发生窒息，故在用药之前应先使用肌肉松弛药。苏芬太尼的作用与芬太尼基本类似，强度是芬太尼的 10 多倍。阿芬太尼作用持续时间短，多用于术后镇痛，也可在心导管检查中用于辅助镇痛。

4. 肌肉松弛药

肌肉松弛药为心脏手术麻醉必需的药物，有短效、中效、长效 3 类。

（1）短效药有琥珀胆碱和米库氯铵，起效时间 45 秒至 2 分钟，维持作用 5~20 分钟。

（2）中效药有阿曲库铵、维库溴铵、罗库溴铵等，起效时间 2~5 分钟，维持时间 25~45 分钟。

（3）长效药有泮库溴铵、哌库溴铵、杜什库铵等，起效时间约 2 分钟，维持时间约 60 分钟。

（4）使用肌肉松弛药有可能出现与组胺释放有关的过敏反应；对心血管可产生不同的影响，如泮库溴铵使心率增快，哌库溴铵与芬太尼合用易致心动过缓。去极化肌肉松弛药

（琥珀胆碱）常用于辅助气管内插管。由于婴儿细胞外液体间隙与成人相比较大，婴儿插管时需要 2 mg/kg。用药后心动过缓是该药最严重的不良反应，反复用药时较多见。非去极化肌肉松弛药用于气管插管及术中维持肌肉松弛。肌肉松弛药的选择通常以血流动力学效应、起效时间、作用持续时间、不良反应、患儿疾病和治疗用药等为依据。

二、麻醉诱导

麻醉诱导方案应根据患儿年龄、希望合作程度、预计手术时间、是否用过术前药、病种、心血管功能状态和对各种麻醉药预期的反应制订。先心病小儿麻醉诱导过程中给氧不足，可导致高碳酸血症、酸中毒和低氧血症，从而使肺血管阻力升高，肺血流减少，最终出现心肌功能紊乱和低血压。因此，小儿先心病麻醉诱导主要危险来自呼吸道。心功能正常的患儿麻醉诱导时低血压并不常见，但是患儿存在低血容量、气道梗阻或失去窦性节律时低血压较常见。心功能处于边缘状态的患儿，如左室发育不良综合征、严重主动脉梗阻新生儿或心脏移植者，静脉麻醉药应缓慢注射，因这类患儿往往不能耐受静脉容量扩张导致的血容量相对不足。

麻醉诱导主要有吸入、静脉、肌肉和直肠给药等方式。

1. 肌内注射诱导

适用于婴幼儿或不合作患儿，或病情重、发绀显著或心功能不全而尚未开放静脉通路的患儿。常用氯胺酮 4~6 mg/kg 肌内注射，可使患儿安静入睡，同时升高血压，增加心排血量，利于维持循环稳定；还有提高周围血管阻力以维持肺血流量和氧饱和的作用，可安全使用于右向左分流的患儿。

2. 静脉诱导

适用于能合作的儿童，对左向右或右向左分流患儿均适用。根据病情可选用下列诱导药物之一：氯胺酮 1~2 mg/kg；羟丁酸钠 50~80 mg/kg；依托咪酯 0.2~0.4 mg/kg；咪达唑仑 0.05~0.20 mg/kg。再结合地西泮 0.1~0.2 mg/kg 和芬太尼 5~20 μg/kg 静脉注射。待患儿入睡后继以肌肉松弛药即可施行气管内插管。

3. 吸入麻醉面罩诱导

适用于心功能较好、左向右分流的患儿，但不适用于右向左分流的发绀患儿，因肺血流量少可致麻醉药从肺泡弥散入血的速度减慢，且容易引起动脉血压降低。一般情况下，麻醉药溶解度、肺泡通气量和心排血量是影响吸入麻醉诱导的 3 个主要因素，功能残气量和脑血流量也对麻醉诱导有一定影响。先心病患儿由于存在心内分流，对麻醉药的摄取也有一定影响。

三、气管内插管

小儿呼吸道的解剖与成人有所不同，施行气管内插管有其特点，应予区别对待。气管导管的选择和插管深度可根据患儿年龄估计。新生儿到 1 岁时主气管（从声门至隆凸）长度变异很大（5~9 cm），因此插管深度应视患儿具体情况而定。一般大多数 3 个月至 1 岁婴儿，门齿位于气管导管 10 cm 标记处时导管口正好在隆凸上方。早产儿和足月新生儿插管稍短些，2 岁小儿插至 12 cm 处较合适。>2 岁的患儿可用下式估算（cm）：年龄（岁）/2 + 12 或体重（kg）/5 + 12。

体重低于 15 kg 的患儿一般多采用经鼻腔气管内插管，该法具有留置时间长、易于固定、可清洁口腔卫生、术后较易耐受等特点。主要缺点是插管时可引起鼻腔出血，但是只要掌握正确的插管方法、避免导管误入中或上鼻道和操作轻柔，即可大大降低其发生率。

气管插管完成后应注意观察两侧胸廓呼吸动度及是否对称、听诊两侧呼吸音、监测呼气末二氧化碳浓度和脉搏血氧饱和度。如果脉搏血氧饱和度出现持续性的下降，必须立即检查核实气管导管深度，而不是增加氧气吸入。

四、麻醉维持

先心病患儿麻醉维持决定于患儿术前状态、诱导反应、手术时间及术中操作等因素。患儿个体情况和术后对呼吸方式的需求也是决定麻醉维持的重要因素。一般麻醉维持方法主要是麻醉性镇痛药加挥发性麻醉药或其他静脉麻醉药。

先心病患儿麻醉维持中一个比较特殊的问题是术中心内分流的改变。当临床情况恶化时应区分是由于血流动力学剧变还是由于原有心肌功能紊乱加重所致，通常应考虑术中操作的影响和麻醉过深等因素。游离心脏周围大血管时很容易出现低血压和心律失常，麻醉医师应密切注意血压、心电和手术操作的任何变化，一般停止心脏操作后可自行恢复。在循环血容量充足情况下，也可考虑使用药物支持、纠正酸中毒和调整呼吸等措施。

（一）吸入麻醉维持

适用于非发绀型先心病或病情较轻、术后希望早期拔除气管导管的患儿，同时宜辅用静脉麻醉药物。常用七氟烷、恩氟烷或异氟烷，在手术强刺激（如切皮、撑开胸骨、体外转流开始前）时，应及时加深麻醉或补充注射静脉麻醉药。

（二）静脉麻醉维持

常以芬太尼为主，多用于病情重、发绀、术后需要机械通气支持的患儿。芬太尼总量可达 50 μg/kg 左右，用微量泵持续输注或分次静脉注射，宜辅用其他静脉麻醉药和（或）吸入麻醉药。

五、输血输液

（一）输液

小儿年龄越小，细胞外液比例越大。小儿肾功能发育不完善，容易发生脱水或水分过多。经体外转流后总体液量常过多，但循环血量往往仍然不足。循环血量理想时，尿量应维持在 0.5～1.0 mL/（kg·h），但尿量并不能全面反映体内含水量和肾功能。

（1）一般在麻醉后先按 10 mL/（kg·h）输液，体重 10 kg 以下小儿需用微量泵输注，待动静脉直接测压建立后，再根据测定参数调整输液量。心包切开后观察心脏的充盈程度可用作参考。

（2）液体种类：新生儿可输 10% 葡萄糖注射液和 0.25% 氯化钠注射液；1 岁以下输 5% 葡萄糖注射液和 0.25% 氯化钠注射液（因婴儿容易发生低血糖）；1 岁以上仅输乳酸钠林格液（因在转流后都有血糖升高）。

（3）发绀患儿需根据血 pH 输用 5% 碳酸氢钠溶液（mL）＝1/3 体重（kg）×（−BE）。非发绀患儿因脱水、代谢性酸中毒时也需输用适量碳酸氢钠溶液。

（4）除输注晶体液外，在转流后需输入胶体液（如库存血、血浆、血清蛋白、琥珀酰明胶等），以维持胶体渗透压、循环血量和总血容量。

（5）转流后常出现低血钾，应从中心静脉通路输注钾溶液，严格控制输速，并不宜将钾加入输血袋中输注，因不能严格控制补钾速度。

（6）小儿并存甲状旁腺功能不全或维生素 D 储备缺少者，转流后常出现低血钙，此与血液稀释、过度通气碱血症、输注枸橼酸库存血、心肺机内高氧合，以及加用碳酸氢钠等因素有关。血清钙低于 1.75 mmol/L 或离子化钙低于 1 mmol/L 时应予补充葡萄糖酸钙。

（二）输血

正常新生儿的血容量为 80 ~ 93 mL/kg。

（1）对病情不重、体质较好患儿，术中失血在血容量 10% 以下者可不予输血，术中仅以输液补充血容量即可，但在体外循环后仍然常需输血。最好用新鲜血或成分输血，根据实际需要，选择性输注红细胞、血小板、血浆等。尽量少输库存血，因库血中的红细胞以每天 1% 速度在破坏；粒细胞于 24 小时后其功能开始减退，到 72 小时时功能下降 50%；血小板在采血后 3 ~ 6 小时即减少 50%，24 ~ 48 小时降为零。因此，如果输入大量陈旧库血，有时反会引起术后出血增多，甚至发生酸中毒和肾功能不全等并发症。如果库存血温度太低，输血前应加温，以防止体温下降。

（2）对术前血红蛋白浓度高的患儿，可在麻醉后或体外循环（CPB）前施行急性血液稀释自体输血，不仅可保持输血质量，更重要的是降低血液黏稠度，改善微循环。我们曾对 77 例发绀患儿在麻醉后施行血液稀释采血，年龄最小者出生后 62 天，最大 14 岁，其中法洛四联症 68 例，占 88.3%；77 例分别采自体血 60 ~ 1 400 mL，均于 CPB 后输回，效果显著。

（3）CPB 结束后，心肺机常剩余大量血液，如果 CPB 时间不长、未见血红蛋白尿，且病情较平稳者，可将部分机器余血输回体内；机器余血的血红蛋白浓度低者，可采用超滤法提高机血质量以后再输回体内。

六、先心病合并肺动脉高压的麻醉处理

肺动脉高压常见于肺血流增多的先天性心脏缺损，其发生率和严重程度与缺损的性质有关。肺血流增多的早期，左心室容量负荷增加而体循环血流相对较少，左心室代偿性扩张肥厚，严重者可出现左侧心力衰竭。肺血流长期增多，肺动脉代偿性收缩压力增高，继而发生组织学改变，成为不可逆的器质性肺高压。肺高压加重了右室后负荷，右室出现肥厚、扩张甚至衰竭。因此，肺血流增多的左向右分流性先心病，应做到早发现、早诊断和早治疗。

麻醉及手术中许多因素可引起肺血管阻力增高，如手术刺激、交感紧张、肺泡缺氧、高碳酸血症、酸中毒、功能残气量、低温、血管活性药及一些炎症介质等。因此，在保证供氧和维持足够麻醉深度的前提下，麻醉的重点是减少肺动脉压力波动，维持心血管功能稳定。缺氧无论是肺泡氧张力降低还是混合静脉氧张力降低，均可导致缺氧性肺血管收缩。当肺容量降低时，由于肺血管扭曲或低血氧，血管阻力也增高；当肺容量增加时，肺泡小血管受压，肺血管阻力增高。动脉血 CO_2 张力略低于正常时，肺血管阻力可降低。

正常情况无肺高压时，心排血量主要受左心前负荷及全身血管阻力的影响。严重肺高压时，由于右心后负荷过重，使右心功能受限，从而限制了左心排血量，此时相应的前负荷为

右室充盈量。严重肺高压患儿应以中心静脉压调节血容量而不是肺毛细血管楔压，中度肺高压者心排血量受左、右心室功能影响，最好同时监测中心静脉压和肺毛细血管楔压。

七、一氧化氮的应用

对部分合并肺动脉高压的先心病患儿，术前施行吸入低浓度（40 ppm）一氧化氮（NO）试验，对筛选患儿能否接受手术具有判断价值。吸入 NO 后，如果肺血管出现可逆性变化，提示具有手术指征，从而增添了肺动脉高压患儿的手术救治机会。NO 也适于围手术期肺动脉高压的治疗，具有减轻肺血管阻力，改善心功能不全，创造脱离 CPB 机条件等功效。在吸入 NO 时需持续监测吸入氧浓度、一氧化氮浓度、二氧化氮浓度，并定时监测血气和血中高铁血红蛋白浓度。

（范红娜）

第三节　后天性心脏病手术麻醉

一、缩窄性心包炎

缩窄性心包炎患者多数全身虚弱，麻醉前用药以不引起呼吸、循环抑制为准。无论采用何种麻醉，均应使循环功能受到最小的抑制，尽量避免引起心动过缓。通常采用气管内插管全身麻醉，控制呼吸，创造安静的手术野，以利手术顺利进行。

（一）麻醉药物的选择

咪达唑仑用量大时具有心血管抑制作用，宜谨慎应用。依托咪酯 0.3 mg/kg 可使患者安静入睡。氯胺酮有交感神经兴奋作用，可使心率增快，血压增高，虽然其可增加心肌耗氧量，但心率增快是缩窄性心包炎患者唯一的代偿因素，有利于心排血量的增加，可酌情使用。肌肉松弛药中，泮库溴铵有轻度的心率增快作用，但如与芬太尼合用，可被芬太尼的负性频率作用抵消，故二者合用是适宜的。哌库溴铵有轻度的负性频率作用，尽量不用。也可选用对心率、血压无明显影响的短效肌肉松弛药，如阿曲库铵等。

（二）麻醉诱导

麻醉诱导对缩窄性心包炎患者是极其重要的环节，由于此类患者血压偏低和代偿性心动过速，循环代偿功能已十分脆弱，处理不当可能猝死。因此，必须在严密监测血压、心电图下施行缓慢诱导方法，备妥多巴胺、去氧肾上腺素等药，根据当时情况随时修正麻醉用药处理方案。诱导前应尽早面罩吸氧；诱导必须掌握影响循环最小、剂量最小、注药速度最慢的原则，避免血压下降和心动过缓。危重患者、不能平卧者，可考虑在清醒状态表面麻醉下行气管插管。

（三）麻醉维持

缩窄性心包炎患者麻醉维持亦较困难，单用吸入麻醉药很难达到所需的麻醉深度。以采用对循环影响轻的芬太尼为主的静吸复合或静脉复合麻醉。对心功能较好的患者可在手术强刺激环节（如切皮、劈开胸骨或撑开肋骨）时，增加低浓度异氟烷、七氟烷或地氟烷吸入；肌肉松弛药用泮库溴铵、哌库溴铵或阿曲库铵等维持。

（四）麻醉管理

首先需严格管理液体入量；在心包完全剥离前执行等量输血原则；待剥离开始至完成期间应及时改为限量输血原则，否则可因心包剥脱、心肌受压解除、腔静脉回心血量骤增而引起心脏扩大，甚至诱发急性心脏扩大、肺水肿、心力衰竭。因此，除严格控制液体入量外，有时还需及时施行洋地黄制剂及利尿药治疗。心包剥离过程中手术刺激可诱发心律失常，应立即暂停手术，静脉注射利多卡因治疗。如果血压偏低，采用微量泵持续输注小量正性肌力药。机械通气的潮气量避免过大，以防进一步阻碍回心血量而引起血压下降。

手术结束后应保留气管插管在 ICU 继续机械通气，维持正常血气水平，控制输液输血量，继续强心、利尿，保护心脏功能，防止低钾血症、低钠血症，应用止血药以减少术后出血量。

二、瓣膜病

（一）麻醉原则

1. 二尖瓣狭窄

（1）防止心动过速，否则心舒期缩短，左心室充盈更减少，心排血量将进一步下降。

（2）防止心动过缓，因心排血量需依靠一定的心率来代偿每搏量的不足，若心动过缓，血压将严重下降。

（3）避免右侧压力增高和左侧低心排血量，否则心脏应变能力更小，因此对用药剂量或液体输量的掌握必须格外谨慎。

（4）除非血压显著下降，一般不用正性肌力药，否则反而有害；有时为保证主动脉舒张压以维持冠脉血流，可适量应用血管加压药。

（5）心房纤颤伴室率过快时，应选用洋地黄以控制心率。

（6）保持足够的血容量，但又要严控输入量及速度，以防肺水肿。

（7）患者对体位的改变十分敏感，应缓慢进行。

（8）术后常需继续一段时间呼吸机辅助通气。

2. 二尖瓣关闭不全

（1）防止高血压，否则反流增加，可用扩血管药以降低外周阻力。

（2）防止心动过缓，否则心舒期延长，反流增多。

（3）需保证足够血容量。

（4）可能需要用正性肌力药支持左心室功能。

3. 主动脉瓣狭窄

（1）血压下降时，可用血管收缩药维持安全的血压水平。

（2）除非血压严重下降，避免应用正性肌力药。

（3）避免心动过缓，需维持适当的心率以保证冠状动脉血流灌注。

（4）避免心动过速，否则增加心肌氧需而形成氧债。

（5）保持足够血容量，但忌过量。

（6）对心房退化或丧失窦性心律者应安置起搏器。

4. 主动脉瓣关闭不全

（1）防止高血压，避免增加反流。

（2）防止心动过缓，否则可增加反流和心室容量及压力，同时降低舒张压而减少冠脉供血。

（3）降低周围阻力，以降低反流量。

（4）保证足够的血容量。

5. 多瓣膜病或再次瓣膜置换

麻醉用药要根据每例患者具体病理生理变化选择，临床症状往往以一个瓣膜病变为主，但另一个瓣膜病变也不容忽视，尤其合并心房纤颤时，因心房起着辅助泵作用，每搏量的25%由心房收缩完成，因此影响较大。

（1）麻醉诱导应缓慢，用芬太尼较安全，需减量及慎用吸入麻醉药。

（2）因粘连重，手术困难，出血较多，需维持有效血容量。

（3）心脏复苏后多数需正性肌力药及血管扩张药支持循环。

（4）注意维持血清钾在正常浓度，预防心律失常。

（5）术后约1/3患者需安置起搏器。

（二）麻醉药物选择

对瓣膜病患者选择麻醉药物应进行全面衡量，考虑以下几方面问题。

（1）对心肌收缩力是抑制还是促进。

（2）对心率是加快还是减慢；某些病例因心率适度加快而可增加心排血量；心率减慢对心力衰竭、心动过速或以瓣膜狭窄为主的病例可能起到有利作用，但对以关闭不全为主的瓣膜病则可增加反流量而降低舒张压，增加心室容量和压力，使冠状动脉供血减少。

（3）对心律是否扰乱窦性心律或兴奋异位节律点，心律失常可使心肌收缩力及心室舒张末期容量改变，脑血流及冠状血流出现变化。

（4）对前负荷的影响，如大剂量吗啡因组胺释放使血管扩张，前负荷减轻，对以关闭不全为主的瓣膜病则可能引起低血压；对以狭窄为主的瓣膜病也应维持一定的前负荷，否则也可因左室充盈不足而减少心排血量。

（5）用血管收缩药增加后负荷，对以关闭不全为主的瓣膜病可引起反流增加和冠脉血流减少，从而可加重病情，此时用血管扩张药降低后负荷则有利于血压的维持。

（6）对心肌耗氧的影响，如氯胺酮可兴奋循环，促进心脏收缩及血压升高，但增加心肌耗氧，选用前应衡量其利弊。

（三）麻醉诱导

瓣膜病患者都有明显的血流动力学改变和心功能受损，麻醉诱导必须谨慎操作，要严密监测桡动脉直接测压、心电图和脉搏血氧饱和度。瓣膜病诱导是麻醉的重要开端，诱导用药是否合理，诱导期血压、心率、心律是否平稳，关系到术中和术后心功能和患者的恢复。诱导过程中，每用一种药都要密切注视用药后机体反应，一旦有异常应立即停止，改换用药或及时处理。用药后不要急于气管插管，等待药物发挥作用，避免插管引起强烈反应，要求气管插管时无明显循环系统反应。选择诱导药以不过度抑制循环、不影响原有病情为前提。

（1）对轻及中等病情者可用地西泮、咪达唑仑、依托咪酯、芬太尼诱导；肌肉松弛药可根据患者心率选择，心率不快者可用泮库溴铵，心率偏快者用阿曲库铵、哌库溴铵等。

（2）对病情重、心功能Ⅲ～Ⅳ级患者，可用羟丁酸钠、芬太尼诱导，不用地西泮，因可引起血压下降。

（3）对心动过缓或窦房结功能差者，静脉注射芬太尼或羟丁酸钠可能加重心率减慢；对主动脉瓣关闭不全患者可引起血压严重下降，也影响冠状动脉供血而发生心律失常，因此可改用小剂量氯胺酮诱导，对维持血压和心率较容易。

（四）麻醉维持

可采用以吸入麻醉为主或以静脉药物为主的静吸复合麻醉。

（1）对心功能差的患者以芬太尼为主，用微量泵持续输注或间断单次静脉注射用药。

（2）对心功能较好者，以吸入麻醉药为主，如合并窦房结功能低下者可加用氯胺酮。

（3）在体外转流前、中、后应及时加深麻醉，静脉麻醉药可直接注入 CPB 机或经中心静脉测压管注入；吸入麻醉药可将氧气通过麻醉机挥发罐吹入人工肺。

三、冠心病

（一）麻醉原则

决定心肌供氧的主要因素如下所述。

（1）冠状动脉的血流量。

（2）动脉血中的氧含量。

冠状动脉血流量决定于冠状动脉总阻力及冠状动脉灌注压，即主动脉舒张压与左室舒张末期压力（LVEDP）间的差。影响冠状动脉阻力的因素有冠状动脉的病变，冠状动脉周围的压迫，血液黏稠度以及来自代谢、神经体液和药物的影响。使心肌供氧减少的原因包括：①冠状血流减少，起因于心动过速、动脉舒张压过低、前负荷增加、二氧化碳分压过低和冠状血管痉挛；②氧供应减少，主要由于贫血、缺氧和 2，3-二磷酸甘油酯（2，3-DPG）减少；③心排血量若因血管阻力减小而增加，则不增加心肌的耗氧，若心率增快而心排血量增多，或动脉压明显升高，均可使心肌耗氧急剧增加。若能维护血压和心率平稳，即使每搏量有所增加，心肌耗氧亦无变化。使心肌耗氧增加的因素有：心率增快；心室壁张力增强，前、后负荷增加；心肌收缩性增加。

冠心病患者的麻醉原则是维持心肌供氧与需氧之间的平衡，在充分供氧的前提下尽可能避免增加心肌耗氧量。为此要注意以下几点：防止低血容量和其他原因所致的低血压，一旦发生，应针对原因及时予以纠正；防止高血压和心动过速，必要时给予对症处理；纠正水与电解质紊乱，尤其是脱水和低钾血症；充分给氧，预防肺部并发症；避免高热和寒战造成耗氧量增加；消除疼痛、焦虑、恐惧等因素。

（二）麻醉药物的选择

对冠状动脉搭桥手术（CABG），选择麻醉时需要详尽了解各种麻醉药物对心血管系统的作用，尽量扬长避短来维持心肌供氧及耗氧间的平衡。

1. 静脉麻醉药

地西泮可使冠状动脉扩张，降低 LVEDP，所以常用作冠心病的诱导用药。地西泮在大剂量（1~2 mg/kg）时可降低心率、心肌收缩力、心肌耗氧量及周围血管阻力，血压有所下降。咪达唑仑对心肌收缩力有抑制作用。对容量血管扩张作用比地西泮强，降低体循环阻力（SVR）的作用不如地西泮。氯胺酮有很强的镇静及镇痛作用，直接抑制心肌收缩力，但兴奋交感神经系统的作用更强，结果心率、动脉平均压及心脏指数均升高，心脏做功增加，耗氧量也增加。异丙酚基本无镇痛作用，但具有抑制心肌收缩力及扩张周围血管的作用。依托咪酯对血流动力学的影响很小，作为全身麻醉诱导药物是安全的。

2. 麻醉性镇痛药

吗啡有较好的镇痛作用，但无睡眠作用，单独使用时患者很少能入睡。吗啡能引起组胺释放而使血压下降，但与注射吗啡的剂量、速度及患者的敏感性有关。吗啡通过对脑干的作用使迷走神经张力增高而引起心动过缓。芬太尼镇痛作用较吗啡强，但持续时间较短。大剂量芬太尼麻醉（50~100 μg/kg）对心血管系统的抑制作用较小。与吗啡相比，芬太尼无组胺释放作用，对静脉容量血管的扩张作用也较轻。芬太尼减慢心率作用明显，并可使肌肉强直而影响通气功能。舒芬太尼的镇痛作用较芬太尼强 5~10 倍，血流动力学较芬太尼稳定。

3. 吸入麻醉药

异氟烷具有较强的冠状动脉扩张作用，冠状小动脉扩张是引起窃血而使阻塞远端侧支循环供血不足的原因，但其与血压下降又有密切关系，如血压维持良好则无缺血征象出现。在作为静脉镇痛麻醉辅助药时一般吸入浓度较低，约为 0.5 MAC，对血流动力学影响不大。此外，其心肌抑制作用较安氟醚为小，能保持较好的心排血量。

4. 肌肉松弛药

绝大多数肌肉松弛药均可应用于 CABG 手术，选用肌肉松弛药时应考虑与其他药物相互配应的效果。

（三）麻醉诱导

麻醉诱导药可选用咪达唑仑、地西泮、依托咪酯、芬太尼等。单纯吸入麻醉药或静脉麻醉药往往不能减轻围手术期应激反应，加用芬太尼可弥补此缺陷，用量为 10~20 μg/kg。应用较大剂量芬太尼的同时或先后，应注射肌肉松弛药，以防胸腹肌僵直的不良反应。肌肉松弛药常用哌库溴铵、维库溴铵等。

（四）麻醉维持

1. CPB 下冠状动脉搭桥手术

麻醉维持可用较大剂量芬太尼 20~40 μg/kg，辅以异丙酚微量泵持续输注或间断静脉注射，或再吸入低浓度异氟烷或恩氟烷。随着体外转流时间延长，往往血压逐渐升高，可经心肺机或中心静脉导管注射地西泮、异丙酚、氯胺酮、乌拉地尔、尼卡地平，或其他短效降压药处理。

2. 非 CPB 下冠状动脉搭桥手术

以静吸复合或静脉复合麻醉为主，由于无 CPB 刺激，芬太尼用量可减少，总量 5~30 μg/kg，辅以吸入低浓度麻醉药或静脉短效麻醉镇痛药。

（五）麻醉管理

1. CPB 下冠状动脉搭桥手术

患者平卧变温毯手术床，面罩吸氧，安置心电图、脉搏血氧饱和度、桡动脉测压、中心静脉压等监测。必要时做肺动脉插管监测。在 CPB 手术中的血流动力学可维持平稳，但 CPB 中及后的机体氧代谢有明显改变，表现为耗氧上升，氧摄取率和乳酸浓度明显升高，脑氧饱和度明显降低，这与非生理性灌注 CPB 带来的应激反应和炎症反应有关。在停 CPB 后常出现心率加快，心排血量增加，氧供氧耗与氧摄取率都明显上升，乳酸浓度继续升高，提示机体尚处于氧债偿还阶段。因此，冠心病冠状动脉搭桥 CPB 手术前后必须保证足够的通气和供氧，维持满意的血压，停 CPB 后及时恢复血红蛋白浓度和血细胞比容，保证足够的血容量，维持中心静脉压平稳，需要时应用硝酸甘油以维护心脏功能。

2. 非 CPB 下冠状动脉搭桥手术

非 CPB 搭桥手术的麻醉处理与 CPB 搭桥手术基本相同。为手术游离乳内动脉方便，有时需用双腔支气管插管施行术中单肺通气。以往为提供心率缓慢的手术操作条件，常用腺苷、钙通道阻滞药或 β 受体阻滞药，以控制心率在 35 ~ 60 次/分钟，现今已采用心脏固定器，而不再需要严格控制心率，提高了麻醉安全性。手术在吻合血管操作期间往往都出现血压下降，以吻合回旋支时最为明显。右冠状动脉搭桥时常出现心率增快，同时肺毛细血管楔压上升，中心静脉压增高，左、右心室每搏做功指数减少，提示左及右心室功能减弱，需应用 α 肾上腺素受体激动药（如去氧肾上腺素或去甲肾上腺素等）调整血压，但乳酸含量仅轻微增高，脑氧饱和度无明显变化。提示非 CPB 手术中的氧代谢紊乱和缺氧程度比 CPB 手术者轻，术毕可早期拔管。有人采用硬膜外麻醉—全身麻醉联合麻醉，认为可阻断心胸段交感神经，利于减轻应激反应，减少全身麻醉药用量，且又可施行术后镇痛，但应注意有发生硬膜外血肿的可能。近年在非 CPB 下还开展 CO_2 激光、钬激光和准分子激光穿透心肌打孔血运重建术，使心腔内血液经孔道灌注心肌以改善缺氧。主要适用于因冠状动脉病变严重无法接受冠状动脉搭桥手术者、经皮冠状动脉腔内血管成形术（PTCA）者、全身状况很差者，或作为冠脉搭桥手术的一种辅助治疗。

（六）危重冠心病患者的辅助循环

冠心病患者心脏功能严重受损时，需依靠辅助循环措施，以减少心脏做功，提高全身和心肌供血，改善心脏功能，使用率为 1% ~ 4%。辅助循环的成功主要取决于其应用时机，以尽早应用者效果好。适应证为：术前心功能不全，严重心肌肥厚或扩张；术中心肌缺血时间 >120 分钟；术毕心脏指数 <2.0 L/（m^2·min）；术毕左房压 >20 mmHg；术毕右房压 >25 mmHg；恶性室性心律失常；术毕不能脱离 CPB。

常用的辅助循环方法有以下几种。

（1）主动脉内球囊反搏（IABP）为搭桥手术前最常用的辅助循环措施，适用于术前存在严重心功能不全、心力衰竭、心源性休克的冠心病患者。

（2）人工泵辅助有滚压泵、离心泵两种。滚压泵结构简单，易于操作，比较经济，缺点是血细胞破坏较严重，不适宜长时间使用。离心泵结构较复杂，但血细胞破坏少，在后负荷增大时可自动降低排血量，适用于较长时间使用，但也只能维持数天。

（3）心室辅助泵有气驱动泵和电动泵两型。气驱动泵流量大，适于左、右心室或双心室辅助，但泵的体积大，限制患者活动。近年逐渐采用可埋藏型电动型心室辅助泵，如 Heartmate 和 Nevacor，连接在心尖以辅助左心功能。

（4）常温非 CPB 搭桥手术中，有时出现心率太慢和血压太低而经药物治疗无效者，可继发循环衰竭，此时可采用"微型轴流泵"，采用离心泵驱动血液以辅助循环，常用 Hemopump 和 Jarvik 泵。在轴流泵支持下施行常温冠脉搭桥手术，可比 CPB 下手术的出血少，心肌损伤轻。轴流泵的优点是：用患者自体肺进行血液氧合；不需要阻断主动脉；不存在缺血再灌注损伤；降低心脏负荷，减少心肌耗氧，增加心肌血流，增强心肌保护；减少肝素用量，减少手术出血。但轴流泵本身在目前尚需继续探索和改进。

（李晓伟）

第十二章

腹部手术麻醉

第一节　腹部手术特点与麻醉选择

一、腹部手术患者病情特点

患者病情有以下特点。

（1）腹部脏器的功能主要是消化、排泄、免疫、内分泌等，腹部脏器疾病可导致全身营养状况下降和机体生理功能减退，使手术和麻醉危险性加大。

（2）严重的消化道疾病引起的呕吐、腹泻或肠梗阻等，可导致大量水、电解质丢失，造成酸碱平衡失调及水、电解质紊乱。

（3）消化道肿瘤、溃疡或食管胃底静脉曲张，可继发大出血。麻醉前应根据生命体征和实验室报告补充血容量的比例较高，病情多样，且时间紧迫，需要在短时间内进行麻醉前病情评估并做好必要的术前准备。

（4）消化道疾病导致胃肠蠕动异常，胃排空减慢，麻醉和围手术期易发生呕吐及误吸。

（5）大量腹腔积液、巨大肿瘤等，在腹膜打开时会引起腹内压的突然变化，导致血流动力学的异常改变。

（6）腹腔脏器受交感神经和副交感神经的双重支配，腹腔脏器受到牵拉时，往往会出现一系列的内脏牵拉反射。严重迷走神经或盆神经反射易导致血压明显下降、心动过缓，甚至发生心搏骤停，应注意预防和及时处理。

二、麻醉要求

（1）有良好的腹肌松弛。

（2）能减轻和防止内脏牵拉反应。

（3）避免因腹内压的骤降而导致血流动力学急剧变化。

（4）能有效预防胃肠道内容物的误吸，尤其是急腹症患者均应按饱胃处理。

三、麻醉选择

（一）全身麻醉

全身麻醉是腹部手术的最佳麻醉方法，能维持满意的肌肉松弛，麻醉深度易于调控，特别是对于上腹部手术和危重患者需急症手术者。对饱胃患者，可实施快速诱导插管，用琥珀胆碱或 3~4 倍 ED_{95} 罗库溴铵，术中以静吸复合麻醉维持，术后苏醒快。其缺点是气道反射消失导致误吸的危险性加大；其次是诱导时对循环影响较大。此外，琥珀胆碱在使用时需要重视其不良反应，避免使用不当而加重对患者的伤害。

（二）连续硬膜外阻滞

优点：痛觉阻滞完全；生理影响较小，呈节段性阻滞，麻醉范围局限于手术区域，对呼吸、循环、肝、肾功能影响小；因能阻滞部分交感神经，可使肠管收缩，手术野暴露较好；麻醉作用不受时间限制，分次按时间追加药，维持麻醉；能提供较好的肌肉松弛作用；术后并发症少，恢复快，可实施术后硬膜外镇痛。缺点：阻滞不全时肌松效果比全身麻醉差，内脏牵拉反应存在，必要时需辅助用药。适用于下腹部手术。

（三）脊椎麻醉和硬膜外阻滞联合应用

适用于下腹部及肛门会阴手术，麻醉效果较好，肌松满意，肠管塌陷，手术野暴露清楚。维持时间较长，但术后可能会有头痛和尿潴留等并发症。

（四）全身麻醉复合硬膜外阻滞

老年或上腹部大手术麻醉，使用全身麻醉复合硬膜外阻滞，可抑制手术引起的应激反应，肌松满意，麻醉效果更可靠，术后可进行硬膜外镇痛。

（韩宝庆）

第二节　腹部手术麻醉要点

一、术前准备

（1）积极纠正低血容量、水、电解质及酸碱紊乱。尽可能改善患者全身营养状况。

（2）对肝胆疾病患者应注意纠正凝血功能异常和低蛋白血症。

（3）消化道出血量常难以准确估计，麻醉前应根据监测指标补足血容量，纠正贫血，并做好大量输血的准备。

（4）应积极治疗常见并存的器官功能障碍。

（5）急腹症手术患者均按饱胃处理，术前用药可包括组胺受体（H_2）拮抗剂和口服非颗粒状抗酸药。甲氧氯普胺不适用于肠梗阻患者。

二、麻醉诱导

（1）麻醉诱导前记录各项监测数据。饱胃及幽门或肠梗阻患者，必须在麻醉前插入胃管，并尽可能吸除胃内容物。

（2）诱导前补充丢失的血容量，适当应用镇静剂和麻醉前用药。所有考虑饱食的患者都要求快速诱导。包括：创伤，胃排空延迟，肠梗阻，裂孔疝，妊娠 4~9 个月，过度肥胖，腹腔积液。

三、麻醉维持

常用静吸复合麻醉。要求有良好的腹肌松弛，特别是在剖腹探查和关腹时，肌张力监测

维持 $T_1 < 10\%$ 或 TOF < 25% 为宜，吸入麻醉药可以减少肌肉松弛药的用量。手术期间，如膈肌松弛不充分，可引起打嗝、咳呛及腹腔内容物膨出，影响手术操作。膈肌恢复早于拇内收肌和四肢肌肉，拇内收肌的肌松程度不能完全反映腹部肌群的张力。因此，腹部手术要求深度肌松，以免发生不良后果。N_2O 弥散入肠腔的速度比氮气弥散出肠腔的速度快。当吸入 60% N_2O 时，大约每 10 分钟肠腔内气体容积加倍，引起关腹困难；肠腔内压的增加可能引起梗阻的肠管灌注受损。因此，在肠袢闭合的肠梗阻或未行肠道准备的肠吻合术中禁用 N_2O。腹部手术应重视液体治疗，要求补充生理需要量、已丢失液体量及正在丢失的液体量。包括出血、肠道及肠系膜水肿、蒸发量和尿量、腹腔积液排出量及胃肠引流量。

四、术中常见问题

（1）呼吸功能受累，常为扩大手术野的显露或将脏器牵开，腹腔镜气腹，头低足高位，这些操作可使膈肌抬高，减少功能残气量，引起低氧血症。

（2）体温降低，开腹手术热量的丢失较为常见，术中可发生低体温。

（3）肠道操作所致的血流动力学改变，如低血压和心动过速等。

（4）阿片类药物可能加重胆道痉挛。可用纳洛酮拮抗。

（5）粪便污染常发生于消化道穿孔的患者。感染和脓毒症可迅速发展。

（6）呃逆是阵发性膈肌痉挛，可自发或因膈肌、腹腔内脏器受刺激而产生，治疗包括加深麻醉，去除引起膈肌刺激的原因及增加神经肌肉阻滞的程度。

（韩宝庆）

第三节　常见腹部手术麻醉

一、急腹症患者的麻醉

（一）急腹症患者的特点

常见的急腹症有消化道出血、穿孔，腹膜炎，急性阑尾炎，急性胆囊炎，化脓性胆管炎，急性胰腺炎，肠梗阻，肝、脾破裂，异位妊娠破裂出血等。起病急，病情危重，需急症手术。术前常无充裕时间进行全面检查和麻醉前准备，因而麻醉的危险性大，麻醉并发症发生率高。

（二）术前准备

（1）术前应抓紧时间进行麻醉前访视，重点询问病史，尤其对心、肺、肝、肾重要脏器功能进行评估。

（2）病情允许时，急腹症患者尽可能按标准禁食、禁饮，必要时须插入鼻胃管进行有效的胃肠减压。吸净血液及胃内容物，以防止反流、误吸等的发生。另外，肠梗阻、消化道穿孔、出血或弥漫性腹膜炎患者，术前也应该进行有效的胃肠减压。

（3）对伴有休克的急腹症患者，应采取积极有效的治疗措施，在治疗休克的同时准备实施麻醉，切勿延误手术时机。

（4）尽可能纠正水、电解质紊乱和酸碱失衡。

（三）麻醉方法

1. 椎管内阻滞

阑尾炎、低位肠梗阻或陈旧性异位妊娠等病情尚平稳的手术患者可选用椎管内麻醉。

2. 全身麻醉

上腹部手术及腹内脏器有活动性出血、不宜搬动或病情危重的患者，如伴有休克或年老体弱者，均应选择气管内插管全身麻醉，以保证充分给氧，有利于休克治疗。

（四）麻醉管理

（1）实施椎管内麻醉时应避免麻醉平面过广，以免交感神经阻滞致血压严重下降。

（2）饱胃患者实施全身麻醉时应谨防反流及误吸，术前应进行胃肠减压，宜选用快速诱导气管插管。

（3）伴有休克的急腹症患者，在麻醉期间应同时采取积极的抗休克综合治疗，包括输血、补液、纠正水、电解质紊乱和酸碱失衡，以及维持心、肺、肾功能等。

（4）加强生命指征的监测。除常规的监测外，对危重患者还应进行中心静脉压测定和血气分析，用以指导输血、补液和酸碱平衡的维持。

二、胆道手术的麻醉

（一）术前准备

（1）胆道手术年龄跨度较大，病情复杂多变，意外发生率高，麻醉处理难度与风险较大。因此，术前需充分评估与准备。对心、肺、肝、肾重要脏器功能进行重点检查，对并存的疾病进行全面的内科治疗。

（2）胆道疾病患者往往伴有黄疸、谷丙转氨酶（GPT）升高和肝功能损害，导致凝血功能异常。应予以及时治疗。对于因维生素 K_1 吸收障碍所导致的凝血功能异常，术前可补充维生素 K_1。

（3）黄疸指数过高（＞100U）患者，术后肝肾综合征发生率较高。

（4）阻黄患者的迷走神经张力相对增加，易发生心动过缓，术前可用阿托品，但是对于老年患者或者是存在心脏疾病的患者需要慎用。

（二）麻醉方法

1. 全身麻醉

全身麻醉是胆道手术较安全可靠的麻醉方法，无牵拉痛，术中供氧充分。应选用受肝、胆功能影响最小的麻醉药；对有肝功能损害者，应以静脉麻醉为主。全身麻醉诱导药中依托咪酯完全依靠肝脏代谢，在单次注射后其清除率并不改变，但由于分布体积扩大，半衰期延长。丙泊酚在持续泵注时其清除率也无变化，但作用于肝功能障碍患者时，其消除半衰期和作用停止的时间将稍有延长。病情危重或存在低血容量患者丙泊酚应谨慎使用，因为在注射初会导致血压下降。咪达唑仑应用于肝功能障碍患者时其清除率下降，因此小剂量使用即有持久的抗焦虑和遗忘作用，对血流动力学影响较小，可以作为诱导药的组成之一。麻醉性镇痛药芬太尼完全经肝脏代谢，但受肝脏影响较小，瑞芬太尼不受肝功能障碍的影响，可以持续输注。肌肉松弛药琥珀胆碱和米库氯胺对肝功能受损患者作用时间显著延长，维库溴铵和罗库溴铵经肝代谢或经肝脏原型排除，肝功能受损时清除时间减慢，作用时间延长。顺阿曲库铵不依赖肝、肾代谢，很少受肝功能障碍的影响，因此是肝功能受损患者的良好选择。七氟烷或地氟烷吸入可使全身麻醉的选择和调节更加灵活和稳定。

2. 硬膜外阻滞

一般行 $T_9 \sim T_{10}$ 或 $T_8 \sim T_9$ 间隙穿刺置管，阻滞平面控制在 T_4 以下。术中胆心反射所致心动过缓患者，可用阿托品处理。目前已极少单独用硬膜外阻滞，常用全身麻醉复合硬膜外阻滞。应注意局部麻醉药的试验量和总量均应适当减少。

（三）麻醉管理

（1）加强麻醉监测，注意防治胆心反射，麻醉处理需根据病情差异、手术变化及时调整，确保患者安全。

（2）胆道手术有可能使纤溶活性增强，伴有肝功能异常者，更易发生异常出血。故术中应监测凝血功能，必要时补充新鲜血浆、血小板或冷沉淀。

（3）再次手术患者，手术区粘连、解剖变异等，大量出血难免，凝血功能差的患者易出现大量渗血。由于术前血容量可能已存在严重失衡，黄疸患者循环功能存在严重异常，术前有严重感染或已有感染性休克的患者血流动力学更为复杂。注意及时补充血容量，适当予以液体治疗，维持血流动力学稳定。

（四）麻醉后注意事项

（1）继续观察生命体征，按时进行血液实验室检查。及时发现和处理呼吸和循环变化。

（2）继续保肝、保肾治疗。

（3）对老年、肥胖和肺部疾病患者，应注意防治肺部并发症。

（4）胆总管引流的患者，应计算引流量，注意维持水、电解质平衡和内环境稳定。

三、胃肠道手术麻醉

（一）术前准备

（1）贫血患者补充全血及纠正低蛋白血症，改善营养状态，以提高患者对手术的耐受性，促进术后尽早恢复。

（2）尽可能纠正水、电解质紊乱，以利围手术期血流动力学平稳和术后胃肠道功能的恢复。

（3）胃肠减压和适量镇吐药可防止麻醉中的呕吐与误吸。幽门和肠梗阻等急诊患者，麻醉前尽可能吸除胃内容物，可以减少围手术期呕吐、误吸的发生。

（二）麻醉方法

1. 硬膜外阻滞

可用于下腹部手术。不宜单独用于上腹部手术。注意：①控制麻醉平面，以不超过 T_3 为宜，以免影响呼吸功能，穿刺间隙、置管方向和阻滞范围见表12-1；②术中牵拉反应严重，可给予辅助用药，如适量的依诺伐或右美托咪定等；③当硬膜外阻滞效果欠佳，不能满足手术要求时，应及时改为全身麻醉，切忌盲目追加局部麻醉药或静脉麻醉药。

2. 全身麻醉

（1）适用于所有的腹部手术患者，特别是高龄和危重患者。

（2）对休克与心血管系统疾病患者，应使用对血流动力学影响小的药物。

（3）有肝、肾损害的患者，应尽可能使用非经肝、肾代谢的药物。

3. 麻醉管理

（1）麻醉监测：包括常规监测，大手术及危重患者用 IBP 和 CVP，以及血液实验室检查。

（2）腹部手术切口大，易造成水分丢失和体温下降，故在手术中应注意保温，对输注的血制品和补液应进行加温。

（3）麻醉后患者应在 PACU 完全清醒和生命体征稳定后再送回病房，转运过程中应继续监测。

表 12-1　腹部手术硬膜外阻滞

手术	穿刺点	置管方向	阻滞范围
疝修补	$L_{2,3}$	头向置管	腰、骶至 T_{10}
阑尾手术	$T_{12} \sim L_1$	同上	$L_1 \sim T_8$
肠手术	$L_9 \sim L_{12}$	同上（范围广可置双管）	$L_1 \sim T_6$
泌尿系统	$T_9 \sim L_2$	同上（范围广可置双管）	腰、骶至 T_6
胃、肝、胆、胰、脾	$T_8 \sim T_9$	头向置管	$T_{12} \sim T_4$

四、门脉高压手术的麻醉

门脉高压症（PHT）是指由门静脉系统压力升高引起的一系列临床表现，所有能造成门静脉血流障碍和（或）血流量增加者，均能引起门脉高压症。正常人门静脉压力在 13 ~ 24 cmH_2O，由于各种原因导致门静脉系统血运受阻、血流淤滞和压力增高的病理状态称为门静脉高压症。门静脉高压时通常门脉压力在 25 ~ 40 cmH_2O，甚至在 50 cmH_2O 以上。由于门脉高压症的 85% ~ 95% 是由于各种原因所致的肝硬化引起，所以门静脉高压多为肝硬化门脉高压症。手术治疗包括门奇静脉断流术、门体分流术和肝移植术。

（一）病情特点

（1）肝硬化和肝损害。

（2）容量负荷和心脏负荷增加，高动力型血流动力学改变，动静脉血氧分压差降低，肺内动静脉短路及门肺静脉分流。

（3）有出血倾向和凝血障碍。

（4）低蛋白血症，腹腔积液，电解质紊乱，水钠潴留和低钾血症。

（5）脾功能亢进和肝肾综合征。

（二）麻醉前准备

1. 保肝

为增加肝糖原，修复肝功能，减少蛋白质分解，给予高糖、高热量、适量蛋白质和低脂饮食；为改善肝细胞功能，还可补充多种维生素。

2. 纠正低蛋白血症

可输注适量的白蛋白或血浆，使血浆白蛋白基本正常。

3. 纠正贫血

血红蛋白升至 100 g/L。

4. 改善凝血功能

凝血酶原时间纠正到正常值 70%；血小板提高到 60×10^9/L 以上。有出血倾向者应用维生素 K 或新鲜血浆。

5. 改善腹腔积液

患者应适当利尿、补钾，待腹腔积液消退、病情稳定后手术，急诊患者可于术前放出适量的腹腔积液以改善呼吸功能。

6. 术前用药

术前用药可以不用，如需使用，应减小用量，术前放置胃管，但应选用细软的胃管。预防性应用抗生素。

（三）麻醉方法

选用全身麻醉及对肝功能影响小的麻醉药，异氟烷和地氟烷体内代谢少，吸入浓度 < 1 MAC。一些在肝内代谢的药物，如芬太尼、维库溴铵等药物，应适当减小剂量。

（四）麻醉处理

1. 维持有效血容量

门脉高压手术患者有高动力型血流动力学改变，容量和心脏负荷增加，肝内动、静脉短路和门肺静脉分流，动、静脉氧分压差减小。根据上述特点，门脉高压手术患者对液体负荷较敏感，输液过多，易发生肺水增多、肺水肿或心力衰竭，容量不足，又可发生低血压和低灌注，组织缺氧。应加强血流动学监测，适量液体治疗，补液中应增加胶体溶液的比例，以避免胶体渗透压过低，引起组织水肿。尽可能避免低血压，维持心血管功能稳定。

2. 维持血浆白蛋白浓度

可输注白蛋白或血浆。

3. 维护血液氧输送能力

须保证血容量、每搏量、血细胞比容、血红蛋白氧解离曲线正常。

4. 补充凝血因子

包括新鲜血浆、血小板和冷沉淀等。

5. 补充血容量

在门脉分流术中，出血量大于 2 000 mL 并非少见，应注意及时补充血容量，并进行血液回收和自身输血。

6. 镇痛

保证镇痛完善，避免应激反应。

五、肝叶切除术的麻醉

（一）术前准备

（1）肝脏肿瘤患者术前不一定都有肝功能异常，很多病例是在体检时发现的。

（2）对有肝功能损害者，术前可给予高糖、高热量、低脂及多维生素饮食，以增加肝糖原的合成，改善肝功能。

（3）腹腔积液较多者，在纠正低蛋白血症的同时，适当利尿。

（4）凝血障碍者可输新鲜血浆或凝血因子。

（二）麻醉方法

1. 全身麻醉

适用于所有的肝脏手术。静脉和吸入麻醉药联合使用是一种较好的选择。吸入麻醉药中异氟烷对肝血流的影响较小，且异丙酚易于调控，是较为理想的静脉麻醉药。肌肉松弛药顺阿曲库铵的代谢不经肝、肾途径，是首选的肌肉松弛药。

2. 全身麻醉与硬膜外阻滞复合应用

对全身的干扰少，手术野暴露清楚，肌松效果好，全身麻醉药物的用量小，肝血流所受影响也小，还便于进行术后硬膜外止痛，是一种较为理想的麻醉方法。

（三）麻醉处理

1. 循环功能维护

（1）降低中心静脉压（CVP），在肝切除术期间，降低 CVP 可通过减轻肝静脉内淤血程度而显著减少术中失血。在全身麻醉基础上联合使用硬膜外阻滞和静脉内给予硝酸甘油可扩张血管，这种方法可以将 CVP 降至 5 cmH$_2$O 以下。也可以用小剂量多巴胺［2～5 μg/（kg·min）］或去甲肾上腺素［0.05 μg/（kg·min）］来维持低 CVP 下的器官灌注。

（2）肝脏手术中为减少出血，往往施行全肝或部分肝门阻断，阻断后会导致全身有效血容量的突然减少，引起低血压，故在阻断前需及时补充液体，减少肝门阻断导致的干扰。必要时使用升压药。开放循环后，有可能使过多的液体回流至心脏，导致心脏前负荷过重，应注意利尿或用硝酸甘油降低心脏前负荷。

2. 缺血再灌注

开放循环后，由于血液淤滞产生的大量酸性物质及代谢产物，会对心脏产生明显的抑制作用，致血压下降，心率减慢，CVP 上升。应及时根据实验室结果纠正酸中毒和电解质紊乱，必要时给予正性肌力药。

3. 防止低体温

肝脏与骨骼肌是机体的主要产热器官，肝脏手术过程中，一方面由于使用大量肌肉松弛药使骨骼肌产热减少，另一方面术前就有肝损害的基础，加上术中肝门阻断引起的肝缺血再灌注损伤，肝脏产热也大幅下降。在产热减少的同时，腹部创面及暴露体表使散热增加；低温液体的静脉输入及腹腔冲洗；肝移植时冷保存器官的植入；麻醉状态下基础代谢下降等诸多原因均可导致术中低体温的发生。术中低体温可导致术中低心排血量、低血压、凝血障碍及术后苏醒延迟等一系列问题的发生。即使是轻度低温也可加重失血，尽管低温状态下血小板计数并未改变，但是低温可损伤血小板功能。需要注意的是，由于凝血功能的实验室检查是在 37℃ 的条件下进行的，所以，有时虽已发生了凝血障碍，但检验结果仍可是正常的（除非针对患者体温进行调整）。术前和术后应进行有创体温监测（经食管或直肠），并且应着重注意对患者及其所有输入液体的保温，调节适当的手术室温度、覆盖体表暴露部位、使用温气毯机和恒温水毯等保温设备。通过输注温热液体以减少术中低体温在快速输血中是有益的，术中应备加热器和快速输血装置（RIS）。

4. 治疗凝血功能障碍

与肝脏疾病相关的凝血功能障碍会显著增加围手术期出血风险。应用 Sonoclot 和 TEG 的监测,能明确诊断高凝状态或由于凝血因子、血小板缺乏还是纤溶亢进导致的低凝渗血,从而进行更有针对性的治疗。在急性大量渗血难以控制时,可应用 $20 \sim 80\ \mu g/kg$ 重组活化凝血因子Ⅶ(rFⅦa)。

(四) 麻醉后注意事项

继续进行保肝和利胆治疗,纠正凝血功能障碍。支持呼吸功能和维持血流动力学及内环境稳定。

六、脾切除术麻醉

脾是人体最大的免疫器官,是机体细胞免疫和体液免疫的中心。虽然目前脾手术在各个医院都只占很小的比例,但偶见到脾破裂行急诊脾切除的手术和腹部大手术中脾意外受伤破裂的情况。脾手术麻醉有其特殊要求,应该了解和认真实施。

(一) 麻醉前准备

(1) 改善患者全身情况:术前应充分纠正贫血、放腹腔积液、保肝、输血或血浆,待贫血基本纠正、肝功能改善和凝血酶原时间基本恢复正常后再行手术。

(2) 血小板减少、出凝血时间及凝血酶原时间延长者,应少量输注新鲜血或浓缩血小板,并辅以维生素 K 治疗。

(3) 外伤性脾破裂除积极治疗出血性休克外,还应注意有无肋骨骨折、胸部挫伤、左肾破裂及颅脑损伤等并存损伤,以防因漏诊而发生意外。对于有充分的证据显示轻度脾破裂患者外,均需要在术前即按大出血可能进行术前准备。

(4) 粒细胞缺乏症:常有反复感染史,术前应积极治疗。

(5) 原发性脾功能亢进:除有严重出血倾向和贫血外,大都已长期服用肾上腺皮质激素和促肾上腺皮质激素 (ACTH)。麻醉前除应继续服用外,需检查肾上腺皮质功能代偿情况;术前不要突然停药,否则有可能在术中、术后发生肾上腺皮质危象而影响预后。术中出现不明原因低血压或休克,应考虑抗休克同时补充激素。

(二) 麻醉方法

对于巨脾切除、周围粘连广泛、肝功能严重损害的患者,选用全身麻醉或硬膜外阻滞复合全身麻醉,体质差或危重患者,有明显出血者应选用全身麻醉。

(三) 麻醉处理

1. 良好的肌松

尤其是巨脾,肌松要求较高,需使手术野暴露良好。

2. 防止内脏牵拉

脾周围粘连、游离和搬动脾、结扎脾蒂等动作和操作,刺激较大,应加深麻醉,防止内脏牵拉反应。

3. 防治低血压

患者术中出血的原因有:血小板破坏,凝血功能下降;脾周围广泛粘连,手术操作引起出血;巨大脾切除后,脾内所含的血液丢失,可达 $400 \sim 1\ 000\ mL$;外伤性脾破裂,失血将更为严重。故术中应开放足够的静脉通路,监测 CVP 和 IBP,准备自体血回收。必要时可加压输血和使用升压药。

（四）麻醉后注意事项

（1）患者尚未完全清醒或循环、呼吸功能尚未稳定时，应加强对生命体征的监测，并给予相应处理。术后应常规给予吸氧，预防术后低氧血症。危重患者和感染中毒性休克未脱离危险期者，麻醉后应送麻醉恢复室或 ICU 继续进行严密监护治疗，直至脱离危险期。

（2）术后应常规进行动脉血气分析、血常规、血细胞比容、电解质等检查，并依据检查结果给予相应处理。脾动脉结扎有时不完善，术后应严密观察有无内出血和渗血，注意观察膈下引流管出血量。如有血压降低，应补充血容量，并注意有无术后腹腔内出血。

（3）术后可能发生呕吐、呃逆、尿潴留和肺部并发症，须予以重视和防治，已用激素者，应继续给予维持剂量。

（4）术后继续保肝、保肾治疗，预防肝肾综合征。对老年人、肥胖患者及并存气管、肺部疾病者，尤应防治肺部并发症。

（5）加强抗感染治疗。已服用激素者，应继续给维持量。

七、胰腺手术麻醉

胰腺疾病包括急、慢性胰腺炎，胰腺囊肿，胰腺癌和壶腹周围癌。胰十二指肠切除术是治疗胰头、十二指肠、胆总管下段和壶腹部周围肿瘤的主要手术方式。

急性胰腺炎（AP）按临床病情分为轻型和重型，后者占 10%～20%，病情凶险，多为出血坏死性胰腺炎，常涉及全身多个脏器，严重者发生休克和严重代谢障碍，病死率高达 10%～30%。最常用的手术方式是坏死组织清除加引流术。重症急性胰腺炎符合以下 5 项中任一项即为重度 AP，否则为轻度 AP：①器官衰竭（器官功能评估）和（或）坏死、脓肿、假性囊肿等局部并发症；②Ranson 评分≥3 分；③急性生理和慢性健康评分系统（APACHE）Ⅱ评分≥8 分；④Balthazar CT 分级系统≥Ⅱ级；⑤急性胰腺炎严重程度床边指数（BISAP）评分≥3 分。

（一）术前准备

1. 胰腺外分泌肿瘤

胰头癌及壶腹癌压迫胆管可出现阻塞性黄疸，迷走张力增高导致心动过缓并增强内脏牵拉反射。术前可经皮穿刺行胆汁引流，有利于控制感染及减轻黄疸，改善肝功能，并补充蛋白质、维生素等，以调整全身状况，增加对麻醉与手术的耐受力。胰十二指肠疾病患者常有脱水、血液浓缩、低钾血症、代谢性碱中毒等水、电解质、酸碱平衡紊乱，术前应予以纠正。肝内感染，术前应常规应用抗生素。伴慢性胰腺炎时，患者由于胰腺功能低下，近40%患者出现糖尿病，又因外分泌功能不全，机体缺乏必需的胰酶而导致严重的营养不良，术前均需给予营养支持及控制血糖。

2. 胰腺内分泌肿瘤

较少见，主要有胰岛素瘤、胃泌素瘤等，临床上具有相应的内分泌改变，术前可对症处理。最常见的为胰岛素瘤。要了解低血糖发生的频率及程度，是否得到有效控制。手术当天应静脉注射 50% 葡萄糖注射液 25 mL 以防止低血糖发作，极少数患者还可能并发其他内分泌肿瘤，如甲状旁腺瘤、肾上腺皮质腺瘤、垂体瘤等，称为多发性内分泌肿瘤 1 型，出现高钙血症性利尿等症状，也应在术前加以控制。

3. 急性胰腺炎

通常采用内科治疗，但当保守疗法无效，尤其是坏死性胰腺炎应该进行手术治疗。由于患者多伴有低血容量性休克，常丧失有效血容量 30% ~ 40%，所以应根据中心静脉压和心功能情况，积极进行输液、扩容治疗，改善微循环，纠正酸血症、电解质紊乱（包括低钙血症）。待休克好转后尽快实施麻醉和手术，必要时应用正性肌力药如多巴胺等。为了抑制胰腺分泌，降低胰酶对胰腺的自溶作用，应禁食并留置胃肠减压管，同时应用 H_2 受体阻滞剂抑制胰蛋白酶等。麻醉前必须吸净血液及胃内容物，以防止反流、误吸等的发生，降低麻醉风险。争取及早手术，彻底清除坏死的胰腺组织。

（二）麻醉方法

全身麻醉或全身麻醉复合硬膜外阻滞是胰腺手术的主要麻醉方法。但对某些全身状况好、电解质紊乱得到纠正且血压平稳者，手术较简单，可考虑选用连续硬膜外阻滞。

（三）麻醉处理

1. 加强呼吸管理

维持正常氧合和通气功能。手术时间长，避免吸入高浓度氧气，预防肺水肿，并在术中注意抗栓治疗。术中维持满意肌肉松弛，给外科操作创造良好条件。腹腔探查及关腹对肌松要求较高，可追加短效非去极化肌肉松弛药，如罗库溴铵。

2. 维持循环功能和内环境稳定

这类患者由于长期饮食不佳而致体质消瘦、脱水、电解质紊乱，术中应严密监测动脉血气，及时纠正水、电解质和酸碱失衡。快速大量输血患者应防治代谢性酸中毒、高钾血症、低钙血症。胰腺手术应重视血糖的控制，持续监测血糖和尿糖。如血糖大于 10 mmol/L 应给胰岛素 10U 于生理盐水 100 mL 中，按 10 mL/h 静脉滴注，直至恢复正常。

3. 消除不良神经反射

胆囊、胆道部位迷走神经分布密集，且有膈神经分支参与，在游离胆囊床、胆囊颈和探查胆总管时，可发生胆—心反射和迷走—迷走反射，患者不仅出现牵拉痛，而且可引起反射性冠状动脉痉挛，心肌缺血导致心律失常，低血压甚至心搏骤停。保证镇痛完善，避免应激反应。应采取预防措施，如局部神经封闭等。

4. 纠正凝血功能

麻醉前有出血倾向者，应输用新鲜血或血小板。缺乏由维生素 K 合成的凝血因子者，可输注新鲜冰冻血浆。术中一旦发生异常出血，应及时检查纤维蛋白原、血小板，并给予抗纤溶药物或纤维蛋白原处理。

5. 保护肝肾功能

胰十二指肠切除患者由于长时间胆道系统梗阻，肝内胆汁淤积，阻塞性黄疸，肝功能损害严重，应禁用对肝、肾有损害的药物，如氟烷、甲氧氟烷、大剂量吗啡等。维持肾脏灌注，对少尿、无尿患者经过快速输液无效者，应用利尿剂等措施防治肾功能不全。

6. 其他

（1）急性坏死性胰腺炎患者，病情多凶险，中毒症状严重。除有水、电解质紊乱外，还有血流动力学改变。术中应监测血压、CVP 及体温等，以判别其血容量、外周循环与心泵功能。尽可能补充血容量，使血压升到维持肾功能所必需的水平。扩容以血浆和血浆代用品为主，并根据电解质监测结果进行调整和纠正酸血症。

（2）高龄患者、长时间手术、术中大量输血的患者术中体温可能降低，使患者术后出现寒战，造成苏醒延迟，对心血管系统、凝血功能和免疫机制造成严重影响，故术中应注意监测体温和采取液体加温等保温措施。

（四）麻醉后注意事项

（1）手术后出血：胰腺手术的出血并发症有两大类，即腹内出血和消化道出血，术后早期应密切监测心率、血压和 CVP 变化。观察腹腔引流量，早期发现出血可及时处理。

（2）胰腺肿瘤切除后，在一段时间内仍需做血糖监测，尤其要注意有血糖反跳现象。

（3）急性坏死性胰腺炎者，术后应继续给予生长素和抗感染治疗。及时清除和引流坏死组织，并通过深静脉进行胃肠外营养支持及维持电解质平衡。重症胰腺炎患者应重视维护呼吸和循环功能，积极防治术后低氧血症、急性肺损伤或急性呼吸窘迫综合征（ARDS）。

（孙建新）

第十三章

骨科手术麻醉

第一节 骨科麻醉特点与麻醉选择

一、骨科麻醉的特点

（一）骨科手术可见任何年龄

小儿常见先天性疾病。而骨关节病、骨折的老年人越来越多，且年龄也越来越大，并发心肺疾患的患者要做好术前准备。

（二）体位

骨科手术常需要俯卧位，此时胸廓受压，可造成通气障碍，腹压升高致静脉回流受阻，迫使静脉血逆流到脊椎静脉丛，导致硬膜外静脉充血，加重术中出血，增大了止血难度。因此，俯卧位时，应取锁骨和髂骨作为支点，尽量使胸廓与手术台保持空隙，妥善保护眼球及生殖器。全身麻醉应用辅助呼吸，控制呼吸时压力不宜过大，以免增加胸腔内压影响静脉回心血量而引起低血压。关节突起部还可能压迫外周神经，引起神经麻痹，应加预防。全身麻醉下变动体位时，要注意气管导管有无滑脱、变位或扭曲。更要注意血流动力学变化，防止心搏骤停等意外的发生。

（三）警惕脂肪栓塞及肺栓塞

骨科手术麻醉期间，应特别注意脂肪栓塞、肺栓塞等可能发生的严重并发症。长管状骨骨折和严重创伤的患者中脂肪栓塞的发生率为 $1\% \sim 5\%$，骨盆粉碎性骨折者的发生率可高达 $5\% \sim 10\%$，但小儿少见。脂肪栓塞可发生在骨折 12 小时以后及术中，也可在术后数天发生。主要临床表现为呼吸和中枢神经功能障碍，如呼吸困难、急促。多数患者会出现原因不明的低氧血症、意识障碍直至昏迷。主要病理改变是毛细血管内皮细胞破坏，使毛细血管渗透性增加，脂肪从骨髓释放后侵及肺和脑血管，使血浆中游离脂肪酸增加。游离脂肪酸可以对肺泡 II 型细胞有毒性作用，释放血管活性物质，如组胺、5-羟色胺，使肺毛细血管内膜破坏，肺间质水肿出血，导致低氧血症。缺氧和脑水肿可出现中枢神经系统症状。严重创伤或长骨骨折后的患者出现原因不明的低氧血症、心动过速、发热等应考虑到脂肪栓塞的可能。治疗主要是防治低氧血症、保持循环功能稳定。呼吸机辅助呼吸、高压氧疗法、维持体液及离子平衡对其起着重要作用。

肺栓塞主要发生在全关节置换术后，发生率高达 3.5%。血栓主要来自下肢深静脉，多于术后发生，偶有麻醉期间发生。下肢骨折后因活动受限致静脉血淤滞，深静脉炎及创伤后的应激反应引起血液高凝状态，易形成静脉血栓。临床表现为剧烈胸痛、咳嗽、发热。有的表现为血压和心率的突然改变，甚至突然死亡。动脉血气检查常有低氧血症，进而出现低 CO_2 血症，心电图表现为右心扩大、房颤。治疗主要是气管内插管辅助呼吸、氧疗法，应用正性肌力药改善心功能。

（四）控制出血

骨手术创面渗血较多，且不易止血，失血量可达数千毫升，时间越长出血越多，如椎体切除术失血量可在 5 000~6 000 mL，脊索瘤手术失血量最多可达 10 000 mL 左右，因此，术前对此应有充分的准备，准备充足的血源。

四肢手术时常使用止血带以求得术野无血，目前常用气囊充气止血带，上肢止血带应放在中上 1/3 处，充气时间不应超过 1 小时；下肢止血带应放在尽量靠近腹股沟部位，充气时间不应超过 1.5 小时，若持续超过 2 小时可引起神经麻痹，因此上肢每 1 小时，下肢每 1.5 小时应松开止血带 10~15 分钟，需要时可再充气，以免引起神经并发症。另外，驱血时血压上升，而松开止血带时由于驱血肢体血管床突然扩大及无氧代谢产物经静脉回流到心脏，抑制心肌收缩，可出现血压下降，称为"止血带休克"。此时应立即抬高肢体，静脉注射缩血管药，待血压平稳后再缓慢松开止血带。还应注意缺血缺氧后再灌注诱发血栓素 A_2（TXA_2）释放对肺的损害。

脊柱手术为减少出血可行控制性低血压，对于那些出血量极大而非恶性肿瘤的手术，可利用红细胞回收器进行自体血回收，经处理后将洗涤红细胞输回。

手术过程中，至少开放 2 条静脉通路，术中连续监测动脉血压、中心静脉压和尿量，以指导输血、输液。

二、麻醉选择

选择麻醉方法应根据手术部位、体位、时间长短、患者的状态、麻醉医师的技术水平、设备条件及外科医师或患者的特殊要求等，选择最熟练、最可靠的麻醉方法。

（一）脊柱手术

常取俯卧位、侧卧位及头低位，腰椎间盘摘除术、腰椎管狭窄减压术可用硬膜外阻滞麻醉。颈椎、胸椎手术都是在全身麻醉下进行，颈椎骨折或脱位患者在意识清醒状态下，由于颈部肌肉的支持，病情比较稳定，一旦全身麻醉诱导使意识消失或使用肌肉松弛药失去颈部肌肉支持或移动体位，或使头后仰，皆可因颈椎变位压迫脊髓而损伤延髓，引起呼吸肌麻痹，甚至突然死亡。因此，宜采用局部黏膜表面麻醉，严禁头后仰情况下清醒气管插管。插管途径可经鼻或经口盲探插管，气管插管困难时，纤维喉镜可以发挥独特的作用。颈椎关节强直者气管插管方法也可参照上述方法，但可用镇静药使意识消失，以减少患者的紧张和痛苦，同时应注意舌后坠可使气道梗阻。有些手术因呼吸管理困难，如俯卧位手术、呼吸道异常等，也应在气管内全身麻醉下进行。为减少术中出血，可行控制性降压或血液稀释。

（二）上肢手术

常选用臂丛神经阻滞，下肢选用连续硬膜外麻醉或蛛网膜下隙阻滞，药物往往选用

0.5% 丁哌卡因或 0.75% 罗哌卡因。仅少数肩关节等手术或小儿不能配合者选用全身麻醉，其中髋关节置换术的患者多数并发类风湿性关节炎、髋关节强直或股骨头坏死等疾病，因长期卧床，患者营养极差。老年人多有脊柱骨质增生和韧带钙化，硬膜外穿刺困难时可改用全身麻醉。闭合性复位手术，如关节脱臼或长管状骨闭合性骨折常做手法复位，有时在 X 线摄片下进行，手术时间短暂，但要求无痛和良好的肌松。成人可用异丙酚 2 mg/kg 复合芬太尼 50 μg 缓慢静脉注射，既能使患者意识消失，又能保持自主呼吸，但要严防注射速度过快而引起呼吸抑制或停止，一旦出现应立即面罩加压供氧。术前应按全身麻醉准备。肩关节复位也可用肌间沟法臂丛麻醉。小儿可用氯胺酮 4～10 mg/kg 肌内注射或 2 mg/kg 静脉注入，既可使患儿意识消失又具止痛作用，术前应按全身麻醉准备，术中注意保持气道通畅。开放性整复手术一般只需中度的肌松即可，上肢整复时对肌肉松弛的要求不如下肢整复时严格，骨髓炎及其他骨科手术时则很少需肌肉松弛。

（三）脊髓损伤或压迫致截瘫或神经干损伤引起肌肉麻痹

全身麻醉诱导应禁用琥珀胆碱，以免引起高钾血症而造成心律失常，甚至心搏骤停死亡。经测定，麻痹侧静脉血中钾离子浓度明显高于正常侧。另外，失用性肌肉萎缩的患者用琥珀胆碱时血清钾上升虽不如前者明显，但还是选用非去极化肌肉松弛药为佳。

（赫　赤）

第二节　常见骨科手术麻醉

骨科四肢手术选用神经阻滞麻醉（上肢）或椎管内麻醉（下肢），脊柱手术、较大而复杂的破坏性手术、非平卧位手术和手术中需要变换手术体位者，应选用全身麻醉。在神经末梢丰富的关节囊和骨膜部位操作时，麻醉作用需完全，麻醉过浅而刺激较强时容易出现反射性血压、心率变化。某些骨科手术，如长管骨骨折、关节脱位的闭合或切开复位以及脊柱手术均需要良好的肌松。如在全身麻醉下手术，需合理应用肌肉松弛药。麻醉应在全部手术操作结束（如石膏固定、特殊包扎等）后才能终止，避免患者过早清醒甚至躁动而影响手术效果。根据患者的全身情况、手术体位、手术部位、手术时间和麻醉医师围麻醉期处理的技能等选择麻醉方法。

一、上肢和肩部手术

上肢的手术多数可以在局部麻醉或神经阻滞麻醉下进行，可以选择不同穿刺入径的臂丛神经阻滞和局部麻醉药物，有时可以联合静脉麻醉、外周神经阻滞和全身麻醉进行。但是对于术前神经功能有损伤的患者和手术部位接近神经结构的手术应谨慎应用神经阻滞麻醉。

肘部手术最适宜采用锁骨上或下路径行臂丛阻滞。追加肋间臂神经阻滞能为上臂内侧切口提供更好的阻滞，碱化局部麻醉药也有利于肌间沟阻滞的药物扩散。

长时间手术可以采用植入导管行连续臂丛神经阻滞。止血带的应用导致患者不适，影响麻醉和手术时间。双侧上肢手术行臂丛阻滞可以错开阻滞时间，另外可以选用全身麻醉，高位颈胸部硬膜外阻滞因技术复杂及风险较大，现今已很少选用。

如果因颈部或腋部感染或解剖异常，无法实施臂丛神经阻滞，在上肢前臂或手部手术可选用局部静脉麻醉（IVRA）。将局部麻醉药注入用止血带阻断的远端上肢或下肢静脉内，产生局部麻醉作用。IVRA 可用于肘关节和膝关节以下手术，手术时间 <1.5 小时。手术方式包括开放性或闭合性骨折复位、骨与软组织手术，但禁用于肢体手术部位有感染病灶或血管栓塞引起肢体缺血坏死的情况、雷诺病及未经控制的高血压患者。

二、髋关节手术

成人常见的髋关节手术包括髋关节骨折修复、全髋关节置换及髋关节脱位闭合整复。髋关节骨折（尤其是股骨颈骨折及股骨粗隆间骨折）多见于老年人；股骨或骨盆骨折见于车祸、高处坠伤等，年轻患者居多。

（一）髋关节手术患者的特点

（1）术前并发症多：年老体弱，常并发心脑血管疾病、慢性阻塞性肺疾病、糖尿病等多系统疾病，并常因摄入不足而存在不同程度的水、电解质失衡，且患者隐性失血可能会很多，甚至影响循环血量。髋部骨折的失血量与骨折部位有关，通常囊内骨折（头下和股骨颈骨折）较囊外骨折（基底、转子间和转子下骨折）失血少，可能是因为关节囊的存在限制了出血。

（2）围手术期并发症的发生率及病死率明显升高：有研究报道，髋关节骨折的病死率在初次住院期间为 10%，1 年内为 25%。且由于老年人退行性骨关节病极为普遍，麻醉和手术操作也有相当难度。

（3）髋部骨折患者术前可能出现低氧血症：可能因素包括肺栓塞（脂肪栓塞或血栓栓塞）。尤其值得一提的是，创伤后多处于高凝状态，且髋关节创伤患者均需卧床，必须高度警惕有深静脉血栓形成及血栓栓塞的风险。可通过监测血 D-二聚体水平、血管彩超检查及静脉造影评估有无深静脉血栓形成。若连续监测血 D-二聚体水平持续处于高值或呈上升趋势，需高度怀疑已有深静脉血栓形成，经静脉造影确认后，可于术前放置下腔静脉滤网以避免围手术期肺栓塞的发生。已行抗凝治疗的，术前根据所用药物的不同决定停药时间。对接受充分抗凝和溶栓治疗（如尿激酶）的患者，不宜采用椎管内麻醉；而对于已接受小剂量抗凝治疗的患者，皮下注射小剂量普通肝素 6~8 小时内或低分子肝素 12 小时内，也不能进行硬膜外穿刺、置管及拔管。脊椎麻醉有同样风险。肺栓塞可发生在围手术期不同阶段，术中、术毕和术后均可突发。

（4）肺不张、肺淤血、肺部感染以及肺实变：由于伤后卧床所致，给麻醉带来许多困难，术后呼吸功能不全发生率高，甚至需要机械通气支持呼吸。

（5）术前需要对患者的受伤机制、伤情严重程度、重要脏器功能、拟行手术方案、预计失血量、并发症、目前用药情况等进行全面和详细的评估，并根据情况配血备用。患者身体虚弱及关节活动受限常妨碍对其运动耐量的评估，从而会掩盖冠心病和肺功能不全的病情。对活动受限且有冠状动脉疾病病史的患者，可采用心肌核素显像或多巴酚丁胺负荷试验评估其心血管功能。

（二）麻醉选择

（1）手术时间长、创伤大的手术，以全身麻醉或全身麻醉复合局部麻醉为宜。

（2）手术时间短、创伤较小、出血不多的手术或老年并发心、肺疾患时可在部位麻醉下进行。连续硬膜外阻滞应控制麻醉平面，髋关节前外侧或外侧切口时麻醉平面应控制在 T_{11} 神经至腰骶部脊神经；后外侧或后侧切口时则为第一腰神经至骶部脊神经。椎管内麻醉对血压有一定影响，应密切观察。

（3）年老体弱或禁忌行椎管内麻醉的患者，宜选用腰丛加坐骨神经阻滞。但髋关节前外侧或外侧切口的患者，由于腰丛和坐骨神经阻滞不能有效阻断下胸段脊神经，近端切口部位需行皮肤及皮下组织局部浸润麻醉进行补充，或联合丙泊酚靶控输注，用最低血药浓度达到适当镇静，必要时同时行喉罩通气。

（4）研究报道，在病死率和肺部并发症方面，局部麻醉优于全身麻醉。

（三）麻醉处理

（1）多数取侧卧位，注意正确放置。

（2）除常规监测外，病情重及出血较多的患者应用有创桡动脉血压及 CVP 监测。

（3）应用骨水泥时注意严密监测生命体征，及时处理骨水泥反应。

（4）术毕应加强呼吸和循环管理。

三、下肢手术

下肢手术一般在椎管内麻醉下完成，部分手术也可在神经阻滞或神经阻滞复合全身麻醉下完成。骨折患者多为老年人，而且骨折后多卧床制动，是血栓栓塞的高危人群，甚至在摆放牵引体位时都可能突发急性肺栓塞，需要严密监测。术前预防性使用抗凝血药能减少相关并发症的发生，但是有增加椎管内阻滞时硬膜外血肿的风险。关节置换术中置入骨水泥型假体时，可导致血压下降甚至心搏骤停的可能，应加以预防和及时治疗。膝关节置换术后患者疼痛剧烈，连续股神经阻滞有助于减轻术后疼痛，并有益于膝关节功能锻炼。

四、断肢（指）再植术

此类手术时间较长，是操作精细的显微外科手术，要求止痛完善和制动。注意选择适当的药物和高超技术才能充分发挥神经阻滞的作用。上肢可用连续臂丛阻滞，上、下肢也可用连续硬膜外阻滞，既能满足长时间麻醉需要，又可使血管扩张，术后镇痛效果良好，还能避免血管痉挛。如选用全身麻醉，则用静吸复合麻醉维持，挥发性全身麻醉药物能扩张血管，使组织血流量增加 $2 \sim 3$ 倍。必要时应用小剂量血管扩张药。术中还应注意失血量，必要时输血，维持水、电解质平衡和生命体征稳定。

五、脊柱手术

（一）颈椎手术

颈椎疾病可能影响颈部活动度和稳定性，由此可能影响全身麻醉的气道管理，术前气道评估是保障手术顺利进行的重要前提。寰枢椎半脱位的患者插管时尤其应注意颈部椎体活动可能对脊髓造成压迫。颈椎损伤或颈椎疾病气管插管操作宜在纤维支气管镜下插管，并备妥紧急气道建立装置。高位颈椎手术接近颅底延髓，有的手术需要在术中评估神经功能，因此宜选用短效药物，以便术中让患者尽快苏醒。脊髓损伤后的截瘫患者 $3 \sim 6$ 个月内禁用去极化肌肉松弛药，以免发生高钾血症而致心搏骤停。气管插管或气管内吸引可反射性引起心动过缓甚至心搏骤停，应高度警惕。颈椎手术术中的牵拉或俯卧位等可能导致呼吸道、喉头水肿和喉神经麻痹，拔管时注意气道痉挛和呼吸道梗阻等。术中有可能导致椎动脉损伤或痉挛，导致脑供血不足，引发梗死等脑血管意外。

术毕及麻醉恢复期注意事项：①制动，如呼吸已恢复正常，应在一定深度镇静下拔管，必须有效预防和处理躁动和谵妄；②加强呼吸管理，及时发现和处理低氧血症，警惕颈椎前路手术后伤口出血形成血肿压迫气道；高位截瘫估计需用机械通气支持呼吸的患者可行气管切开，有利于清除呼吸道分泌物；③搬动和运送患者时注意保护颈椎；④严格消毒隔离操作，预防感染。

（二）胸椎手术

经胸入路和胸膜外入路可能需要单肺通气，术前需要对呼吸功能进行全面评估，判断能否耐受单肺通气。经胸入路术后疼痛可能更为剧烈，需要术后更为完善的镇痛。脊柱畸形的发病年龄和严重程度是影响心肺功能的主要因素。脊柱畸形矫正手术时间长、范围广泛，可能导致大量出血，需要保证足够的输液通道。唤醒试验对监测设备无特殊要求，简单易行，但是对麻醉要求更高，要求应用短效药物，以便停药后能够尽快苏醒。

（三）腰椎手术

常见的腰椎手术包括腰椎间盘切除椎体融合术、椎板切除减压术、椎弓根螺钉固定术、椎间融合术及肿瘤切除术等。一般选择全身麻醉。多在俯卧位下进行，体位安置时需要注意避免腹部、眼部、外周神经和局部组织受压。大手术出血较多，尤其是椎体肿瘤切除术需要输血。也有应用术前腹主动脉球囊置入和选择性动脉栓塞者，能够有效降低手术出血。对于后入路的中、小手术可以选择椎管内麻醉，其优点是可以减少术中出血及有确切的术后镇痛效果。但是，临床上很少使用椎管内麻醉。

（四）脊髓损伤患者的手术

按照脊髓损伤程度分为脊髓震荡（脊髓休克）和脊髓损伤。脊髓震荡患者循环紊乱，对体位改变、容量变化、血管扩张药和麻醉药特别敏感，围手术期需要注意用药量的调整。全身麻醉利于脊髓实质性损伤者呼吸和循环的调控，术中一旦发现自主反射亢进的表现，应及时处理，包括去除外界刺激、加深麻醉、选择适当的降压药物（钙通道阻滞剂较常用）等。急性脊髓损伤后48~72小时，去极化肌肉松弛药氯琥珀胆碱的应用，可导致大量的钾离子释放，由此可能造成心搏骤停。急性脊髓损伤后的2天以上禁忌使用氯琥珀胆碱，应选择非去极化肌肉松弛药。

（五）脊柱侧弯、脊柱后凸畸形矫形术

脊柱畸形矫形术是脊柱手术中操作复杂、切开广泛、出血量多的一种术式。早期形成畸形的患者因发育问题往往在术前已经并发心肺功能不全，术中与术后均需要精心治疗。因术中可能发生脊髓功能改变，所以多数患者需要给予复杂的脊髓功能监测与保护。

1. 术前评估与准备

术前访视时，麻醉医师首先应该知道脊柱侧弯的位置、方向、发病年龄、严重程度和病因。特发性脊柱侧弯是最常见的脊柱畸形，约占临床病例的70%。按侧凸发生的年龄可分为婴儿型（0~3岁）、少年型（4~10岁）和青少年型（11~20岁），肺实质的发育一般在10岁左右才完成，所以，脊柱侧弯发生的年龄越早对肺发育的影响越大。婴儿型侧凸容易限制肺实质的发育，引起肺功能障碍。如果病程在10年以上，则可能存在严重肺功能障碍，麻醉和手术的耐受性差，风险明显高于少年型和青少年型。轻度和早期侧凸对心肺功能的影

响一般较小，侧凸 Cobb 角大于 60°时，肺功能通常会降低，若 Cobb 角大于 100°，则会有明显的呼吸功能障碍。低位侧凸一般只会引起躯干的歪斜，而中胸段侧凸的发展将使心肺功能受损。神经肌肉性脊柱侧弯一般在婴幼儿时期就开始发生侧凸，手术多在发育的快速生长期之前完成。由于发病早，肺发育受到严重影响，肺泡受压，肺容量较正常小，多存在较严重的肺功能障碍。此类患者的呼吸肌是软弱无力的，对肌肉松弛药比较敏感，且肌肉松弛药的临床作用时间可能延长。需要注意的是，此类患者也是恶性高热发生的易感人群，术前要认真询问家族史。强直性脊柱炎表现为脊柱的风湿性炎症样改变，起病缓慢而隐匿，一般10 ~ 40 岁发病。随着病情进展，脊柱会自下而上发生强直，先是腰椎前凸消失，然后胸腰椎发生驼背畸形并逐渐加重。胸肋关节发生融合，胸廓变硬，呼吸基本靠膈肌运动。严重畸形表现为限制性通气功能障碍，若肺实质受累发生纤维化，则可同时存在肺换气功能障碍。颈部脊柱侧弯会导致气道管理困难。强直性脊柱炎患者的颈椎可以表现为多种样式的强直形式，从直立位刚性强直到下颌完全接触胸骨固定位。术前需要通过颈、胸 X 线摄片来评估是否有颈、胸椎畸形及气管位置情况，如有异常，麻醉前需要准备包括纤维支气管镜在内的困难气道处理工具。

术前心肺功能储备的评估是非常重要的。通过询问患者是否有呼吸急促、劳力性呼吸困难及运动耐量情况等来评估患者的心肺功能储备。有肌营养不良、马方综合征和神经纤维瘤的患者，应询问有无提示心脏传导系统异常的症状，如心悸或晕厥。运动耐量可通过询问患者的日常活动情况，用代谢当量十级评估法来评估心肺功能储备。

术前神经功能评估也很重要。有神经功能缺损的患者脊髓损伤的风险会增加，术中需要更加重视脊髓功能保护与监测。

术前检查除常规项目外，还应做血气分析、肺功能和超声心动图。一般情况下，脊柱侧弯患者的动脉氧分压较正常人低，而二氧化碳分压和 pH 通常是正常的。动脉氧分压降低可能是由于通气血流比例失调所致。严重的长期脊柱侧弯可导致严重的通气血流比例异常、肺泡通气量下降、二氧化碳潴留和较严重的低氧血症。限制性通气功能障碍最常见于胸段脊柱侧弯，此类患者肺活量一般下降到预计值的 60% ~ 80%。肺总量、功能残气量、深吸气量和补呼气量也降低。一项针对呼吸衰竭患者的调查发现，肺活量低于预计值的 50% 和 Cobb 角大于 100°的患者呼吸衰竭的风险增加。如果心电图提示异常，如 V_1 和 V_2 导联大 R 波（右室肥大），P 波 >2.5 mm（右房增大），或提示有心脏疾病的患者，尤其是怀疑有肺动脉高压的患者，应做超声心动图或心导管检查以进一步评估心功能。脊柱侧弯患者肺血管阻力会增加，导致肺动脉压升高，从而引起右心室肥厚，最终致右心衰竭。导致血管阻力增加的因素可能包括：低氧血症导致肺血管收缩，引起肺血管阻力增加，从而导致肺动脉压增加；慢性低氧血症会导致高血压性血管改变，同时，肺动脉高压是不可逆的；胸廓的变形会压迫部分肺，增加肺血管阻力；如果脊柱侧弯发生在 6 岁之前，则肺血管床的发育会因为胸廓变形而受到影响，有研究发现，脊柱侧弯患者每个肺容积的血管单位数少于正常人。

术前肺功能的改善对于 Cobb 角大于 60°且有限制性通气功能障碍者，可增加麻醉与手术的安全性，减少术后肺部并发症的发生。改善肺功能的方法包括：每天吸氧 1 ~ 2 小时，每天登楼梯步行锻炼或吹气球，鼓励患者做自我悬吊练习，结合颌枕带骨盆牵引等。

2. 术中监测

（1）术中监测：监测项目应包括有创动脉压、心电图、脉搏血氧饱和度、呼气末二氧化碳分压、中心体温和脊髓功能。桡动脉穿刺置管用于连续监测血压，可方便术中血压调控，及时发现血压波动，采集血样进行血气分析和血细胞比容分析；如连接微创持续心排血量监测仪（Vigileo）则可用来间接判断心脏泵功能和血容量状态。因为此类手术时间较长、切口广泛，容易发生低体温，以及部分侧凸患者是恶性高热的易感人群，所以监测中心体温非常必要。所有患者应该留置尿管，以便记录尿量，评估容量状态。

（2）脊髓功能监测：接受前路、后路或联合前、后路脊柱融合术的患者的脊髓损伤率是 0.21%～1.12%。神经损伤的可能因素是，对脊髓的牵拉和畸形的矫正直接压迫了脊髓，破坏了脊髓的血供；脊髓和神经根也可能被手术器械直接损伤。神经并发症的预防应该从鉴别高危人群开始，如患者脊柱存在严重的强直形变（Cobb 角大于 100°）、脊柱后凸、神经纤维瘤病、先天性或感染后脊柱侧弯、术前已有神经缺损或使用了创伤性较大的内固定器，这类患者术中，应该给予脊髓功能监测。同时，术中使用大剂量皮质类固醇预防，如给予甲强松龙 30 mg/kg。脊髓功能监测常用的手段包括术中唤醒试验、体感诱发电位（SSEP）和运动诱发电位（MEP）监测。

（3）唤醒试验（wake-up test）：唤醒试验是最可靠的脊髓功能监测方法，因为 SSEP 易受麻醉药物影响，神经肌肉退变的患者也可能监测不到 SSEP，单纯的脊髓前角运动通路损伤也无法通过 SSEP 监测到，而在严重脊柱侧弯、后凸矫形时往往会影响脊髓前角的血液灌注，因此唤醒试验显得非常重要。当内固定器放到合适位置后或 SSEP 监测发现异常时，通常就应进行唤醒试验。实施唤醒试验时，首先要减浅麻醉深度，让患者能够执行医师的指令，令患者紧握麻醉医师的手，证实患者有反应，然后，让患者活动足和足趾。如果患者可以握紧自己的手，但不能动脚，这时必须减小矫正角度，减轻对脊髓牵拉，以达到安全的矫正度。如果患者能够动足或足趾，则证明脊髓的运动通路功能完好，随后应快速给予丙泊酚和肌肉松弛药以加深麻醉，并再次确认患者体位没有问题。需要术中唤醒的患者，麻醉维持最好选用短效麻醉药，如丙泊酚、瑞芬太尼、氧化亚氮及七氟烷。肌肉松弛药可恒速泵入，于唤醒前提前停药，一般而言，如果四个成串刺激可以出现 2、3 次收缩，患者就能够动趾。通常情况下没有必要逆转神经肌肉阻滞及阿片类药物作用以加速唤醒，因为那样可能导致患者躁动而使仪器受损及患者受伤。

（4）体感诱发电位（SSEP）监测：重复刺激外周神经（如胫神经），用标准脑电图头皮电极检测大脑皮质和皮质下区域的诱发电位反应，用来判断感觉信息从外周传递到大脑皮质的脊髓后角传导通路的完整性。诱发电位波形的两个重要参数是潜伏期和波幅，潜伏期是指从给予外周电刺激至记录到皮质诱发反应的时间间隔。如果潜伏期延长、电位幅度降低或诱发反应完全消失，并且不能除外其他原因时，应考虑有脊髓缺血或外科损伤。术中 SSEP 正常是术后感觉功能正常的良好预测指标，但它只能监测脊髓后角（感觉）功能，而不能反映脊髓前角（运动）功能。脊髓前角接受前脊髓动脉氧供，而脊髓后角接受后脊髓动脉氧供，所以当脊髓前角受损时，SSEP 仍可以表现为正常。因而，大幅度或高风险脊柱矫正时最好不仅仅依靠 SSEP 来监测脊髓功能。

（5）运动诱发电位（MEP）监测：MEP 是用头皮电极经骨电刺激运动皮质或用硬膜外电极刺激脊髓前索，刺激信息通过运动通路的传导，产生外周神经冲动、肌电图信号或肢体的实际运动，用来判断脊髓前角运动通路的完整性。

所有的麻醉药都会不同程度地影响脊髓功能监测。其中，以强效吸入麻醉药影响最大，阿片类镇痛药对 SSEP 的影响最小，而氯胺酮会增强 MEP，肌肉松弛药可影响运动反应的强度并引起 MEP 的解释混乱。尽管麻醉药会影响脊髓功能监测，但如果麻醉深度合适且稳定，还是可以得到很好的监测结果。麻醉药最好持续输注，而不是间断给药。最重要的是在监测过程中维持稳定的麻醉深度，特别是在脊髓牵拉或使用内固定器矫正期间，监测是非常关键的。通常的麻醉维持策略是丙泊酚加瑞芬太尼持续输注，可同时持续吸入低浓度氧化亚氮或七氟烷。但小儿或术前就有神经功能缺损的患者使用强效吸入麻醉药将对监测产生显著影响。

如果脊髓功能监测提示异常，在麻醉方面，应确保氧供和脊髓灌注充分，纠正低血容量和贫血。如果患者存在过度通气，则应降低每分通气量，维持二氧化碳分压在正常水平。有研究证明，接受控制性降压的患者，如果使其血压恢复正常或者高于正常的水平，可以改善脊髓灌注，使 SSEP 恢复正常。外科医师也应分析手术原因，如牵拉过度或内固定器侵入，并应尽早处理存在问题。如果采取了措施但异常没有解决，就应该做唤醒试验，以决定内固定器是否应该调整或移开。有证据表明，从发现损伤到调整内固定器的时间间隔越短，神经功能预后越好。

3. 脊髓功能保护

脊髓功能保护的关键是脊髓灌注要充分，以保证脊髓氧供。麻醉方面，这主要涉及术中输血策略和血压调控两方面问题。

在脊柱手术中，以脊柱畸形矫正术的切口暴露最为广泛，加上棘突、关节突的去除以及截骨等骨性切除操作，导致出血量明显增加。出血量一般可达到 15 ~ 25 mL/kg，这意味着 1 例体重 70 kg 的患者出血量可能达到 1 000 ~ 2 000 mL。麻醉过程中可以通过降低腹内压、体温保护和控制性低血压的方法来减少出血。腹内压的增高可传导到脊椎静脉丛，从而导致术野静脉出血增加，所以，安置体位时要尽量避免腹部受压，最好使用专为脊柱手术设计的手术床。肌肉松弛药或较深的麻醉可用来防止腹壁张力的升高，但同时也会影响脊髓功能的监测。由于手术时间一般较长及切口暴露广泛，术中患者体温容易下降。体温低于 34℃ 将明显影响血小板功能及延长凝血酶激活时间而增加出血量。所以，术中要给患者保温及输注加温的液体。是否在该类患者手术中使用控制性低血压是一个比较困惑的问题，因为它在减少出血的同时也存在降低脊髓灌注流量的风险，尤其是在牵拉脊髓时，因为在正常条件下，安全的低血压水平在脊髓受到牵拉后也会导致脊髓的血流量减少。一项动物实验研究结果也证明，脊髓血流量在控制性低血压时会降低。因此，在有脊髓损伤风险的患者，务必要权衡控制性低血压的益处和潜在风险。如果要用控制性低血压，最好在手术初期分离软组织和骨性切除时使用，而在脊髓牵拉操作或脊柱矫形之前应提升血压到相对正常水平为宜。常用于控制性低血压而不影响脊髓功能监测的辅助药物是短效血管扩张剂，如硝普钠和短效 β 受体阻滞剂，如艾司洛尔。除采取上述减少出血的措施外，还要特别重视血液携氧能力的维持，对于有脊髓损伤风险的患者，术中应该采取积极的输血策略，要求维持血红蛋白在 100 g/L 以上，也可以用一句简单的话说就是"出多少补多少"。当前倡导的节约用血策略并不太适合于此类手术。

4. 术后管理

关于术后是否拔管的问题主要取决于术前对发生呼吸衰竭风险的评估及术中循环功能的稳定性情况。很多青少年型特发性脊柱侧弯患者有轻、中度肺功能异常，可在手术室或恢复室拔出气管导管。而有严重限制性呼吸功能障碍的患者如肺活量低于预计值的 50%，或严重气体交换异常如二氧化碳潴留的患者，应继续机械通气并转入监护病房。对于进行性假性肥大性肌营养不良、家族性自主神经功能异常或严重大脑性瘫痪的患者，术后应继续机械通气。在监护病房过渡 24 小时，待心肺功能稳定，呼吸参数满足条件后可以考虑拔管。以下拔管参数可供参考：肺活量 > 10 mL/kg，潮气量 > 5 mL/kg，自主呼吸频率 < 30 次/分钟，负力呼吸 > -30 cmH_2O，血气分析 PaO_2 和 $PaCO_2$ 等在正常范围。

术后可能发生的并发症包括气胸、肺不张、血胸、胸导管损伤、神经损伤和肠系膜上动脉综合征。影响气胸、血胸发生的因素可能为前、后路的手术切开或中心静脉置管所致，而肺不张在开胸行前路脊柱融合术的患者中发生率较高。所以，如果手术结束后发现有呼吸功能异常，应该及时进行胸部 X 线检查，以便明确诊断并给予适当处理。肠系膜上动脉综合征是一种少见的脊柱矫形术后并发症，主要表现为持续的术后恶心、呕吐和腹痛，发生率约为 0.5%，其原因是脊柱矫正引起的解剖学改变导致位于腹主动脉和肠系膜上动脉之间的十二指肠末梢受到机械性的压迫而发生梗阻。治疗方法为禁食、胃肠减压、左侧卧位，一般 5~7 天可以痊愈。

（赫　赤）

第三节　骨科特殊手术麻醉

一、颈椎手术的麻醉

颈椎间盘突出症常见于中年人，以神经根型最常见，其次为脊髓型。手术分前路、后路两种，以前路为主，当前路手术尚不足以解压时需加做后路手术。

颈前路手术的主要麻醉方法为颈神经浅丛麻醉，常用 0.375% 丁哌卡因或罗哌卡因，且后者安全性大。术前应进行气管、食管推移训练。高位颈前路手术常选用气管内全身麻醉、仰卧甲状腺体位，插管时切勿使颈部向后方过伸，以防引起脊髓过伸性损伤。为方便术野，手术时需将气管、食管等拉向对侧，反复牵拉易引起气管黏膜、喉头水肿，等拔管后出现即时或迟发的呼吸困难，此时因椎间植骨颈部制动而插管困难，严重者可危及生命。因此，可暂缓拔管，待度过喉水肿的高峰期后再拔管，以确保安全。术中要注意监测血压、中心静脉压及尿量，及时补充血容量。

二、脊柱侧弯畸形手术的麻醉

脊柱畸形的矫形术是利用矫正杠撑开矫正侧弯。脊柱畸形患者因脊柱变形，使胸廓、肺发育及活动受限、胸肺顺应性降低，大部分患者表现为限制性通气功能障碍，也可有混合性通气功能障碍。麻醉及术中注意事项如下。

（一）术中脊髓功能的监测和麻醉

该手术治疗中最严重的并发症为截瘫，原因可是手术直接损伤或过度牵张脊髓。为了尽早发现手术对脊髓的损害，应对脊髓功能进行监测，主要有两种方法：躯体感觉皮质诱发电位（SCEP）和唤醒试验。前者要求特殊的设备，技术且影响因素较多，如低血压、低体温、麻醉药等。后者简便易行，常用于临床，但它只是对脊髓前索的运动功能提供参考，而不能测试脊髓后索的感觉功能，并不适用于有严重心理问题或精神迟缓的患者，理想的监测技术是对运动皮质的电磁刺激法。

手术多采用俯卧位，切口长、范围广、手术时间长，常用气管内全身麻醉。必须保证术中清醒试验顺利进行，麻醉不宜太深，一般认为氧化亚氮—氧—麻醉性镇痛药，中短效肌肉松弛药复合麻醉较适用，尽量少用吸入麻醉药。也可用浅全身麻醉配合硬膜外麻醉，减少全身麻醉药物的用量，保证患者不痛及保持安静。

（二）控制性低血压的应用

脊柱畸形矫正手术切口长，取髂骨融合剥离脊椎可达 10 个椎体以上，创伤大而出血多。为减少出血，可行控制性低血压，在保证补足容量的情况下将平均动脉压控制在 8 kPa 左右，值得注意的是，有学者从 SCEP 观察到脊髓功能对动脉血压变化非常敏感，在脊柱畸形矫正的同时存在低血压能加重局部缺血，影响神经功能。因此，降压应在脊柱侧弯矫正前停止，使血压维持在术前水平或稍高，以防脊髓缺血。

（三）呼吸功能的维持

脊柱畸形可使胸廓、肺发育、活动受限，胸肺顺应性降低，加之俯卧位、垫枕等因素使通气功能进一步恶化，所以术中应保证通气量充足，避免发生缺氧及二氧化碳潴留，更为重要的是在手术结束后还要注意保持足够的通气量，防止因残余麻醉药物的影响使通气功能降低。

三、椎体切除术的麻醉

因肿瘤、骨折或退行性变使椎管容积变小，造成脊髓或马尾神经受压，出现程度不同的神经功能障碍等症状，严重者可出现截瘫，手术治疗需要切除椎体。手术常取侧卧头高位或俯卧位，对呼吸、循环影响很大。经胸行椎体切除，选用气管内全身麻醉，术中注意心肺功能，手术创伤甚大，失血很多，切除椎体时为减少失血而结扎、切断部分的动、静脉，但不能完全控制椎体松质骨出血，尤其是椎管前静脉丛及切除椎体后壁时静脉窦破口的出血更难以控制，这时可行控制性降压以减少出血，同时使用血液回收机，补足血容量。胸段椎体切除也可通过胸腔镜完成手术，此时要求双腔气管插管，术中单肺通气。另外要注意切除椎体时发生的神经反射，如窦神经等，有时会引起严重的低血压甚至心搏骤停，应提高警惕。

四、全髋关节置换术的麻醉

全髋关节置换术主要对象为老年人，且术前常并发高血压、冠心病、肺心病、慢性支气管炎等老年性疾患，机体代谢功能欠佳，对于手术及各种麻醉的耐受性均明显降低。全身麻醉则因老年人肺功能不全，术前并发肺气肿、慢性支气管炎等，术后长期卧床，易发生呼吸系统及血栓等并发症，故硬膜外麻醉列为首选。从 $L_2 \sim L_3$ 或 $L_3 \sim L_4$ 间隙穿刺，局部麻醉药用于老年人时要小剂量分次注射。对无法进行硬膜外穿刺并且肺功能差的患者选择全身麻醉。术中应严格控制麻醉平面，及早扩容。术中使用骨水泥对血流动力学影响甚大，可出现严重的低血压甚至心搏骤停，所在应注意以下事项：①将骨水泥充分混匀，凝成"面团"状时置入，以减少单体或其他附加成分的吸收；②髓腔应扩大到假体能用手加压插入，避免猛力捶击；③置入骨水泥前要补足血容量，必要时可在中心静脉压和心功能监测下超量补充；④填入骨水泥前吸入高浓度氧，以提高吸入气的氧分压；⑤维持麻醉平稳，要保持循环、呼吸系统相对稳定。该手术失血量很大，尤其当修整髋臼、扩大髓腔时出血速度较快，失血量较大，应注意及时给予补充。

五、股骨颈骨折的麻醉

股骨颈骨折多发生在老年人。手术治疗复位内固定有利于早期活动，可避免因长期卧床而引起的并发症，如肺部感染、血栓形成等。硬膜外麻醉可改善下肢血流，阻断因创伤引起的应激反应而改善血液高凝状态，从而减少深静脉血栓的发生率。老年人各项生理功能均减退，心血管和呼吸的储备功能降低，全身麻醉后易发生低氧血症，肺部的并发症也多，故不作为首选。术中将阻滞平面控制在 T_{10} 以下，保持通气充足，避免低氧血症。由于创伤引起的应激反应可使血液的流变性改变，引起高凝状态，所以必要时应监测血细胞比容，进行适当的血液稀释，降低血液黏稠度，防止血栓形成。

六、关节镜手术的麻醉

关节镜手术需无痛和良好的肌松，这样便于下肢内收、外展、屈曲等位置变换，腰段连续硬膜外麻醉联合脊椎麻醉（$L_2 \sim L_3$）能充分阻滞腰骶神经，松弛肌肉，使关节腔开大，利于窥测关节病变和手术操作。

（梁健华）

第四节　术后镇痛

骨科手术患者因手术累及骨、关节、筋膜等，疼痛较明显，因此必须重视术后镇痛，但由于传统的观念影响及担心术后镇痛的并发症，因而使其广泛应用受到一定限制，应用时应注意：①镇痛药合理配方，确保镇痛效果良好；②可选用静脉镇痛，推荐使用连续神经阻滞镇痛，以降低尿潴留发生率；③硬膜外镇痛配方中，除适当浓度局部麻醉药外，可减少吗啡类药物用量；④应用防治恶心、呕吐药物；⑤老年患者镇痛药、镇静药应减量。

对下肢的镇痛可采用硬膜外镇痛，使用低浓度局部麻醉药（0.05% ~ 0.10% 布比卡因或罗哌卡因）和吗啡类药（2 ~ 5 μg/mL 芬太尼）联合使用，按 3 ~ 10 mL/h 的速度作 PCA 镇痛。全膝或全髋置换术的患者都必须接受 24 ~ 72 小时硬膜外止痛。对同时使用抗血栓药物者应注意硬膜血肿可能，用肝素者一般不用硬膜外镇痛，改用阿司匹林或华法林。某些专科医院每年有 2 000 例以上患者应用硬膜外镇痛未发现硬膜外血肿。某些下肢手术有可能会损伤周围末梢神经，如胫腓骨骨折、复杂的全膝关节置换等，对这类患者最好不用硬膜外镇痛或周围神经阻滞镇痛，因为镇痛会掩盖神经损伤的早期症状，如疼痛、麻木和肌无力。对有高度神经损伤可能或必须加压包扎的手术，以采用全身静脉镇痛方法为安全。

关节腔内镇痛：由于关节腔内富有受体，在受体被药物阻滞后，可产生镇痛效果，且药液仅局限于关节腔内，极少被吸收进入循环而产生全身作用。关节腔给药的镇痛效果优于全身用药。关节腔内镇痛以阿片类药为主，可用吗啡 1 ~ 2 mg，芬太尼 10 μg，或哌替啶 10 mg。也有使用 0.25% 布比卡因 10 ~ 20 mL 关节腔注射，可产生 4 ~ 6 小时的镇痛作用。与吗啡类药合用达到起效快和作用维持长的目的。也有用可乐定关节腔注射产生镇痛作用。

（梁健华）

第十四章

血管手术麻醉

第一节　术前评估麻醉与准备

大血管病变常伴有许多功能紊乱，但以糖尿病、慢性肺部疾病、高血压、肾功能障碍和缺血性心脏病等最为常见。对这些疾病的终末器官效应的充分认识，有助于指导合理的围手术期治疗。在未经控制的疾病状态下，若在存在严重的高血压、近期的心肌梗死、未控制的糖尿病和高血糖，或未经治疗的肺部感染等情况下实施麻醉，经常会有很多问题。但是，对于进行性扩大的动脉瘤，经常需要急诊手术。术前仔细而系统地检查并发现患者可能导致术后并发症的危险因素并给予必要的处理，将有助于改善患者的预后。目前术后心脏并发症仍是导致大血管手术术后死亡的最主要原因（>50%）。对术后危险因素分层的研究有利于前瞻性地预知患者的预后，为患者手术计划的制订、麻醉方法的选择以及围手术期管理方案的优化等提供指导。

一、病情评估及影响因素

（一）循环系统

在血管手术前询问患者的病史和床旁检查可提供重要的预后判断信息。研究表明，充血性心力衰竭、既往的心肌梗死病史、高龄、高度受限的运动耐量、慢性肾功能障碍和糖尿病等都是导致围手术期心源性并发症发生率升高的危险因素。由主动脉中层坏死或退行性变引起的主动脉瘤往往首先出现在主动脉根部和升主动脉，随着瘤体的扩大和夹层的出现，可导致主动脉瓣关闭不全，从而出现相关的临床症状和病理改变，如左心室肥厚、扩张、心肌缺血和心功能障碍。充血性心力衰竭是预测术后并发症的一个强有力因素。测定左室的收缩功能可以提供预后信息。放射性心室核素显像可以用于测定心室的收缩和舒张功能。荟萃分析表明，核素显像结果显示左室射血分数<35%的患者发生术后心脏事件的可能性增加了3.7倍。这类患者术中的心肌保护和术后的心功能维持尤为重要。在以动脉粥样硬化为主要病因的主动脉瘤患者中，病变部位往往首先出现在降主动脉和主动脉弓。这类患者往往年龄较大，且常伴有冠状动脉粥样硬化，而表现为冠心病的相关症状和病理改变。运动耐量是一个很好的预后指标。体力活动受限的患者其围手术期的危险性大大增加。如果患者可以轻松地走完500~1 000 m或上2~3层楼而没有心绞痛或呼吸困难，并且没有其他冠心病的指征，一般认为这类患者很少会有左主干、三支血管病变或者严重的左室功能障碍。这类患者可以

不做特殊的无创性检查而直接行手术治疗。对于有症状的冠心病患者，必要的术前检查和评估是必须的。术前潘生丁—铊扫描显示结果阳性的患者，术后心血管事件发生概率增加 4.6 倍。荟萃分析发现，多巴酚丁胺负荷试验阳性的患者发生术后心脏事件的危险性增加了 6.2 倍。合并冠心病的血管手术患者，术中应维持血流动力学稳定和心肌的氧供需平衡，防止血流动力学的巨大波动。对术前心脏危险因素的分层有 3 个主要目的：首先，对于高危人群应避免手术或改用保守的外科治疗方案；其次，确定哪一类患者需行动脉再血管化治疗（ARTS）手术，这一目标的实现需要明确患者是否有左主干病变、三支血管病变和左室功能低下，因为从长远的观点来看，这些患者最有可能受益于动脉再血管化治疗；最后，鉴于许多围手术期心肌缺血和梗死发生于术后早期，在术前已明确高危的患者，在术后 24～72 小时内对这些目标患者给予积极的治疗可能有益。绝大部分血管手术患者患有高血压，并且导致心脏和肾脏等终末器官的损害。左室肥厚具有发生心内膜下心肌缺血的危险，即使没有梗阻性的冠脉病变。肥厚的心脏更容易发生舒张功能的障碍，可以造成术后"一过性"的肺水肿。因此，抗高血压治疗应该持续到手术当天。钙通道阻滞剂和 ACE 抑制剂一样也是常用药物。对于有肾动脉狭窄的患者，使用 ACE 抑制剂可能导致肾前性的氮质血症，而利尿剂可能会引起低钾血症。ACE 抑制剂还可以降低中枢交感张力和心率，如果使用常规剂量的麻醉诱导药，可能与麻醉诱导后的低血压发生率升高有关。

（二）呼吸系统

术前的呼吸功能障碍、慢性支气管炎和肺气肿、肺不张和感染是导致术后肺部并发症的主要危险因素。术前的肺活量测定有助于评估患者术后肺部并发症的发生率。一项研究表明，血管外科手术患者，术后肺部并发症（肺炎、呼吸机支持时间 >48 小时，或者 ARDS）的发生率为 12.9%。患者的第 1 秒用力呼气容积（FEV_1）<2.0 L/s 者其肺部并发症的发生率大大增加（22.5%，而 FEV_1 >2.0 L/s 者为 5.8%）。随着瘤体的扩大，可压迫左主支气管，导致气管移位变形，挤压左肺组织，导致肺不张和肺部感染，个别病例由于瘤体长期压迫气管可导致术后气管塌陷，这类患者术后应接受气管内支架置入术才能维持气道通畅。还有些患者由于瘤体或手术侵犯喉返神经，导致声带麻痹术后不能有效地咳痰而发生术后肺部感染，对这类患者术前应尽可能进行呼吸锻炼。急性主动脉夹层的患者由于血液与主动脉内膜下胶原的接触激发了凝血、纤溶和全身炎症反应，受累的内脏器官和肢体缺血也可导致大量的毒素释放，这些都可对肺部造成损伤，导致术前低氧血症。术前有严重低氧血症者除非需要紧急手术，一般应在肺部损伤缓解后再行手术或尽可能选择主动脉腔内支架术，否则外科手术不可避免地加重肺损伤，导致术后呼吸功能衰竭甚至死亡。有些急性或慢性主动脉夹层的患者由于瘤体周围的炎性渗出，可出现大量胸腔积液。由于术中操作（在行胸降主动脉瘤时）可不同程度地造成左肺损伤，如术前肺部感染未控制或术前已存在低氧血症，极易导致术中单肺通气困难、术中低氧及术后呼吸功能障碍。当患者有大量右侧胸腔积液时，应在术前积极处理，抽取积液，因为如在术中采用右侧卧位，由于积液的压迫使上腔静脉回流受阻而影响脑的静脉回流，可使脑的静脉压升高（有时可达 20～30 mmHg）而导致脑缺血和脑水肿。

（三）中枢神经系统

临床调查表明，高龄（ >70 岁）、高血压、糖尿病、脑卒中和一过性脑缺血病史、动脉粥样硬化是导致术后中枢神经系统并发症的危险因素。一项心血管健康研究调查显示，在年龄超过 65 岁的心内科随诊社区人群（3 360 例）进行磁共振检查，发现 31% 的人群有腔隙性脑梗死，其中 7%～10% 的男性和 5%～7% 的女性颈动脉狭窄 >50%。颈动脉阻塞性疾病的最常见原因是动脉粥样硬化。大约有一半的颈动脉疾病是双侧病变。颈动脉粥样硬化斑块通常发生于颈动脉分叉处的侧面（剪切力最小的部位），通常延伸至颈内和颈外动脉。血栓性物质或者脱落碎片导致的栓塞可以引发卒中或者一过性的神经症状。颈动脉病变可以表现为无症状，或者在眼动脉栓塞时出现一过性黑矇（短时间的单眼失明）。其他患者可能表现为感觉异常、下肢麻木或语言障碍，这些都可以短时间内自愈。以上都是典型的短暂性局部缺血发作（TIA）的表现。颈动脉杂音本身并不表示有严重的颈动脉病变，严重的颈动脉病变也不一定有杂音。因此，听诊杂音只是作为进一步检查的依据。最常用的无创性检查是双重多普勒扫描，它结合了 B 型超声的解剖成像和血流速度的脉搏多普勒频谱分析的优点。存在高速的涡流可以预测颈动脉狭窄的程度。与血管造影相比，对于有经验的医师来说，双重多普勒扫描的精确性可以达到 95%。血管造影可以显示粥样硬化斑块的大小和形态，同时还可以显示主动脉弓部或颅内的病变。对于合并有颈动脉狭窄的患者是否需要先行颈内动脉内膜剥脱术或同时行两种手术，在不同的中心存在不同的处理，一般认为当一侧颈动脉狭窄大于 60% 且有脑缺血的临床表现时，应考虑先行颈内动脉内膜剥脱术，再行主动脉手术，这样比同期进行两个手术安全性要高。如病变同时累及椎动脉或基底动脉环时极易发生术中脑缺血，患者耐受术中低血压的程度和时间明显缩短，这些患者术中脑保护极为重要。当主动脉病变累及头臂血管时也可导致脑供血不足。对于主动脉夹层的患者，当剥离侵犯肋间血管时可导致脊髓供血减少，大范围的急性主动脉夹层（剥离到脊髓 T_8～L_2 以下时）可能导致术前患者截瘫，如果患者脊髓的侧支循环能很快代偿，可表现为一过性截瘫，如不能及时代偿，可能导致永久性的截瘫。由于剥离导致脊髓血供减少，术中如进一步破坏了脊髓血供，将明显增加术后脊髓并发症的发生。术前必须密切观察神经系统的体征变化，任何神经系统功能恶化的征象都是立即外科干预的指征。

（四）内脏器官

许多进行动脉重建的患者常常伴有肾功能障碍或肾衰竭。原有肾功能障碍的患者术后发生肾衰竭和心脏并发症及死亡的危险性大大增加。术后的肾衰竭明显增加了死亡概率。对于需要长期透析治疗的患者，应在手术前一天或手术当天进行一次透析治疗。有些患者会因此导致低血容量状态，在全身麻醉诱导时容易发生低血压。许多透析的患者还可注射重组促红细胞生成素，使血细胞比容升高到接近 30% 的正常水平。对于有症状性肠系膜动脉病变的大多数患者，其致病原因是三支大的内脏血管（腹腔动脉、肠系膜上动脉和肠系膜下动脉）起始部出现粥样硬化性狭窄。由于胃肠道有广泛的侧支循环，即使这些动脉有 1 支发生阻塞性病变，通常仍可以充分维持肠道的血供。但是，有腹部手术史的患者，侧支循环可能有破坏，此时单支的血管病变可能导致严重并发症。据一项报道显示，主动脉术后的结肠梗死发生率为 1%～2%，小肠梗死的发生率为 0.15%，如果存在上述并发症，其病死率将高达 90%。急性的肠系膜动脉堵塞可以是栓塞或者是血栓形成，通常是由主动脉夹层或进行性的粥样硬化所导致。没有侧支循环的肠系膜上动脉突发性堵塞，可以在几小时内造成肠道梗死。对于有突发性急性中心性腹痛但腹部体征不明显的患者，要高度怀疑是否存在肠系膜动脉栓塞。如果在肠道发生坏疽前 4～6 小时内进行紧急手术治疗以重建血运，可以在很大程度上降低病死率和致病率。

（五）血液系统

当患者出现大范围的夹层并形成夹层血栓时，夹层内的血栓形成可消耗大量的血小板、凝血因子，同时如伴有肝功能不全，使凝血因子的生成减少，患者可出现出血倾向和（或）贫血。如病情许可，术前应积极调整，给予升红细胞和血小板的药物，维护肝功能，促进凝血因子的生成。如需急诊手术，应积极准备红细胞、血小板和新鲜血浆。

二、麻醉前用药

（一）镇静

主动脉病变的患者多伴有其他心血管系统改变，术前紧张可能引起血压升高或心绞痛发作，甚至引起瘤体破裂。对于择期手术患者，根据患者总体状况，术前晚口服司可巴比妥钠 0.1 g 或其他镇静催眠药，术前 1 小时口服地西泮 10 mg 或司可巴比妥钠 0.1 g，术前半小时肌内注射吗啡。对于急诊手术的患者，如伴有高血压，也需充分镇静以降低瘤体破裂的发生率，一般于入室前或麻醉准备过程中给予吗啡 10 mg 肌内注射，入室开放静脉后给予咪达唑仑 3～5 mg 或丙泊酚 50 mg 静脉注射。如果入室前患者已发生瘤体破裂并伴有低血压和心动过速，应紧急建立可以快速输液的静脉通路，补充血容量，立即进入手术室，快速建立体外循环。此时给予任何镇痛、镇静药都可能导致急性低血压。

（二）镇痛

瘤体的快速扩大或夹层血肿的扩张，可牵拉位于主动脉外膜的感受器产生疼痛，疼痛刺激可进一步导致患者血压升高和心率增快。频发的疼痛往往预示瘤体的扩张加速，是急诊手术指征。术前有效的镇痛可降低瘤体破裂的发生率。常用的术前镇痛药为吗啡，一般给予 10 mg 肌内注射即可以达到有效的镇痛目的，同时有一定的镇静效果。患者自控镇痛（PCA）也可用于这类患者。

（三）控制血压

在急性主动脉夹层，尤其是伴有频发疼痛的患者，严格控制血压可明显降低瘤体破裂的发生率。对于急性主动脉夹层的患者，如无其他脏器缺血表现，一般主张将动脉收缩压控制在 110 mmHg 以下。严格控制血压对预防瘤体破裂有双重作用。首先，降低血压可降低动脉壁的张力；其次，降低动脉压上升速率可减轻动脉壁的剪切应力，这些都可有效地预防瘤体破裂。对于急性主动脉夹层的患者，目前主张应用硝普钠和艾司洛尔联合降压。硝普钠可快速有效地使动脉压达到控制目标，但其可加快动脉压上升速率，不能有效地降低动脉壁的剪切应力；艾司洛尔可降低心率和心肌收缩力，有效地降低动脉壁的剪切应力，因此联合应用有较好的预防瘤体破裂的效果。对于 β_1 受体阻滞剂有禁忌的患者，应用钙通道阻滞剂也可达到预防效果。

三、麻醉前准备

（一）急救用药

在诱导前应准备好艾司洛尔 10 mg/mL 或美托洛尔 1 mg/mL，硝普钠 5 μg/mL 或硝酸甘油 50 μg/mL，去氧肾上腺素 50 μg/mL，以备急用。

（二）静脉通路

建立一个快速的静脉通路十分重要。一般应建立一个大口径（12 G）的外周静脉通路，同时用一 8.5F 的鞘管放在颈内静脉内，侧口用于快速输液（最好与输液加热器连接），鞘管内根据需要放置双腔静脉导管或漂浮导管。

（三）气管插管

在行胸降主动脉手术的患者，术中应使用双腔气管插管以便于手术野的暴露。通常建议使用左侧双腔管，因为右侧双腔管易于阻塞右上支气管。而此时瘤体往往压迫左主支气管，使其向胸骨侧移位，插管时难以准确到位，所以这类手术建议选择右侧双腔气管导管，在支气管镜的指导下插管可提高准确率。在手术结束时应将双腔气管导管换成单腔气管导管，以利于术后进行呼吸道护理和减少呼吸阻力。

（黎旭乾）

第二节　血管手术麻醉方法

一、硬膜外阻滞

连续硬膜外阻滞适用于腹部及腹部以下大血管手术。手术部位在肾动脉以上，阻断腹主动脉时间应限制在 45 分钟以内较安全，如果超过此时限，应考虑采用其他麻醉方法。硬膜外阻滞可降低外周血管阻力，减轻阻断主动脉对后负荷的影响，因阻断肾交感神经，减弱反射性血管收缩，增加下肢和移植血管血流量，术后还可进行镇痛治疗，预防由于疼痛导致的高血压。虽然可缓解阻断后的高血压，但仍应做好降压准备，降压药从上肢输入，血压维持在接近阻断前水平。开放主动脉前首先停用降压药，加快输血输液，准备好多巴胺或去氧肾上腺素，开放后即时用抗酸药、甘露醇或呋塞米保护肾功能。如果手术范围较大，出血较多，硬膜外麻醉方法存在明显不足。

联合全身麻醉—硬膜外的麻醉方法成功地应用于非体外循环下的胸腹主动脉重建手术。对于需要开胸手术的患者，通过胸部硬膜外注入麻醉性镇痛药和（或）局部麻醉药获得良好的麻醉作用，对于提高肺活量可能会特别有效。胸部硬膜外麻醉也可以缓解主动脉阻断时的高血压、扩张冠状动脉和有助于预防应激反应导致的 PCWP 升高。硬脊膜外血肿是抗凝作用和硬膜外麻醉结合后的一种罕见并发症，重者发生截瘫，因此，部分临床麻醉医师存有顾虑。但临床回顾性研究并未发现患者截瘫的风险增加。硬膜外应用麻醉性镇痛药而不加局部麻醉药可以保存感觉和运动功能，并可以早期评估神经功能的完整性。全身麻醉联合硬膜外麻醉的缺点是增加主动脉开放后严重低血压的发生率。

二、全身麻醉

（一）麻醉诱导

主动脉瘤手术的麻醉目前尚无单一的理想麻醉方法。麻醉医师可根据自己的经验采用不同的麻醉方案，但必须遵循下列原则：诱导要平稳，避免高血压和低血压，高血压可导致瘤体破裂，而低血压可导致心肌缺血；心率应维持在接近术前的基础水平，过快的心率会导致心肌缺血；维持稳定的血流动力学比选择麻醉药和麻醉方法更为重要。

对于伴有高血压的患者，硫喷妥钠和丙泊酚都可安全地用于麻醉诱导，而对于有心功能障碍者，依托咪酯是很好的选择。小剂量（3~5 mg）咪达唑仑与大剂量（10~20 μg/kg）芬太尼联合应用可用于高血压和心功能良好的患者。小剂量（3~8 μg/kg）芬太尼单独与咪达唑仑联合应用不是一个好的选择，因为小剂量的咪达唑仑仅起睡眠作用，可导致气管插管时的高血压，而较大剂量的咪达唑仑与芬太尼合用有时会导致诱导时严重的低血压。在气管插管前给予低浓度的吸入麻醉药或给予气管内表面麻醉可缓解气管插管反应。

（二）麻醉维持

麻醉维持以阿片类镇痛药、强效吸入麻醉药辅助静脉麻醉药为主。单纯应用阿片类药物维持麻醉不能有效地缓解外科手术刺激导致的应激反应。一般术中芬太尼的用量为20~30 μg/kg，但近来有减少的趋势。现代吸入麻醉药具有镇静、镇痛和肌肉松弛作用，在细胞水平表现为多脏器保护效应。研究表明，常用的吸入麻醉药异氟醚、七氟醚及地氟醚均可通过直接作用、抗炎作用、抗凋亡作用、预处理和后处理作用对中枢神经系统、心、肺、肝、肾等重要器官的缺血—再灌注损伤有保护作用。常用的静脉麻醉药中，巴比妥类药物、依托咪酯和丙泊酚都能降低脑电活动，减少脑氧需求。丙泊酚还可通过抗炎、抗自由基、药物预处理和后处理作用减轻器官的缺血—再灌注损伤。现在可选用的肌肉松弛药剂很多。选择药物的标准主要是依据血流动力学、患者的肾功能和术后是否需要手术室内拔管等因素。一般采用中效的肌肉松弛药和小剂量的麻醉性镇痛药并辅以吸入麻醉药、丙泊酚、β肾上腺能受体阻滞剂或 α_2 受体激动剂等，以便在手术室内拔管。对于术后需要维持机械通气的肺功能受损患者和应用大剂量麻醉性镇痛药的患者可使用中长效肌肉松弛药。有截瘫的患者禁用去极化肌肉松弛药。

（黎旭乾）

第三节　颈动脉内膜剥脱术麻醉

动脉内膜剥脱术（CEA）作为缺血性脑卒中二级预防措施已有50余年的历史。20世纪80年代，欧美国家多中心对 CEA 进行系统研究结果显示，CEA 对于重度颈动脉狭窄和症状性中度颈动脉狭窄的治疗效果明显优于药物治疗，奠定了 CEA 在治疗颈动脉狭窄中的地位。

一、术前评估

（一）全面了解患者情况

动脉粥样硬化多为全身性进行性病变，因此对于颈动脉粥样硬化患者，强调了解患者其他脏器功能异常情况。CEA 术前，结合术前检查结果，对患者做到全面了解，制订术中针对性处理方案。

（二）术前服用药物

对于术前有服用心血管药物的患者，药物服用至手术当天。对于长期服用阿司匹林的患者，术前不要停药。术前突然停用阿司匹林与围手术期脑缺血事件有关。长期服用 ACEI 的患者，有发生术中顽固性低血压的可能。对于长期服用 β 受体阻滞剂的患者，除术前不停药，术中还要适当应用。

（三）神经功能障碍风险评估

CEA 术前发生同侧和对侧的再次脑缺血性或出血性病变是风险评估的最重要方面。有研究显示，无症状性颈动脉狭窄、TIA、轻度脑卒中、重度脑卒中和渐进性脑卒中患者 CEA 围手术期再次脑卒中和死亡的风险分别为 5.3%、6.4%、7.7%、9.8% 和 21.0%。在术前血压控制不佳的患者中，术后神经功能障碍发生率更高。左侧 CEA、手术对侧颈动脉存在狭窄、狭窄侧脑组织有缺血性改变的患者，发生围手术期卒中的风险增加。

（四）心脏事件风险评估

CEA 患者并发冠状动脉缺血是导致围手术期心脏事件风险增加的重要原因，冠心病也是导致 CEA 患者围手术期死亡的首要原因。有研究显示，对无冠心病症状的 CEA 患者术前进行冠脉造影，发现冠状动脉异常的比例为 28%。术前心电图（ECG）检查异常、心绞痛、心肌梗死、充血性心力衰竭和心律失常的患者，围手术期发生心脏事件的可能性更大。急诊 CEA 患者术前应更加注意冠状动脉供血异常征象。所有患者术前常规进行 ECG 检查和超声心动图检查，对可疑冠心病患者，进行冠状动脉 CT 检查，发现异常的患者进行冠状动脉造影进一步明确冠状动脉病变程度。严重冠状动脉病变患者应考虑 CEA 和冠状动脉旁路移植（CABG）同期手术。

（五）其他

多数 CEA 患者是老年人，与高龄相关的围手术期风险增加。术前糖尿病的患者术中发生神经功能并发症的可能性增加。术前服用抗凝药的患者，术中出血的风险增加。

二、麻醉方法

CEA 麻醉管理的重点是消除手术疼痛和其他导致应激反应增加的因素，及时发现神经功能异常，控制血压和心率，保护心、脑功能，术后较快清醒以判断是否发生神经功能异常。近年来的回顾性研究显示，对于 CEA 患者，选择局部、区域阻滞麻醉与全身麻醉对预后的影响并无显著差异。

（一）颈丛神经阻滞和局部麻醉

颈丛神经阻滞和局部麻醉应用于 CEA 手术已经有超过 40 年的历史，至今不少中心依然使用。应用常规颈丛麻醉方法达到手术区域完善的无痛，通过对颈丛深支和浅支神经的阻滞，达到 $C_2 \sim C_4$ 范围无痛，完全可以满足 CEA 手术的需要。另外，还可通过颈动脉周围组织浸润完善麻醉效果。其优点包括：①可反复进行神经功能评估，及时发现术中发生的神经功能障碍；②减少了复杂的神经功能监测设备；③术中可以根据神经功能变化及时调整血压水平并进行术中处理；④术后恢复快，可以减少医疗费用；⑤减少了由于全身麻醉过程带来的血流动力学波动。同时，局部麻醉下术中应用分流管的机会减少，从而可减少由于使用分流管而导致的术中卒中发生率增加。术中要求医师和患者进行交流，手术操作轻柔。血压控制在术前一般水平。局部麻醉和区域阻滞的禁忌证包括：①患者要求全身麻醉；②颈动脉分叉部位较高，预计手术难度较大者；③语言交流障碍的患者。另外，有报道颈动脉窦周围的局部麻醉药浸润与术后低血压的发生有关。在区域阻滞和局部麻醉下辅助使用镇静催眠药，有利于消除患者的术中应激水平和血压波动。

（二）全身麻醉

目前较多中心在 CEA 术中应用全身麻醉，全身麻醉尤其适用于术前严重心血管疾病和再次 CEA 手术患者。选择全身麻醉最大的优点是可以利用某些全身麻醉药物的脑保护作用降低神经功能损伤，有利于气道管理。全身麻醉基本原则是不对血流动力学稳定产生明显影响，尽量使用中短效麻醉药和肌肉松弛药，包括丙泊酚、硫喷妥钠、咪达唑仑、芬太尼、苏芬太尼、瑞芬太尼、阿曲库铵、维库溴铵或泮库溴铵，应用以上麻醉药物术后苏醒快，有利于进行神经功能评估，使用必要监测设备及早发现术中神经功能障碍。对于术前血压控制不佳的高血压患者，术前应详细了解患者血压水平，尤其是动态血压变化规律，以利于确定术中血压目标。术中 $PaCO_2$ 过高可导致脑血管窃血，过低可导致脑血管收缩和脑缺血，两者都不利于脑保护，一般调控 $PaCO_2$ 在正常偏低水平。麻醉诱导和苏醒阶段要特别注意血流动力学波动。常用的血压调控药物为去氧肾上腺素、尼卡地平和短效 β 受体阻滞剂。

（三）复合麻醉

利用全身麻醉同时复合颈丛阻滞或局部浸润，可减轻术中疼痛，同时可减少全身麻醉用药量，对血流动力学平稳有利，利于术后苏醒和循环平稳，是目前常用的麻醉方法。血糖需控制在 11.1 mmol/L 以下，术中高血糖可用胰岛素控制，但要防止发生低血糖。对于心功能明显异常或近期发生心肌梗死的患者可进行经食管超声心动图（TEE）或肺动脉导管（PAC）监测。

三、特殊监测

（一）颈内动脉阻断后残端压力监测

该压力实际上是颈动脉阻断后来自 Willis 环的反流压力，一定程度地反映了对侧颈动脉和椎基底动脉构成的侧支循环情况。一般认为，当残端压 <50 mmHg 时，围手术期低灌注和脑缺血发生的危险增加。此方法操作简单，可于术中持续监测。也有研究显示，放置分流管后也不能完全预防脑缺血的发生，其临床价值尚有待大规模临床试验证实。

（二）脑电图监测（EEG）

7.5% ~20.0% 的患者在颈动脉阻断后出现缺血性 EEG 改变，对侧颈动脉有狭窄的患者出现缺血性 EEG 改变的发生率更高。分流管失效、低血压和发生脑梗死时 EEG 可出现改变。以下因素影响其临床广泛使用：①EEG 不能发现皮质下或小的皮质梗死灶；②假阳性和假阴性结果较多，影响脑损伤监测的准确性；③除缺血外，低温、麻醉深度和血压波动均可影响 EEG 结果，影响监测结果的特异性；④选择 EEG 监测必须在生理功能稳定和麻醉深度合适的条件下进行，避免使用对 EEG 有影响的药物。目前尚无可靠资料证明其监测效果优于其他监测手段。

（三）脑频谱指数（BIS）监测

BIS 结果可反映大脑前 2/3 和皮质脑电变化，当脑组织出现低灌注、缺血和梗死灶时可出现结果变化。当颈动脉阻断或发生脑缺血时，典型的脑电变化是高频活动的减慢和边缘频谱（SEF）的降低。研究显示，BIS 和 SEF 有极好的相关性，这也是 BIS 可用于 CEA 术中监测脑缺血的理论依据。BIS 操作简单，结果易于读取，临床使用方便。双侧 BIS 在 CEA 术中脑缺血监测中的价值正在受到学者的关注。影响 BIS 监测结果准确性和特异性的临床因素与 EEG 相似。

（四）体感诱发电位（SSEP）监测

SSEP 的监测基础是大脑皮层感觉区对外周感觉神经受到刺激后发出的电脉冲信号做出的反应。脑缺血后 SSEP 的表现主要包括波幅降低和潜伏期延长，但目前尚不能确定 SSEP 波幅和潜伏期变化与脑缺血程度的量化关系，与 EEG 不同的是，SSEP 可反映皮层下感觉通路的缺血性改变。由于低温、低血压和麻醉药物均可对 SSEP 的结果产生影响，因此，对于 SSEP 在监测 CEA 术中脑缺血的价值目前尚不能完全确定。

（五）经颅多普勒（TCD）监测

应用 TCD 不仅可连续监测大脑中动脉血流速度（VMCA），更重要的是可及时发现血栓发生情况，是目前 CEA 术中应用最为广泛的无创脑血流监测方法。有学者认为，当 VMCA 下降 60% ~70% 时即提示必须放置分流管。TCD 监测结果还可对分流管效果和建立分流时是否有发生栓子脱落和栓塞具有重要参考价值，TCD 频繁的血栓信号被认为与同侧局灶性脑缺血关系密切，对术后高灌注综合征有预防和诊断价值。尽管 TCD 可以反映大脑中动脉血流情况，但不能提示侧支及终末支血管以及大脑前后动脉支的情况。有研究显示，颈动脉血流减慢不一定导致 BIS 变化，只有当侧支或对侧脑血管代偿不足时方有 BIS 值降低。因此，CEA 操作至影响脑灌注步骤时，将 TCD 和 BIS 联合应用，可提高脑缺血的监测效果。

四、围手术期常见并发症

（一）神经功能障碍

表现为短暂或永久性神经功能障碍，产生原因包括术中微小栓塞形成、颈动脉阻断时的低灌注、剥脱后的过度灌注以及由此产生的颅内出血。约 25% 的围手术期卒中发生于术中，50% 的神经功能障碍发生于 CEA 后 4 小时内。脑神经损伤是 CEA 常见围手术期并发症，CEA 围手术期脑神经损伤的发生率为 10% 左右，多为持续数周至数月的可逆性脑神经功能缺失，常见的脑神经损伤为迷走神经、舌下神经、喉返神经和副神经最常见。喉返神经损伤可抑制喉部保护性反射，并引起气道梗阻。精细的外科操作可减少发生率，发生后神经营养治疗可促进恢复过程。

（二）围手术期血压波动

围手术期血压波动是 CEA 围手术期最为常见的并发症，严重的高血压可导致局部血肿和术后高灌注综合征。术前高血压缺乏系统治疗、麻醉深度不够和 CEA 过程对颈动脉窦压力感受器敏感性的影响是导致围手术期高血压的常见原因。围手术期低血压的发生率在 5% 左右，常见原因是颈动脉窦神经功能异常和容量不足。严重低血压还应考虑是否发生由于心肌缺血导致的心功能障碍或衰竭。术前长期服用 ACEI 也是导致围手术期严重低血压的重要原因。

（三）高灌注综合征（HS）

HS 是由于原先低灌注区脑血流量显著增加超过脑组织代谢需要而引起的一种严重并发

症，其发病机制与长期低血流灌注导致的脑血管自动调节功能紊乱有关。主要表现为严重的单侧头痛、面部和眼部疼痛、癫痫发作以及因脑水肿和（或）颅内出血引起的局灶性神经症状，发生率为 $0.3\% \sim 1.0\%$，一般出现在术前有严重颈动脉狭窄导致的脑血管神经自主调节功能异常者。研究显示，术前严重高血压患者发生 HS 的风险更高，严重者可导致围手术期脑出血和死亡。

（四）伤口血肿

当发现血肿进行性增大时，应及时进行外科干预止血，防止严重血肿压迫气管。

（黎旭乾）

参考文献

[1] 郑宏. 整合临床麻醉学[M]. 北京：人民卫生出版社，2015.

[2] 王波. 冠心病患者进行非心脏手术麻醉方法的研究进展[J]. 中西医结合心血管病杂志（电子版），2017，5（8）：22.

[3] 王松. 腹部外科手术麻醉管理的体会[J]. 中国医学创新，2012，9（18）：116-117.

[4] 孙增勤. 实用麻醉手册[M]. 6版. 北京：人民军医出版社，2016.

[5] 杨志海，陈斌，尤匡掌. 创伤休克患者的手术麻醉处理方案及效果观察[J]. 浙江创伤外科，2017，22（5）：1001-1002.

[6] 李文生，陈晓冬. 眼科手术麻醉并发症的预防和处理[J]. 中华实验眼科杂志，2017，35（5）：391-395.

[7] 陈志扬. 临床麻醉难点解析[M]. 2版. 北京：人民卫生出版社，2015.

[8] 张云慧，季永. 超声引导神经阻滞复合全身麻醉在胫骨骨折手术中的应用[J]. 临床麻醉学杂志，2015，31（3）：228-230.

[9] 邓小明，姚尚龙，于布为，等. 现代麻醉学[M]. 5版，北京：人民卫生出版社，2021.

[10] 中华医学会麻醉学分会. 中国麻醉学指南与专家共识[M]. 北京：人民卫生出版社，2014.

[11] 卿恩明，赵晓琴. 胸心血管手术麻醉分册[M]. 北京：北京大学医学出版社，2011.

[12] 韩晓玲. 神经外科手术麻醉的研究进展[J]. 继续医学教育，2016，30（1）：138-139.

[13] 王勇. 浅谈椎管内麻醉的特点[J]. 中国卫生标准管理，2015，6（7）：34-35.

[14] 崔苏扬，黄宇光. 脊柱外科麻醉学[M]. 2版. 南京：江苏科学技术出版社，2016.

[15] 邓小明，姚尚龙，曾因明. 2017麻醉学新进展[M]. 北京：人民卫生出版社，2017.

[16] 田玉科. 小儿麻醉[M]. 北京：人民卫生出版社，2013.

[17] 俞卫锋，石学银，姚尚龙. 临床麻醉学理论与实践[M]. 北京：人民卫生出版社，2017.

[18] 吴新民. 麻醉学高级教程[M]. 北京：人民军医出版社，2015.

[19] 庞刚，张勇. 全身麻醉联合硬膜外麻醉在老年高血压患者腹腔镜胆囊切除术中的应用[J]. 实用肝脏病杂志，2015，18（4）：403-406.

[20] 张倩，尤浩军. "超前镇痛"研究进展及麻醉中应用[J]. 中国疼痛医学杂志，2016（4）：241-244.

[21] 高关慧，崔晓光. 地塞米松在周围神经阻滞中应用的研究进展[J]. 实用药物与临床，2016，19（7）：913-916.

[22] 古妙宁. 妇产科手术麻醉[M]. 北京：人民卫生出版社，2014.

[23] 严卫锋，宫延基. 产科麻醉安全的问题与对策[J]. 中医药管理杂志，2016（11）：141-143.